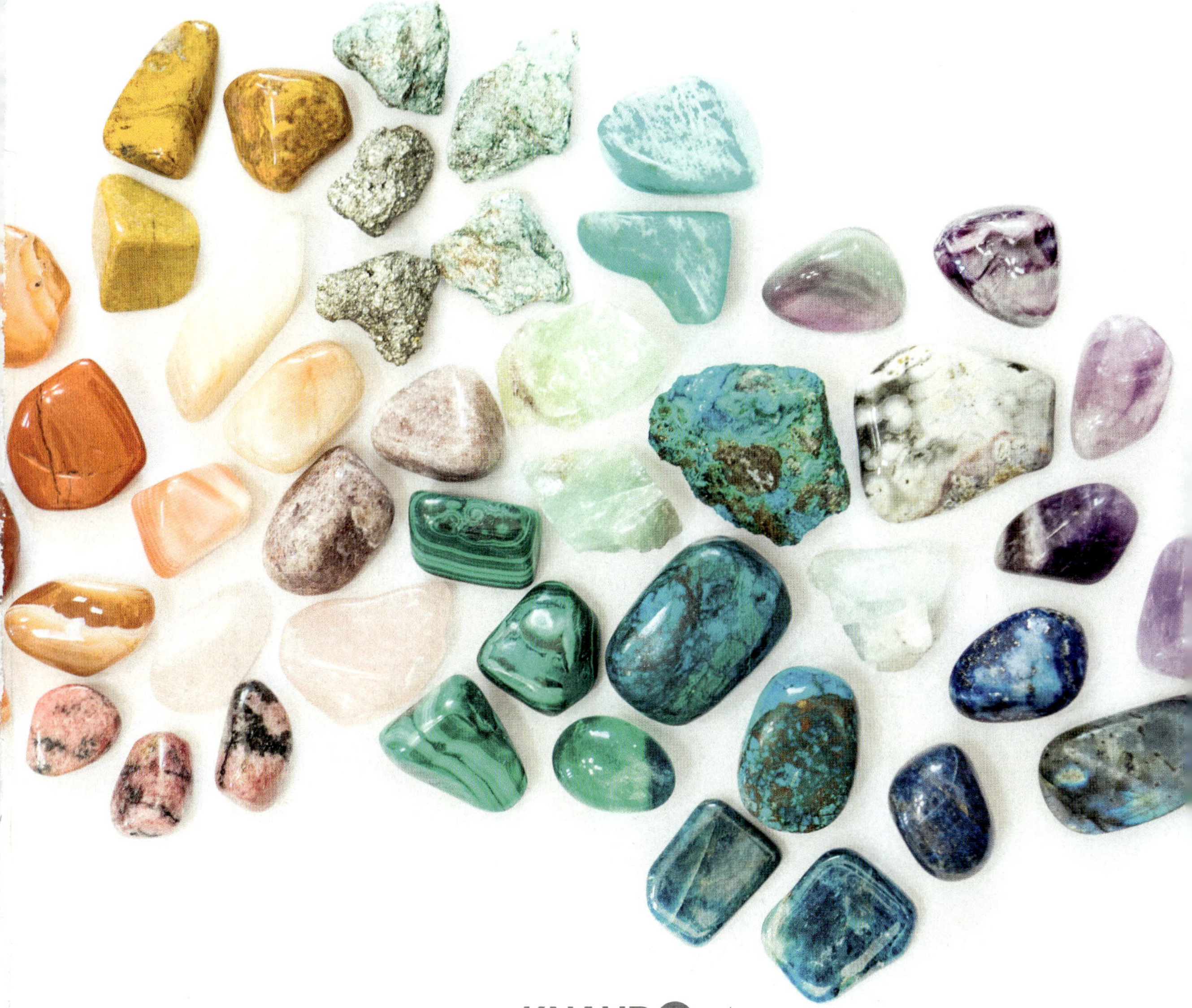

KNAUR
BALANCE

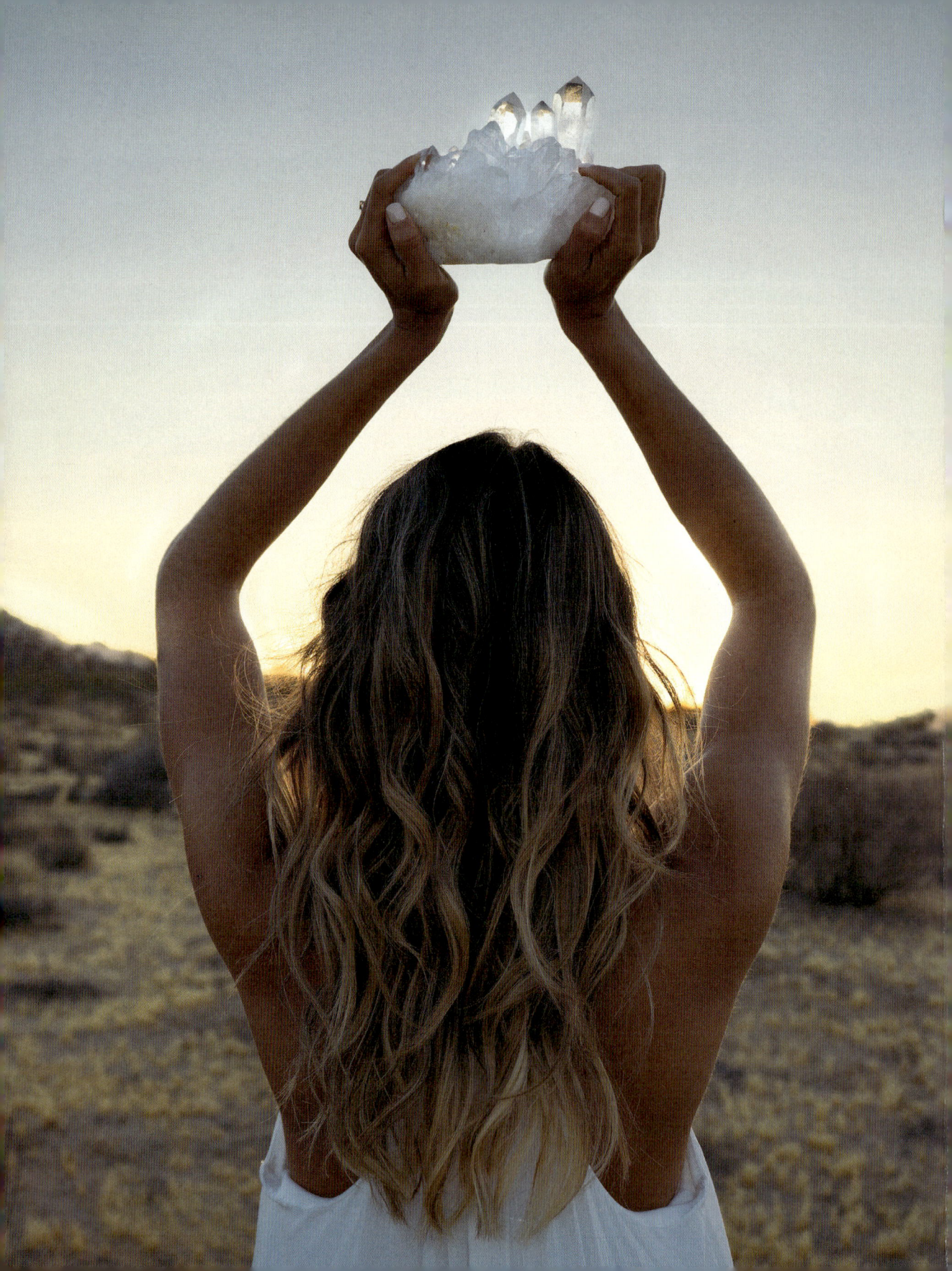

Heather Askinosie und Timmi Jandro

KRISTALLE

SCHÖN, GESUND UND ENTSPANNT MIT DER KRAFT DER STEINE

Aus dem Englischen von Maja Ueberle-Pfaff

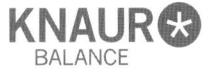

Die englische Originalausgabe erschien 2017 unter dem Titel »Crystale Muse« bei Hay House Inc., USA.

Besuchen Sie uns im Internet:
www.knaur-balance.de

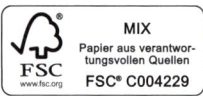

Deutsche Originalausgabe 2018
© 2017 Heather Askinosie and Timmi Jandro
© 2018 Knaur Verlag
Ein Imprint der Verlagsgruppe
Droemer Knaur GmbH & Co. KG, München. Alle Rechte vorbehalten.
Das Werk darf – auch teilweise – nur mit Genehmigung des Verlags wiedergegeben werden.
Redaktion: Anke Schenker
Covergestaltung: atelier-sanna.com, München
Coverabbildung: Sara Carter
Fotos im Innenteil: Sara Carter
Zeichnungen der Kristalle im Innenteil: Daniel Lee Melendez © Energy Muse
Satz: Adobe InDesign im Verlag
Druck und Bindung: Uhl, Radolfzell
ISBN 978-3-426-67567-0

5 4 3 2 1

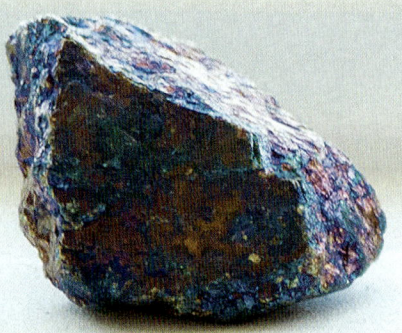
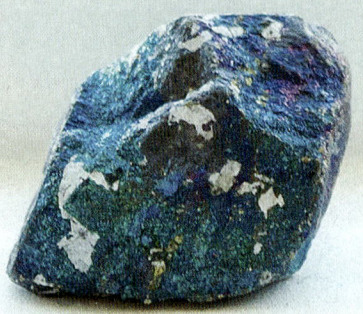

Für all jene, die Kristalle lieben und die ihre Seele suchen,
für Wegbereiter und Visionäre, Lichtarbeiterinnen und Wissbegierige.
Für euch ist dieses Buch.

Es wurde gesegnet von:
Lama Tsering Wangdu Rinpoche
Amma Sri Karunamayi
João de Deus

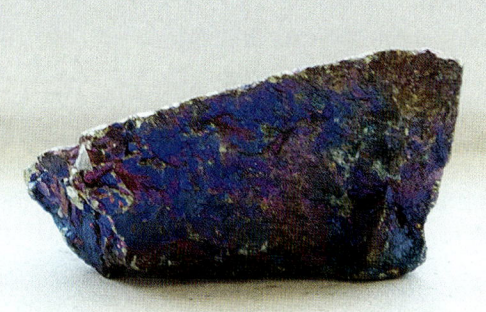
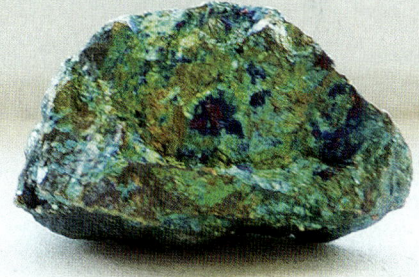

Inhalt

Einleitung
WIE DU DIESES BUCH NUTZEN KANNST — 11

KAPITEL 1
Mein Aha-Erlebnis mit den Kristallen
13

KAPITEL 2
Kristalle – ein Crash-Kurs
ALLES, WAS DU ÜBER DIE VERWENDUNG VON KRISTALLEN WISSEN MUSST

19

KAPITEL 3
Energetische Raumreinigung
WIE DU DEINE RÄUME, DEINE KRISTALLE UND DICH SELBST REINIGST

33

Selenit — 41
Ritual: Reinigung und Klärung von Räumen — 43
Himalajasalz — 46

KAPITEL 4
Klarheit im Geist
DURCH MEDITATION ZU KONZENTRATION, ZENTRIERUNG UND WENIGER ANGST

49

Schungit — 51
Ritual: Ein ungetrübter Geist — 53
Ritual: Vortex-Meditation — 54
Ritual: Gebet, Wunder und Meditation — 59
Bergkristall — 63
Ritual: Meditatives Ausmalen — 64
Gruppenritual: Weniger Angst durch Meditation — 67

KAPITEL 5
Der innere Tempel
SELBSTBETRACHTUNG UND
INNERE TRANSFORMATION IN DREI SCHRITTEN

―

71

Schwarzer Obsidian	73
Ritual: Der Blick nach innen	74
Ritual: Licht und Schatten akzeptieren	77
Hämatit	81
Ritual: Loslassen und Hingabe	82
Basalt	85

KAPITEL 6
Sei ein Geldmagnet
WIE DU WOHLSTAND, ERFOLG UND
LEBENSFÜLLE ANLOCKST

―

87

Tigerauge	91
Ritual: Eine Schale für Wohlstand und Fülle	93
Jade	95
Ritual: Verantwortung übernehmen	97
Aventurin	99
Ritual: Geld magnetisch anziehen	101
Citrin	107
Ritual: Die glückliche Sieben	108

KAPITEL 7
Vom Zusammenbruch zum Durchbruch
WIE MAN AUS DEN DUNKELSTEN LEBENSPHASEN
LERNEN UND AN IHNEN REIFEN KANN

―

111

Rauchquarz	116
Ritual: Tiefe Erdung	117
Chrysokoll	120
Ritual: Das Kristall-Medizinrad	121
Blau-weißer Chalcedon	125

KAPITEL 8
Der Liebes-Guru
RITUALE FÜR LIEBE, NEU ENTFACHTE
LEIDENSCHAFT, SELBSTAKZEPTANZ UND
HEILUNG DES HERZENS

―

127

Ritual: Liebe anlocken	131
Ritual: Liebe in 40 Tagen	137
Malachit	141
Ritual: Liebevolle Wünsche vor der Hochzeit	143
Ritual: Das Rad der Selbstliebe	145
Rosenquarz	149
Ritual: Damit die Liebe lebendig bleibt	150

KAPITEL 9
Zwei und eins sind drei

KRISTALLE FÜR FRUCHTBARKEIT,
SCHWANGERSCHAFT, FEHLGEBURT UND GEBURT

155

Ritual: Bewusste Empfängnis	157
Mondstein	161
Ritual: Nach einer Fehlgeburt	163
Ritual: In Liebe baden – für Mama und Baby	167
Ritual: Eine gesegnete Geburt	169
Ritual: Neuanfänge	173

KAPITEL 11
Energieräuber, nein danke!

WIE DU NEGATIVE ENERGIEN
AUS DEINEM LEBEN ENTFERNST

193

Ritual: Das Band durchtrennen	197
Schwarzer Cyanit	200
Ritual: Spirituelle Reinigung	201
Schwarzer Turmalin	206
Ritual: Psychischer Schutz durch Energiebänder	207
Pyrit	209

KAPITEL 10
Süße Träume

TIPPS UND TRICKS FÜR EINEN BESSEREN SCHLAF

177

Ritual: Erdung und Ausrichtung im Schlaf	181
Fluorit	183
Ritual: Schmerz loslassen und die emotionale Balance wiederfinden	185
Amethyst	187
Ritual: Kristallmuster »Entschwebe ins Traumland«	189
Coelestin	191

KAPITEL 12
Leben im Einklang mit dem Mond

HIMMLISCHE ZEREMONIEN ZUR SELBSTFINDUNG

211

Ritual: Mutter-Mond-Mandala	215
Labradorit	219
Ritual: Neumondwünsche	221
Phantomquarz	225
Ritual: Altar für kosmische Kraftentfaltung	229
Unakit	231

KAPITEL 13

Aus der Quelle schöpfen

DER SCHLÜSSEL ZU DEINER KREATIVITÄT

233

Ritual: Kreativ aus dem Herzen heraus	237
Karneol	239
Ritual: Grenzen einreißen	241
Ritual: Einen Stab gestalten	245
Sonnenstein	249

KAPITEL 14

Spiritualität im Hier und Jetzt

LICHT UND SCHATTEN
AUF DEINEM SPIRITUELLEN WEG

251

Ritual: Alles wird gut – Ho'oponopono	255
Roter Jaspis	257
Ritual: Das Herz dem Schatten öffnen	261
Rhodonit	264
Ritual: Das Bewusstsein weiten	267
Lemurischer Saatkristall	270

Nachwort	273
Glossar	275
Dank	286

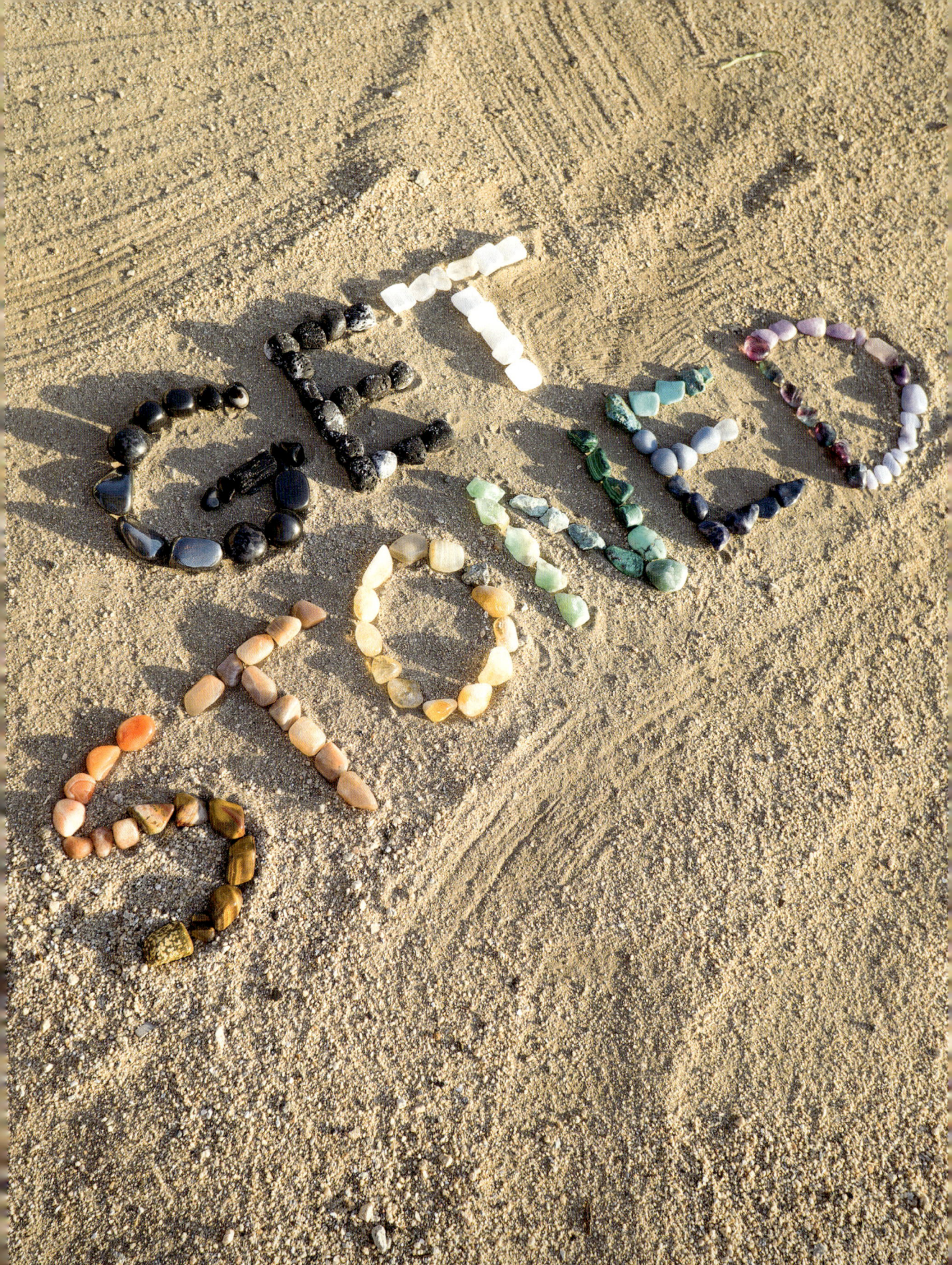

EINLEITUNG

WIE DU DIESES BUCH NUTZEN KANNST

Kristalle wurde speziell für dich geschrieben. Auf den folgenden Seiten geben wir dir praktische Hinweise, wie du dir mithilfe von Kristallen und anderen Heilsteinen dein höchstes Potenzial erschließt. Jedes Kapitel enthält einfache, durch jahrelange Erfahrungen und Studien entstandene Rituale, mit deren Hilfe du dein Leben neu gestalten kannst. Wir verraten dir die Formeln, die aus unserer Sicht am besten wirken. Bist du erst einmal mit den Kristallen vertraut geworden, möchtest du vielleicht eigene Rituale entwickeln. Vertraue immer deiner Intuition und inneren Führung. Denke daran: Du kennst dich selbst am besten!

Stell dir vor, du hättest eine Art Kochbuch vor dir, in dem du blättern oder es von Anfang bis Ende durchlesen kannst. Sollte dich eine der Überschriften besonders ansprechen, nimm den Hinweis ernst, vielleicht fordert dich dein höheres Selbst auf, dir ein bestimmtes Ritual genauer anzusehen.

Timmi und ich freuen uns sehr, dass wir dich auf unsere abenteuerliche Reise mitnehmen dürfen. Seit der Gründung unseres Unternehmens »Energy Muse« bin ich verantwortlich für das Fachwissen um die Kristalle und den kreativen Bereich, während sich Timmi um die Produktion und den geschäftlichen Aspekt kümmert. Meine Stimme wird dich zwar durch das Buch führen, aber die Basis bilden unsere vielen gemeinsamen Jahre. Wir hoffen, dass wir dich dazu ermuntern können, in tiefere Schichten deines Lebens vorzudringen, damit du Möglichkeiten entdeckst, wie du deinem höchsten Potenzial gerecht werden kannst.

Heather Askinosie

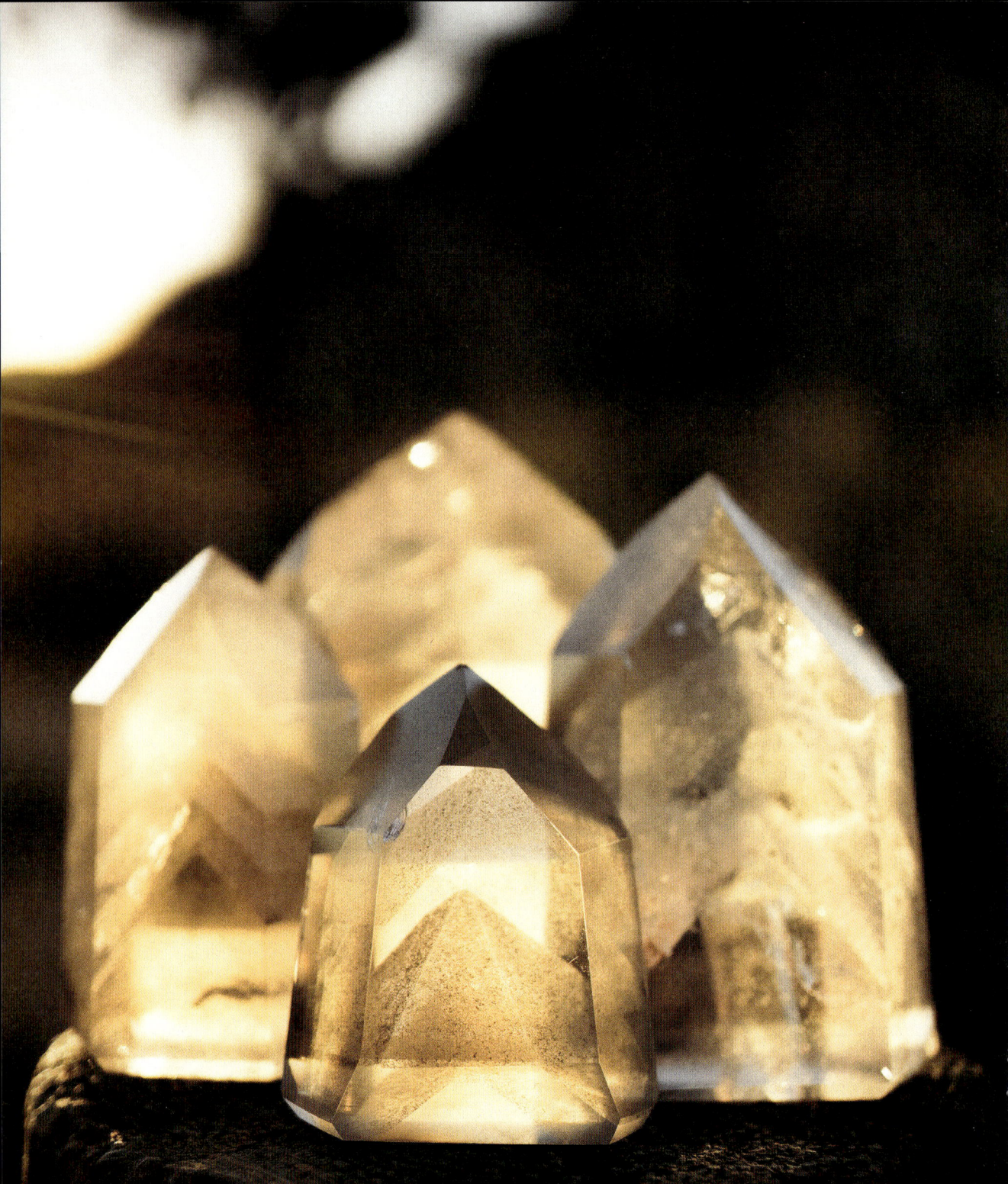

KAPITEL 1

MEIN AHA-ERLEBNIS MIT DEN KRISTALLEN

»Kristallklarheit ist die neue Superkraft.«

Heather Askinosie,
Kristallexpertin und holistische Heilerin

Ich arbeite seit über 25 Jahren mit Kristallen und heilenden Steinen. In dieser Zeit habe ich gesehen, wie Menschen ihr Leben änderten, wie sich ihre Finanzen und ihre Gesundheit verbessert haben. Ich habe gesehen, wie Liebe aufblühte, alte Wunden heilten und wie sich negative Glaubenssätze auflösten. Ich durfte sogar beobachten, wie Frauen nach jahrelangen vergeblichen Bemühungen endlich schwanger wurden.

Kristalle sind Werkzeuge der Erde. Wie ein anmutiger Garten oder ein einladender Strand können dich Kristalle inspirieren, es langsamer angehen zu lassen und dich an deine Essenz zu erinnern. In unserer geschäftigen Welt vergessen wir manchmal, wie viel Wunderbares bereits in uns angelegt ist. Die Arbeit mit heilenden Steinen hilft uns beim Erinnern.

Bevor meine Reise mit den Kristallen begann, glaubte ich schon alles zu haben. Nach konventionellen Maßstäben stimmt das auch. Ich wuchs in einem kleinen Küstenstädtchen in Südkalifornien auf, in dem viele Freigeister lebten. Meine Eltern hatten einen großen, bunten Freundeskreis, und ich kam von klein auf in Kontakt mit den unterschiedlichsten Denkweisen. Meine Großmutter weissagte mir aus Teeblättern, und jedes Jahr erstellte mir ein Astrologe mein Horoskop. Meine Mutter räucherte unser Haus mit Salbeibündeln und richtete sich nach den Mondphasen. Nur Kristalle und Mineralien lernte ich selbst in diesem aufgeschlossenen Milieu nicht kennen.

Nach dem College ging ich in die Immobilienbranche, und lange kam mir das Leben ganz einfach vor. Ich hatte meine Familie, gute Freunde, ein Haus am Meer, Geld, keine Verpflichtungen – mehr brauchte ich nicht. Bis mir eines Tages ein obskurer Laden in der Nähe auffiel, der gerade eröffnet hatte. Ich spähte durch das Schaufenster und war verwirrt von den merkwürdigen Dingen, die ich dort sah. Unschlüssig blieb ich stehen, aber dann war meine angeborene Neugier doch zu stark. Als ich durch die Tür trat, fühlte ich mich wie in eine andere Welt versetzt, eine Welt voller Magie, Farben, Weisheit und ... Geheimnisse.

Auf den Regalen stapelten sich Seifen, Duftöle und Steine – jede Menge Steine. Ich deutete auf einen und sagte: »Das ist das Schönste, was ich je gesehen habe.«

Die Ladenbesitzerin kam herüber. »Das ist ein Amethystquarz aus Brasilien, er strahlt eine beruhigende Energie aus. Nimm ihn in die Hand. Spüre seine Schwingung.«

Wovon redete sie? Quarz? Energie? Schwingung? Sie musste mein ratloses Gesicht gesehen haben, denn sie legte mir den kühlen Stein in die Hand und schloss meine Finger darum.

»Fühle ihn«, sagte sie.

Das tat ich. Ich hielt ihn in der Hand und fühlte ihn. Dann nahm ich einen anderen und noch einen und blieb bis zum Ladenschluss.

Von jenem Tag an führte ich ein Doppelleben. In meiner Arbeitszeit war ich eine erfolgreiche Immobilienmaklerin, meine Freizeit verbrachte ich in dem kleinen Laden. Etwas ging in meinem Inneren vor sich. Es war, als zögen mich die Steine mit ihrer Energie in ihre Welt. Sie verzauberten mich. Manchmal hätte ich mein »echtes Leben« am liebsten auf Eis gelegt, um mehr Zeit mit diesen herrlichen Schätzen verbringen zu können.

Ich wollte immer mehr erfahren, über jeden einzelnen, als wären sie neue Freunde. »Woher kommst du? Brasilien? Peru? Madagaskar?« Die Besitzerin erzählte mir, dass jeder von ihnen einzigartig ist und eine Energie ausstrahlt, mit deren Hilfe man das eigene Leben bewusster gestalten, beeinflussen und verändern kann. Steine sollten das können? Warum redeten dann nicht mehr Leute darüber? Die Skeptikerin in mir zweifelte, aber am Ende gewann die Experimentierfreudige. Ich kaufte ein paar Kristalle und stellte sie bei mir auf.

Zuerst starrte ich sie nur an. Dann hielt ich den Amethyst beim Einschlafen eine Weile in der Hand. Mir war, als existierte in ihm eine kleine Energiewelt, die ich mit dem bloßen Auge nicht wahrnahm. Ich begann alles zu verschlingen, was ich über Kristalle finden konnte. Ich kaufte eines der wenigen Bücher, die es damals zu dem Thema gab, und las es in einem Zug durch. Am nächsten Tag rief ich die Autorin an und fragte, ob sie mir noch mehr erzählen könne. Wenige Tage später saß ich in einem Flugzeug nach Hawaii. Das war der offizielle Beginn meiner Reise mit den Kristallen.

Bald beanspruchten sie meine gesamte Freizeit. Das Geld, das ich als Maklerin verdiente, investierte ich in Reisen quer über den Globus, auf denen ich Schamanen, Heilerinnen, Energiearbeiter und Feng-Shui-Meister traf. Wenn meine Freunde mit mir ausgehen wollten, hörten sie: »Sorry, ich kann nicht. Ich habe schon ein Date mit meinen Kristallen.« Meine Freunde hielten mich für durchgeknallt, aber ich fühlte mich endlich lebendig.

Doch so befreiend, stimulierend und eindrucksvoll diese magische Reise einerseits war, so beschwerlich war sie auf der anderen Seite. Ich war in die Welt der Kristalle eingetaucht, bevor sie zum Mainstream wurde, und man bezeichnete mich abwechselnd als »Hexe« oder

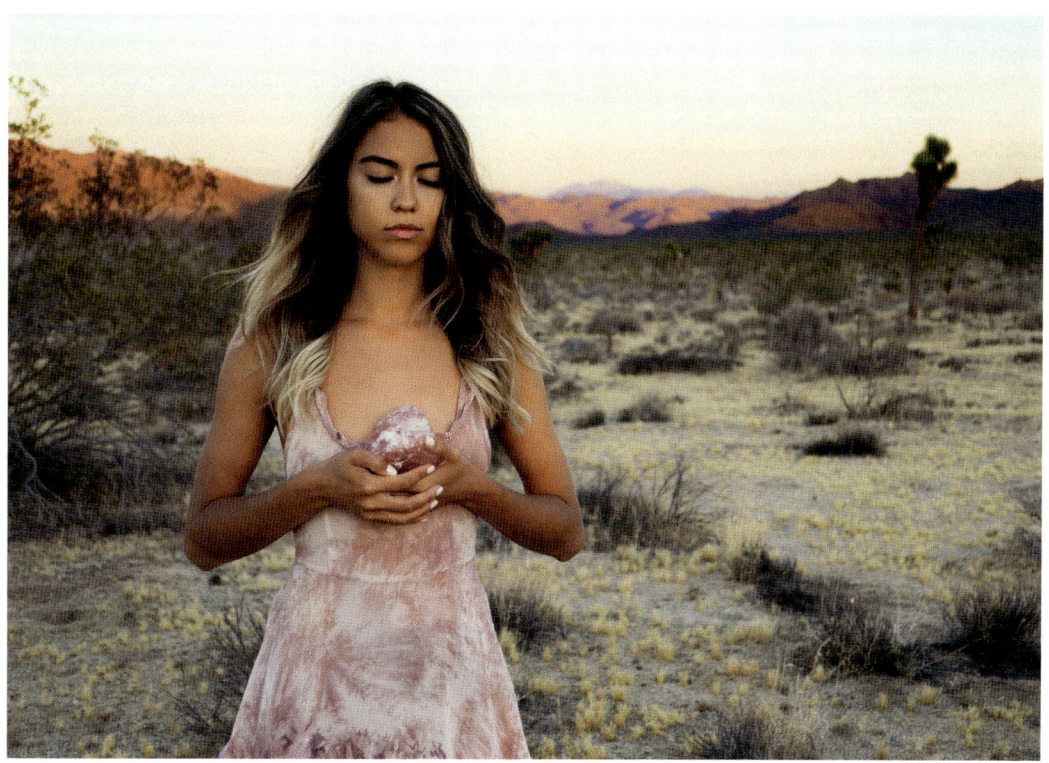

»Spinnerin«. (Heute, 25 Jahre später, verstehe ich solche Bezeichnungen als Kompliment!)

Der spirituelle Pfad ist nichts für Zaghafte. An manchen Tagen fällt es uns leichter, dem inneren Kampf auszuweichen. Er kann einsam machen. Anfangs reiste ich oft an entlegene Orte. Im Dschungel von Belize traf ich mich mit Heilern und Medizinmännern, auf Bali schlug ich mich zu versteckten Retreat-Zentren durch. Aber selbst an einsamen Tagen trösteten mich die Energie der Erde, der Vegetation und des alten Gesteins auf meinem Weg.

Die meisten Informationen über die Steine und ihre Wirkungen erhielt ich mündlich. Ich hatte sie als Muster auf meinem Körper erlebt und in der Wüste steinerne Medizinräder gelegt. Doch nun war es an der Zeit, das Gelernte weiterzugeben. Lange bevor es Mode wurde, massierte ich Menschen mit Kristallspitzen und heißen Steinen. Ich legte heimlich Kristalle in die Häuser, die ich verkaufte, um deren Energiefeld zu klären. Ich schenkte meinen Freunden Kristalle und bat sie, mir von eventuellen Veränderungen oder Durchbrüchen zu berichten. Wenn andere von dem alten Wissen profitierten, freute ich mich selbst am meisten.

Ich musste mich entscheiden: Sollte ich ins Unbekannte aufbrechen und mich dem geheimen Wissen der Kristalltherapie verschreiben? Oder lieber in der verrückten, aber sicheren Welt der Immobilien bleiben? Schließlich mussten Rechnungen bezahlt werden, und mein Erspartes ging auch zu Ende.

Ich wählte die Kristalle – oder vielleicht war

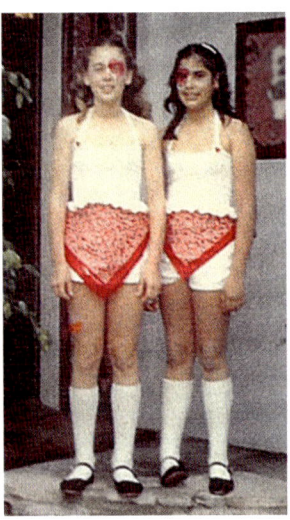
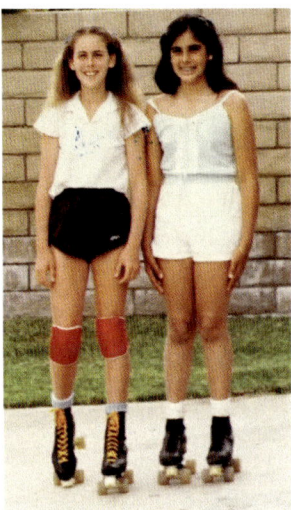
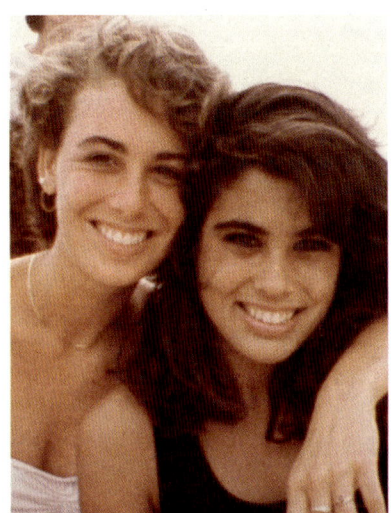

es umgekehrt! Ich schlug den einsamen Weg der Abenteurer und Wahrheitssucher ein. Ich verbrachte viele Stunden mit den Kristallen, die für mich zu »Hütern der Weisheit« geworden waren. Mein Leben hatte sich für immer verändert.

Das war cool. Und befreiend. Und hart.

Während meine Freunde Häuser kauften und Familien gründeten, kaufte ich Kristalle. Viele verstanden mich nicht, und manchmal verstand ich mich selbst nicht. Was war aus mir geworden? Meine Eltern hatten mich nicht aufs College geschickt, damit ich als Heilsteintherapeutin endete. Eine weise Frau sagte einmal zu mir: »Deine Reise ist nicht leicht, aber sie wird sich als sehr lohnend erweisen.«

Mein vielleicht größter Lohn erschien in Gestalt meiner besten Freundin Timmi. Während ich meinen Kristallen hinterherreiste, machte Timmi Karriere in der Bekleidungsbranche. Sie war ein phänomenales Verkaufstalent, und ich war maßlos stolz auf sie. Als sie mir eine Zusammenarbeit vorschlug, war ich überglücklich. Wir passten wunderbar zusammen. Sie hatte das kaufmännische Know-how, und ich kannte das Geheimnis der Kristalle. So entstand unser Unternehmen »Energy Muse«.

Unser Unternehmen, das zunächst Edelsteinschmuck vertrieb, will heute weltweit das Bewusstsein für die Heilwirkung der Kristalle fördern, sie aus ihrer »übersinnlichen Ecke« holen und erklären, wie man sie in einfachen Alltagsritualen einsetzt. Seit Jahrzehnten stehen wir in Kontakt mit Lieferanten aus der ganzen Welt, die für uns fair gehandelte Mineralien mit den höchsten Schwingungen finden. Wir bemühen uns jeden Tag, Menschen zu helfen, die sich auf der Suche nach ihrer ureigenen Kraft der reinsten aller Energien bedienen wollen – der Energie von Mutter Erde.

»Liebe liegt in der Erde.«

Melody,

Kristallexpertin

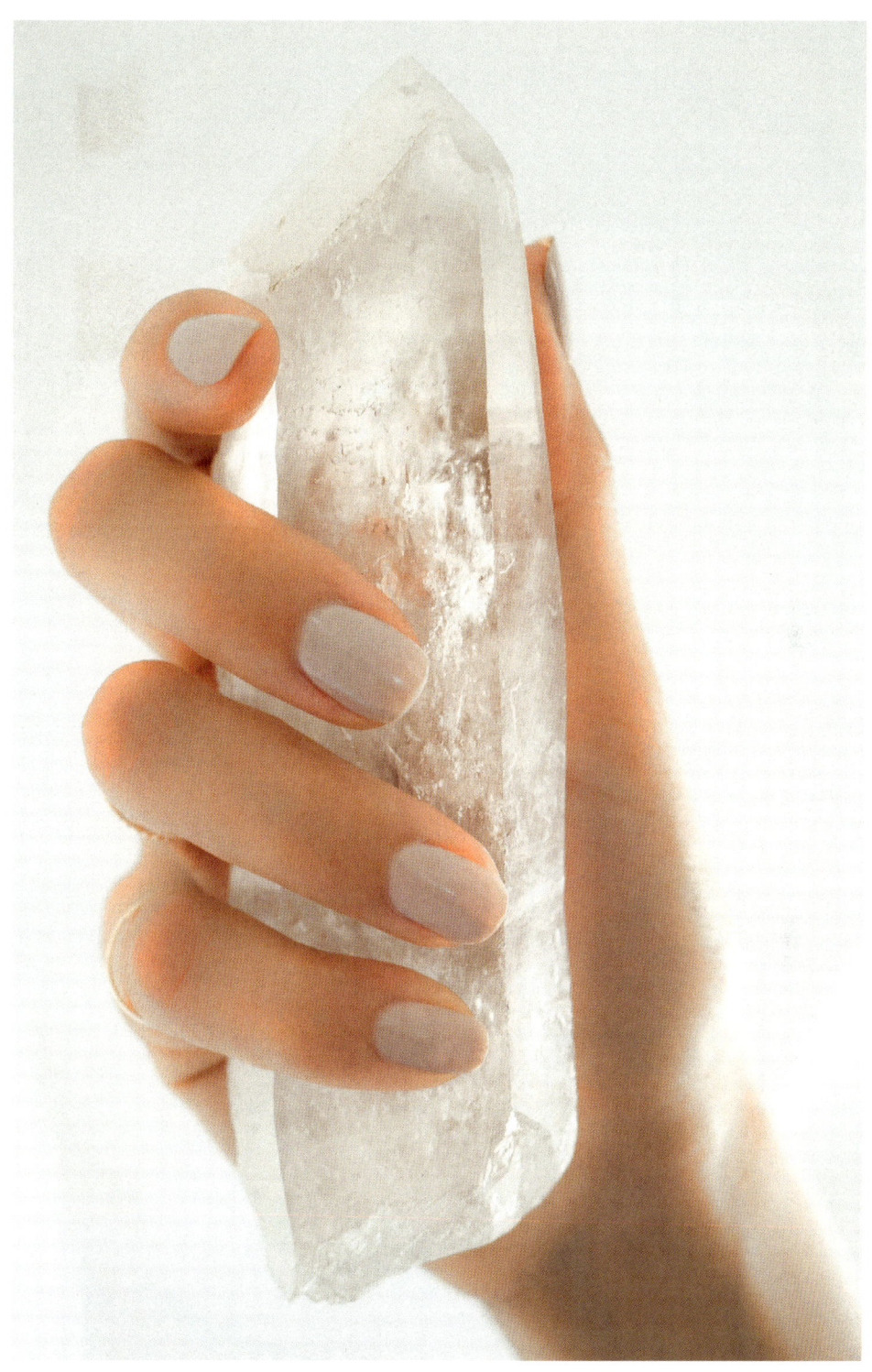

MEIN AHA-ERLEBNIS MIT DEN KRISTALLEN

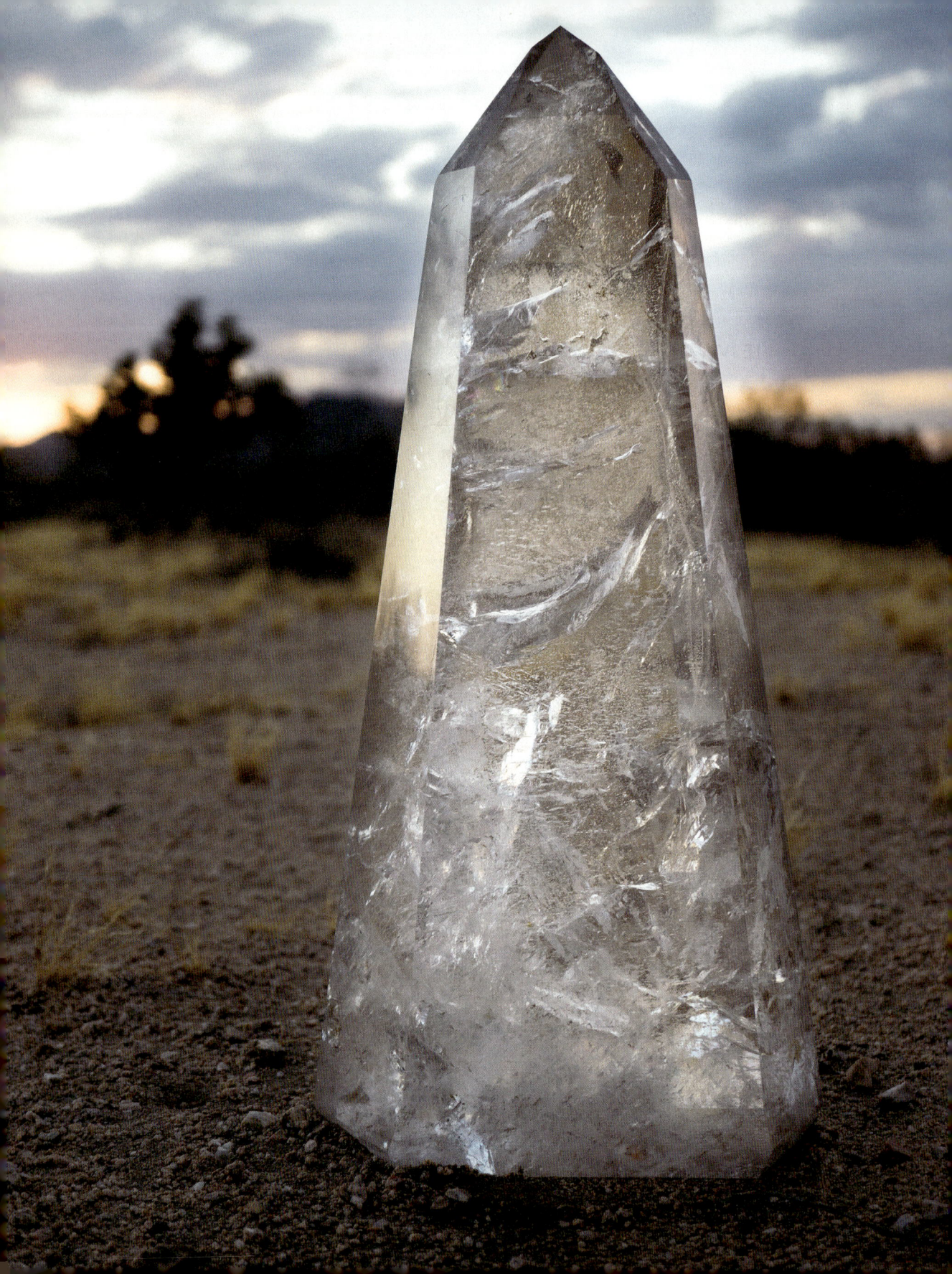

KAPITEL 2

KRISTALLE – EIN CRASH-KURS

ALLES, WAS DU ÜBER
DIE VERWENDUNG VON KRISTALLEN WISSEN MUSST

»Wenn ich mir selbst etwas schenke – Zeit, Selbstvergebung, Loslassen –, dann blühe ich auf. Für mich repräsentieren die Kristalle das alles. Sie sind Gegenstände, deren Schönheit und Energie mich gemahnt, dass ich immer wieder einen Schritt zurücktrete, der Welt danke, meinem Körper danke. Spüre ich ihr Gewicht in meiner Hand oder um meinen Hals, richte ich mich neu aus, verbinde mich mit etwas Altehrwürdigem und erinnere mich daran, dass ich es wert bin, schöne Momente zu erleben und mich mit einzigartigen, glanzvollen Gegenständen zu umgeben.«

Lena Dunham,
Autorin und Filmemacherin

Sieh dir die Kristalle auf Seite 21 an und achte darauf, bei welchen dein Blick verweilen möchte. Male einen Kreis um die ersten drei Kristalle, von denen du dich angezogen fühlst. Denk nicht zu viel nach, lass dich von dem Moment leiten.

Das war leicht, oder? Die Kristalle, die dich ansprechen, haben häufig eine große Bedeutung für dein derzeitiges Leben. Auf diese Weise zeigt dir deine Intuition, was deine Seele braucht. Ist es nicht verrückt, wie gut die Steine dich kennen? Aber eigentlich bist du es, die/der dich kennt, denn schließlich hast du sie ausgesucht. Tief in deiner Seele hat etwas zu dir gesprochen.

WAS KÖNNEN KRISTALLE WIRKLICH FÜR DICH TUN?

Wir alle suchen Kontakt – aber Kontakt wozu? Die Mayas betrachteten die Sterne, um sich mit der Zeit, den Jahreszeiten und den Lebenszyklen zu verbinden. Viele indianische Geschichten erzählen vom Wind, von den vier Himmelsrichtungen, von Zweibeinern, Vierbeinern, Pflanzen- und Steinmenschen, schwimmenden und kriechenden Wesen und vom Großen Geist, um zu zeigen, dass in unserem Universum alles miteinander verbunden ist. Von indigenen Schamanen erfahren wir viel über die Heilkräfte der Pflanzen und wie man sie nutzt, um unsere irdischen Gebrechen zu lindern. Die Heiligen und Weisen überlieferten uns ihre Erkenntnisse darüber, wie der Glaube ein festes Band zwischen uns schaffen kann.

In der heutigen Zeit stellt ein winziger Bildschirm in Sekundenschnelle Kontakt zu Informationen und anderen Menschen her, aber gleichzeitig trennt er uns von der Weisheit von Mutter Natur. Mutter Natur ist echt. Sie ist überall, ist unser wahres Bindeglied.

Wie finden wir also die Reset-Taste? Etwas in deiner Seele sagt dir: »Halte inne, atme und höre zu. Du hast alles in dir, was du brauchst.« Du wirst daran erinnert, dass du Frieden selbst inmitten von Chaos finden kannst, und Kristalle können dir dabei helfen.

Mystiker und Wissende haben Kristalle oft als »Steinmenschen« bezeichnet. Sie glaubten, dass in jedem von ihnen eine Geschichte und eine spirituelle Botschaft enthalten ist. Viele lagen über Jahrmillionen tief in der Erde verborgen, deshalb sind in ihnen die Prägungen der Evolution erhalten. Sie funktionieren wie Miniaturspeicher und gelten als Boten der Erde und Hüter der Weisheit.

Kristalle lehren uns, in Stille Verbindung aufzunehmen. Jeder von ihnen hat seinen einzigartigen »Bauplan«. Auf die Schwingungen eines Kristalls stimmen wir uns so ein, wie wir auch unsere eigenen Schwingungen wahrnehmen – in Stille.

Kristalle sind neutral, sie urteilen nicht, sie haben keine Meinungen und keine Sorgen. Sie mögen altes Wissen enthalten, aber sie wirken zu 100 % im Hier und Jetzt. Sie deuten – im Gegensatz zu uns Menschen – eine Situation nicht als gut oder schlecht. Einen Stein kümmert es nicht, welcher Religion du angehörst oder wie du dich sexuell oder politisch orientierst. Es interessiert ihn nicht, wie viel du verdienst, wie weit du auf deinem spirituellen Weg fortgeschritten bist, wie hoch dein IQ ist oder woher du stammst. Kristalle wollen nicht angebetet oder verehrt werden, doch sie verfügen über Informationen, die darauf warten, genutzt zu werden.

Gestein ist auf der Erde seit Anbeginn der Zeit vorhanden. In deiner Welt mögen Kristalle etwas Neues sein, aber du bist nicht neu in ihrer. Die Lehre aus meinen 25 Jahren mit den Kristallen könnte ich so zusammenfassen: Die Menschheit als Ganzes blickt immer nach vorn. Es geht immer um »größer, besser, schneller«. Doch vielleicht sollten wir das Tempo drosseln und erkennen, dass viele Antworten direkt vor unseren Füßen liegen, in der Erde nämlich, der Heimat von uns allen.

Beziehungen sind unsere Basis. Unser Überleben hängt von ihnen ab. Doch nicht nur die Beziehung zueinander gibt uns Kraft, sondern auch die zu unserem Planeten. Für manche von uns mag es an der Zeit sein, diese Beziehung neu zu beleben. Ein Kristall in deiner Hand oder deiner Umgebung kann dich daran erinnern, dass du Teil von etwas Größerem bist – von etwas, das seit Jahrmillionen existiert.

WARUM KRISTALLE WIRKEN

»Wirken Kristalle tatsächlich?«, werde ich häufig gefragt. Meine Antwort lautet regelmäßig: »Für mich schon!«

Zum einen machen sie mich glücklich, wenn ich sie nur ansehe. Ich lege sie überall im Haus hin, damit sie mich daran erinnern, dass ich für die Schönheit von Mutter Natur immer dankbar sein sollte. Sobald ich einen in der Hand halte, fühle ich mich geerdet. Ich atme bewusster. Das

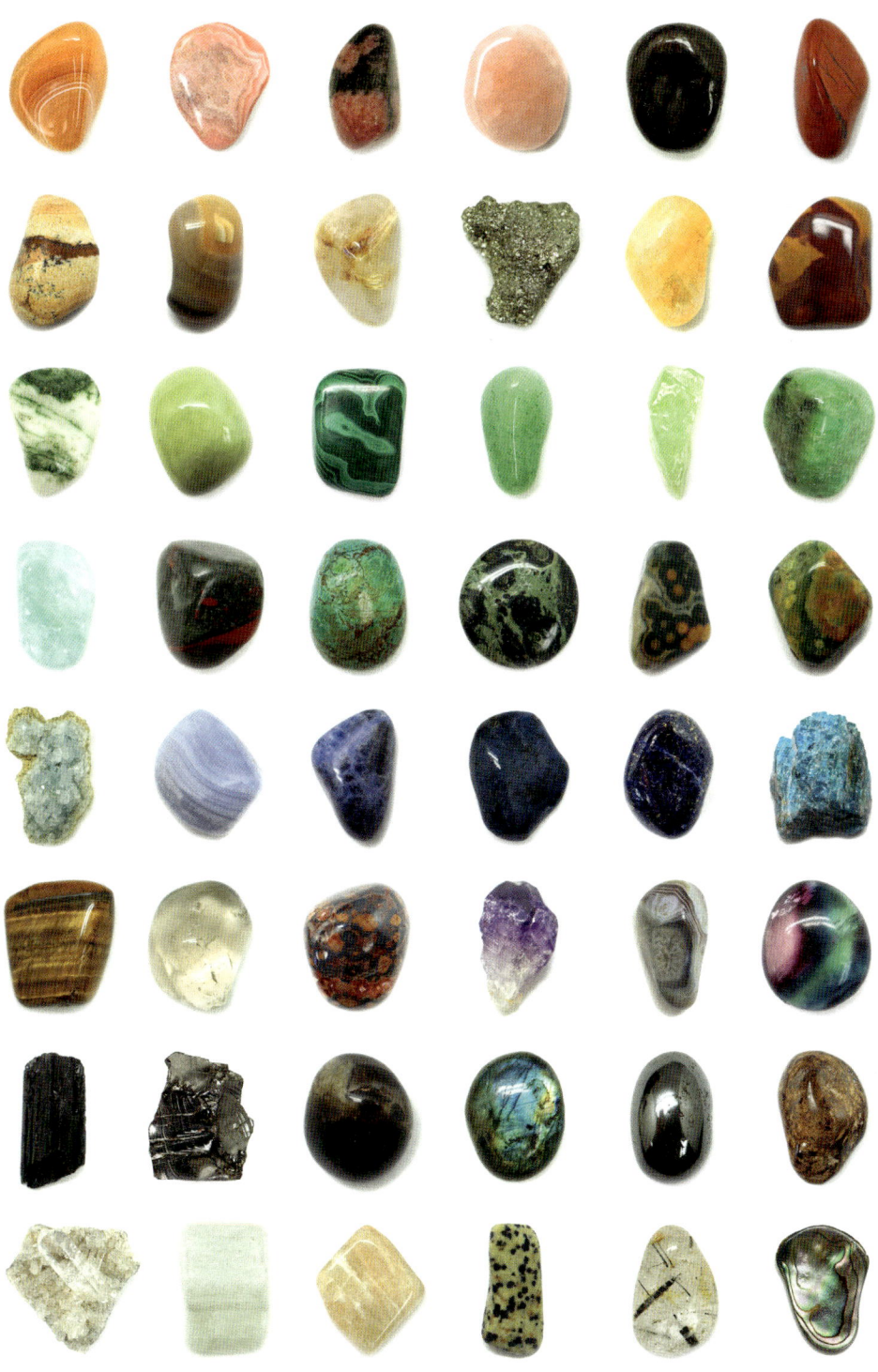

KRISTALLE – EIN CRASH-KURS

Karneol Kreativität, Vertrauen, Motivation	**Rhodochrosit** Selbstwert, Liebe, Freude	**Rhodonit** Liebe, Kraft, Großzügigkeit	**Rosenquarz** Liebe, Schönheit, Glück	**Granat** Gesundheit, Leidenschaft, Energiefluss	**Roter Jaspis** Stabilität, Erdung, Heilung
Bilderjaspis Kräftigung, Stabilität, Erde	**Achat** Stärke, Heilung, innere Stärke	**Rutilquarz** Führung, Engel, Heilung	**Pyrit** Fülle, glückliche Fügungen, lenkt Negativität ab	**Citrin** Glück, Licht, Erfolg	**Mookait** Abenteuer, Willenskraft, wahres Potenzial
Baumachat Fülle, Zentrierung, Friede	**Jade** Wohlstand, Weisheit, Gedeihen	**Malachit** Liebe, Transformation, Balance	**Aventurin** Glück, Optimismus, Reichtum	**Calcit grün** Gedeihen, Balance, Klärung	**Chrysopras** Liebe, Mitgefühl, Güte
Aquamarin Ausgeglichenheit, Friede, Befreiung	**Heliotrop** Mut, Selbstachtung, Energie	**Chrysokoll** Neuanfänge, Kraft, Besänftigung	**Kambabajaspis** Inspiration, Furcht überwinden	**Ozeanjaspis** Glück, aufbauend, Freude	**Rhyolith** Kreativität, Wandel, Positivität
Coelestin erhebend, beruhigend, Stressabbau	**Blau-weißer Chalcedon** beruhigend, Seelenfrieden, Entspannung	**Sodalith** Harmonie, Kommunikation, Heilung	**Dumortierit** Geduld, Führung, Einsicht	**Lapislazuli** Erleuchtung, Bewusstheit, Weisheit	**Apatit** Kreativität, Inspiration, Ehrgeiz
Tigerauge Wohlstand, Optimismus, Erfolg	**Rauchquarz** Erdung, Umwandlung, befreit von Angst	**Leopardenjaspis** Selbstheilung, Erdung, Stabilität	**Amethyst** Spiritualität, Intuition, Frieden	**Botswana-Achat** Frieden, Gelöstheit, Heilung	**Fluorit** Klarheit, Reinigung, Verjüngung
Schwarzer Turmalin Klärung, Schutz, absorbiert Negativität	**Schungit** Entgiftung, Reinigung, Schutz	**Onyx** Schutz, blockiert Negativität	**Labradorit** höheres Bewusstsein, Intuition	**Hämatit** Erdung, Balance, Erdverbundenheit	**Bronzit** Schutz, Stärkung, Selbstachtung
Bergkristall Klarheit, Manifestation, Fokus	**Selenit** Reinigung, Heilung, Schutz	**Mondstein** Harmonisierung, Schutz, Fruchtbarkeit	**Dalmatinerjaspis** Glück, Verspieltheit, Positivität	**Turmalinquarz** Glück, Wohlstand, Balance	**Abalone** beruhigend, lindernd, heilend

ist kein Placebo-Effekt, keine Einbildung. Ich gelange energetisch auf eine andere Ebene, das ist spürbar und großartig.

Zum anderen haben alle alten Kulturen Kristalle eingesetzt – für Heilzwecke, als Opfer oder Talismane. Cleopatra und die alten Ägypter stellten aus gemahlenem Malachit und Lapislazuli eine ganze Palette von Lidschatten und Kosmetika her. Die Römer bestückten ihre Rüstungen und Schilder mit Edelsteinen, um sich in der Schlacht zu schützen und zu stärken. In Indien werden in der ayurvedischen Medizin mit Edelsteinen physische, emotionale und feinstoffliche Unausgewogenheiten im Körper ausgeglichen. Wir wissen vielleicht nicht, *wie* Steine wirken, aber wir sind nicht die Einzigen, die an sie glauben. Und wenn sie gar nicht wirken würden, wären wir längst nicht mehr im Geschäft.

Kristalle sind Festkörper mit einer regelmäßigen Kristallgitterstruktur. Die Energie, die sie ausstrahlen, bleibt auf einer konstanten Frequenz. Wird ein solcher Kristall auf oder neben eine Körperstelle gelegt, die in einer niedrigeren Frequenz schwingt, ermutigt das den Körper, sich der höheren Frequenz anzupassen. Einfach ausgedrückt: Wenn du »down« bist, hilft dir ein Kristall, den du in dein Energiefeld bringst, wieder hoch.

Noch nicht überzeugt? Dann bedenke Folgendes: Quarz hat die digitale Welt erst möglich gemacht. Du benutzt Handy, Tablet und Computer täglich, aber wusstest du, dass jedes dieser Geräte von einem Silizium-Chip betrieben wird? Silizium ist ein Element, das in Form silikatischer Minerale, das heißt Quarz, in der Erdkruste auftritt.

Der Silizium-Chip in unserem PC ist programmiert, mehrere Hundert Gigabyte an Informationen zu speichern. Ist es da nicht denkbar, dass auch andere Energien transformiert werden, dass sogar unsere Absichten und Gedanken von den subtilen Schwingungen eines Kristalls oder Minerals beeinflusst werden?

Wie sich die heilsame Wirkung der Kristalle in Bezug auf Stärkung, Balance und Erkenntnis konkret zeigt, hängt unmittelbar von deiner eigenen inneren Haltung ab. Wenn du glaubst, dass dir Kristalle auf einer energetischen Ebene guttun werden, dann wird es geschehen. Wenn du denkst: »Es wird nicht funktionieren, weil es wissenschaftlich nicht erwiesen ist«, dann hast du auch recht, und sie werden bei dir vermutlich nichts ausrichten. Damit Kristalle wirken können, muss man ihnen unvoreingenommen begegnen. Sieh es einmal so: Die Wissenschaft muss zwar erst noch beweisen, dass Kristalle dein geistiges und körperliches Befinden beeinflussen – aber das Gegenteil hat sie auch noch nicht bewiesen.

WIE FINDE ICH MEINEN KRISTALL?

Ob du im örtlichen Esoterik-Laden vorbeischaust oder online bestellst – der erste Schritt bei der Auswahl deines Kristalls oder Minerals ist, den Kopf auszuschalten und das Herz zu fragen. Vertraue dir. Du weißt, welcher Kristall für dich der richtige ist. Woher? Weil du dich besser kennst als sonst jemand. Wenn du Kristalle in die Hand nimmst, werden sich manche leicht anfühlen, andere schwer. Du wirst dich zu bestimmten Exemplaren hingezogen fühlen. Das mag an der Farbe, der Form oder der Größe liegen. Die Gründe sind unwichtig, hier spricht deine Intuition zu dir.

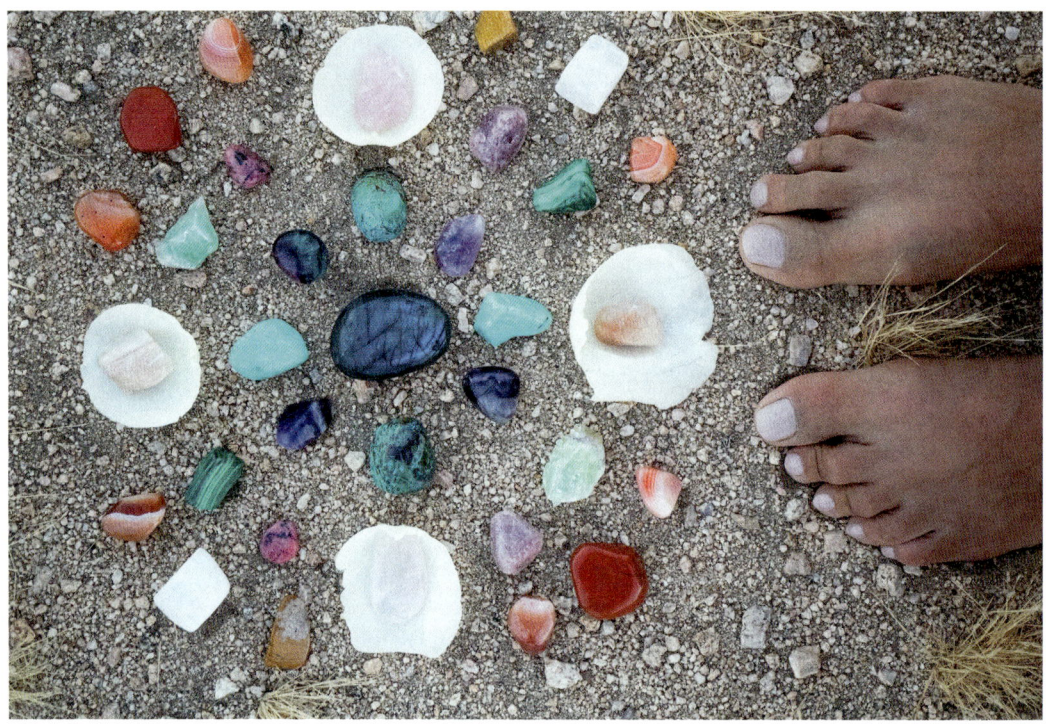

Und wie erkennst du in der Handvoll Kristalle, die übrig sind, den »einen«?

Sieh genauer hin. Betrachte die Schichten, Einschlüsse und kleinen Unregelmäßigkeiten. Welcher fasziniert dich am meisten? Welcher ist für dich der schönste? Welcher spricht zu dir und fordert dich auf, ihn zu bewundern? Der ist der richtige.

Menschen reagieren sehr unterschiedlich auf Kristalle und Edelsteine. So kann zum Beispiel ein bestimmter Kristall auf eine Person beruhigend wirken, auf eine andere dagegen anregend. Deshalb ist es für die folgenden Rituale wichtig, die eigene Absicht ganz bewusst auf die persönlichen Steine abzustimmen und zu jedem von ihnen eine Beziehung herzustellen, anstatt sich sagen zu lassen, was ein Kristall dir »bringen« soll. Es geht weniger um die bekannten Eigenschaften, die jeder Kristall in sich trägt, als um deine individuelle Reaktion auf ihn. Derselbe Kristall kann in unterschiedlichen Situationen unterschiedliche Energien manifestieren. Er kann dir in einem Ritual helfen, einen neuen Weg zu erschließen, und in einem anderen, die Vergangenheit ruhen zu lassen.

ICH HABE MEINEN KRISTALL GEFUNDEN. UND JETZT?

Es gibt mehrere Möglichkeiten, mit deinem Kristall in Kontakt zu kommen. Wie bei jeder lohnenden Beziehung musst du Zeit investieren. Dein Kristall will sich mit dir anfreunden, so wie du ihn dir zum Freund machen willst.

Nimm dir Zeit, ihn zu halten, zu streicheln und seine Schwingungen auf dich wirken zu lassen. Betrachte seine Farbe, Form und Größe. Spüre, welche Empfindungen sich einstellen, wenn du ihn hältst. Vielleicht kribbeln deine Hände oder werden warm. Achte auch auf die Gefühle, die in dir aufsteigen. Empfindest du Glück, Trauer oder Freude? Es gibt kein Richtig oder Falsch im Umgang mit deinem Kristall. Jeder Mensch bringt seine Erfahrungen mit.

Und was, wenn du gar nichts fühlst? Dann ist das eben so! Ganz einfach. Versuch die Erfahrung nicht zu bewerten, sei nur ganz *dabei*. Manchmal braucht es Zeit, bis sich bei einem bestimmten Kristall eine Resonanz entwickelt.

Wir wünschen uns, dass du den Kristallen dein Herz öffnest, was immer anfangs auch geschieht. Betrachte sie als ein Geschenk von Mutter Erde. Wenn du mit ihrer Energie arbeitest, öffne dich dem, was zu dir kommen möchte. Setze dich zu ihnen, atme, nimm Kontakt auf und lausche ihnen. Sie warten voller Geduld auf dich!

F: Ich habe seit zwei Tagen einen Kristall. Warum wirkt er nicht?

A: Wirkt eine Diät nach zwei Tagen? Wirkt ein Fitnessprogramm nach zwei Tagen? Wie bei jeder neuen Übung sind Zeit und Ausdauer erforderlich, um Ergebnisse zu erzielen. Bei Kristallen ist das nicht anders. Die Magie liegt nicht in ihnen, sondern in *dir*! Du bist diejenige/derjenige, die/der arbeitet. Der Stein ist dein Verbündeter, ein Werkzeug, das dich deinem Ziel näher bringen kann.

F: Wie gehe ich am besten mit meinem Kristall um?

A:
- Trage ihn in der Hosentasche oder Handtasche.
- Trage ihn am Körper.
- Lege ihn auf deinen Altar oder Nachttisch.
- Lege ihn auf deinen Körper.
- Halte ihn beim Meditieren in der Hand.

WAS IST EINE INTENTION?

Intentionen sind wie Magnete. Sie ziehen an, was ihnen hilft, in die Realität zu kommen. Eine Intention setzen ist ein mächtiges Werkzeug auf dem Weg zum Glück. Es fängt damit an, dass du dir Ziele setzt, die mit deinen Werten, Wünschen und Bestrebungen in Einklang sind.

1. Entscheide, was dir wichtig ist. Deine Werte sind die Impulsgeber deiner Handlungen, und du musst dir bewusst werden, was wirklich für dich zählt.
2. Frage dich, welche deiner Lebensbereiche ein Upgrade brauchen: Beziehungen, Beruf, Freunde, Spiritualität, Gesundheit, soziale Kontakte.
3. Überlege dir konkret, *was* du erreichen willst, *wann* und *warum* du es erreichen willst.
4. Erwecke deine Intentionen zum Leben. In den folgenden Kapiteln wirst du bei manchen Ritualen gebeten, sie aufzuschreiben. Verwende dafür die Gegenwart, als würde alles jetzt geschehen,

und beschränke dich auf das, was du wirklich willst. Du solltest das Ergebnis dessen nennen, was du manifestieren willst. Zum Beispiel so: »Ich bin ein Geldmagnet. Geld fließt leicht und mühelos in mein Leben.«

WIE PROGRAMMIERE ICH MEINEN KRISTALL?

Gib deinem Kristall eine Aufgabe und ein Ziel! Eines der wichtigsten Elemente bei der Arbeit mit Kristallen ist es, eine Intention zu formulieren und jeden Stein zu »programmieren«. Er will für dich tätig sein, aber du musst ihm sagen, was er tun soll. Das Leben läuft nicht immer nach Plan, und in Zeiten, in denen du in einer niederen Frequenz schwingst, kann es vorkommen, dass sich deine Intentionen verflüchtigen. Der enge Kontakt mit deinem programmierten Kristall erinnert dich an deine Ziele und dein unbegrenztes Potenzial.

Es ist einfach, den Kristall zu programmieren. Reinige ihn (mehr dazu später), halte ihn in der Hand, schließe die Augen und nimm drei tiefe Atemzüge. Denke an deinen Glauben, die Erde und das, was dich glücklich macht. Das bringt dich in Kontakt mit deinen höchsten Schwingungen. Sie können mit deinen religiösen oder spirituellen Überzeugungen, mit Gott oder einer höheren Macht in Verbindung stehen. Du bestimmst, wie du es nennen willst. In diesem Raum aus Liebe und Licht bittest du dann darum, dass dein Kristall von allen unerwünschten Energien und früheren Programmierungen befreit werden möge.

Sprich laut oder in Gedanken: *»Ich bitte darum, dass sich die höchsten Schwingungen von Liebe und Licht mit meinem höchsten Selbst verbinden, damit alle unerwünschten Energien und bisherigen Programmierungen gelöscht werden. Möge dieser Kristall die folgenden Intentionen speichern: ...«* Am Satzende fügst du drei Intentionen hinzu und sagst abschließend dreimal »Danke«. Durch das dreimalige Aussprechen betonst du, dass das, worum du bittest, im Universum bereits existiert.

WARUM KRISTALL-RITUALE WIRKEN

Nehmen wir an, du willst einen Geburtstagskuchen backen. Vermutlich hältst du dich an ein Rezept, in dem die Zutaten und Arbeitsschritte genau erklärt sind. Auch Rituale können dir mit ihren klaren Abläufen helfen, den nötigen Raum für deine Intentionen zu schaffen.

Denke dir ein Kristall-Ritual als eine Zeremonie, in der du dich auf einen Aspekt deines Lebens konzentrieren und ihn vom Gewöhnlichen zum Außergewöhnlichen erheben kannst. Durch ein Ritual kannst du eine hohe Konzentration mit der kreativen Kraft der Intention verknüpfen.

Du brauchst keiner bestimmten Weltanschauung oder Religion anzugehören, um die Rituale in diesem Buch ausführen zu können.

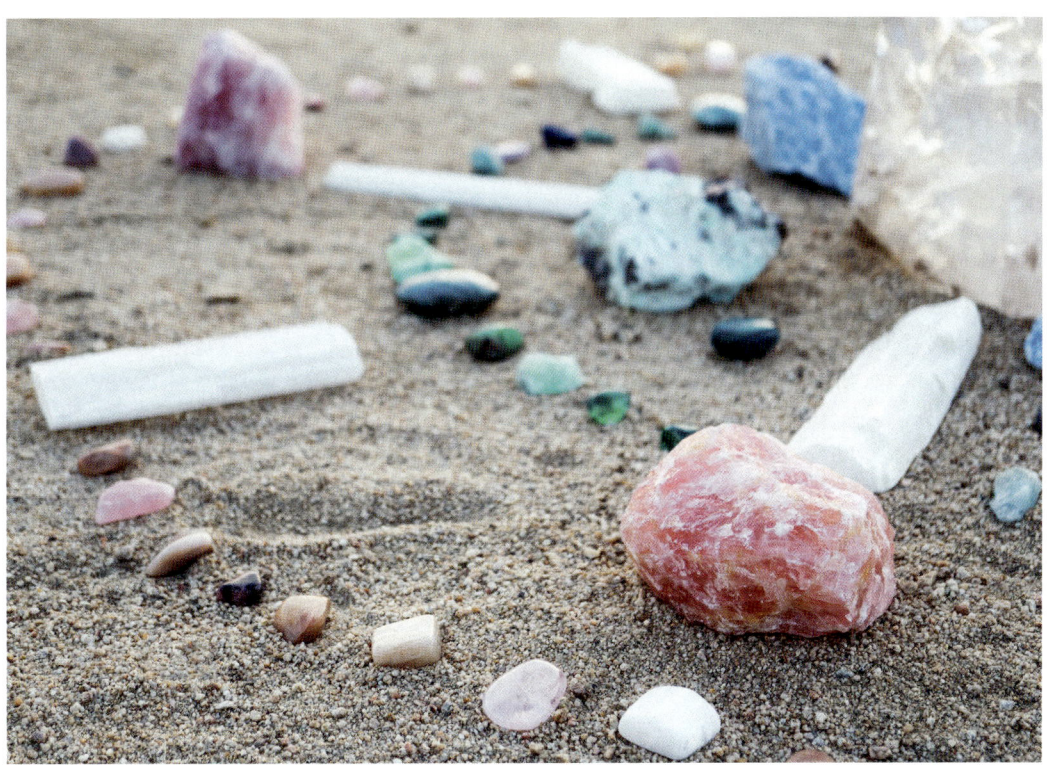

F: **Kann ich gleichzeitig mehrere Rituale durchführen?**

A: Wir empfehlen dir, dich anfangs auf ein Ritual zu beschränken, bevor du andere ausprobierst. Unseres Erachtens nach ist es am besten, zuerst mit wenigen Kristallen eine Beziehung aufzubauen und sie in Ruhe kennenzulernen. Es ist wie bei einem neuen Freund: Auch den willst du sicher erst etwas genauer kennenlernen, bevor du ihn deinen alten Freunden vorstellst!

ALLES EINE FRAGE DES TIMINGS

Menschen brauchen unterschiedlich lange, um in den passenden Bewusstseinszustand für Rituale zu gelangen. Wir haben Zeitrahmen gewählt, die sich bei uns bewährt haben. Rituale können zwischen 11 Minuten und 40 Tagen dauern. Die meisten Menschen können sich zwischen drei und neun Minuten gut konzentrieren. Elf Minuten erfordern schon eine gewisse Anstrengung und können Unbehagen auslösen. In diesem Zustand, kurz vor der Schmerzgrenze, erfährst du jedoch am meisten über dich selbst!

DIE ÄUSSERE FORM UND IHRE WIRKUNG

Wer neu in die Welt der Kristalle eintaucht, glaubt vielleicht, dass ihre äußere Form rein ästhetischen Zwecken dient, aber das ist nicht ganz zutreffend. Wie ein Stein gewachsen oder bearbeitet ist, ändert zwar nichts an der Energie, die er ausstrahlt, aber es kann dein Erleben beeinflussen. Man könnte es mit Musikhören vergleichen. Man kann sich einen Song auf einem Plattenspieler, mit Kopfhörern oder mit einer Dolby-Surround-Anlage anhören. Das Lied ist dasselbe, aber das leicht Kratzige beim Plattenspieler, die akustische Abschirmung beim Kopfhörer und das starke Raumgefühl bei mehreren Lautsprechern vermitteln unterschiedliche Hörerfahrungen. Wenn du weißt, welche Form was bewirkt, kannst du dein Erlebnisspektrum je nach Bedarf erweitern. Du brauchst Fokus? Nimm eine Kristallspitze. Du suchst Festigkeit? Greif zu einem Würfel, der dich erdet. Für jedes deiner energetischen Bedürfnisse gibt es den passenden Kristall und die passende Form.

TROMMELSTEINE

Trommelsteine eignen sich sehr gut für den Beginn deines Kristall-Abenteuers. Für wenig Geld erhältst du von diesen kleinen Schmucksteinen viel Wertvolles. Wir haben festgestellt, dass viele unserer Kundinnen jeden Tag mit einem anderen Kristall arbeiten, mit dem sie mitschwingen und der ihnen als ihre »tägliche Energieration« dient. Die kleinen Trommelsteine kann man gut in die Tasche oder den BH stecken, man kann sie auf den Schreibtisch, ins Auto oder unters Kopfkissen legen.

SCHEIBEN

Steinscheiben lassen die Energie in alle Richtungen fließen. Die perfekte Symmetrie einer Scheibe bringt Ausgeglichenheit, Frieden und entspannende Energien in den sie umgebenden Raum. Meditationen mit Scheiben führen zu einem tiefen Gefühl von Ganzheit und Erdverbundenheit. Scheiben führen alle Teile deines Wesens zusammen und verbinden dich mit der Energie deiner Umgebung.

PYRAMIDEN

Pyramiden gehören zu den machtvollsten Hilfsmitteln, mit denen sich Energie manifestieren und verstärken lässt. Ihre heilige Form kannten viele alten Kulturen; für die alten Ägypter symbolisierten Pyramiden die Sonnenstrahlen. Kristalle mit dieser Form sollen höhere Schwingungsenergien bündeln und die Manifestation fördern.

HARMONISIERER

Harmonisierer sind zu Zylindern geschliffene Kristalle, die man während der Meditation in der Hand halten kann. Schon den alten Ägyptern dienten sie dazu, Energieblockaden aufzulösen und den Energiehaushalt auszugleichen. Wenn man einen Harmonisierer in der linken (Yin) und den anderen in der rechten Hand (Yang) hält, wird die Spiritualität neu belebt und das Gleichgewicht wiederhergestellt.

WÜRFEL

Viele Kristalle haben von Natur aus eine Würfelform. Sie wird mit dem Wurzelchakra assoziiert. Die Meditation mit würfelförmigen Kristallen hilft, dich mit der kraftvollen Energie der Erde zu verbinden. Du kannst in jede der vier Zimmerecken einen Würfel legen und wirst dadurch die Energie deines Raumes versiegeln, schützen und erden.

HERZEN

Herzförmige Kristalle erinnern dich daran, dass du stets von Liebe umgeben bist. Sie sind mächtige Verbündete, wenn du Liebe anlocken oder dich selbst mit innerer Liebe stärken willst.

SPITZEN

Kristallspitzen gehören zu den beliebtesten und wirkungsvollsten Formen, mit denen man arbeiten kann. Sie helfen dir nachhaltig, deine Träume, Wünsche und Intentionen schneller zu manifestieren, weil sie sie direkt in die Höhen des Universums lenken.

GRUPPEN

Kristallgruppen entstehen, wenn mehrere Kristallspitzen auf einer Basis wachsen. Da hier mehrere Kristallspitzen zusammenkommen, sendet eine Kristallgruppe eine noch höhere Energie in mehrere Richtungen aus, und deshalb sollte sie in keinem Raum fehlen.

Traditionell gelten 40 Tage als die Zeitspanne, die es braucht, um eine Gewohnheit zu ändern. Ausdauer ist alles! In 40 Tagen wirst du herausfinden, an welchen Tagen es dir am schwersten fällt, diszipliniert zu bleiben. Ist Tag 15 besonders hart? Oder Tag 29? Wenn du anfängst, dir selbst den Erfolg zu verwehren, wirst du an deine persönliche Belastbarkeitsgrenze stoßen. Wir ermutigen dich, dir die Zeit zu gönnen, die bei jedem Ritual angegeben ist. So wirst du nicht nur sein Potenzial voll ausschöpfen können, sondern auch in Kontakt mit deinem höchsten Potenzial treten.

DIE AUSRICHTUNG DEINER RITUALE NACH DEN MONDPHASEN

Viele Rituale mit Kristallen beginnen bei Neumond oder Vollmond. Der Neumond markiert den Beginn des Mondzyklus und ist der ideale Zeitpunkt für neue Projekte und die Aussaat neuer Samen. Bei Vollmond ist der Mond am stärksten präsent. Jetzt ist ein guter Zeitpunkt, um dich von allem zu lösen, was dir nicht länger dient. (Mehr zum Leben in Übereinstimmung mit dem Mond ab S. 211).

Nachdem du nun die Welt der Kristalle und ihrer Energien in ihren Grundzügen kennengelernt hast, bist du bereit für die ersten praktischen Übungen. Mach dich auf ein funkelndes Abenteuer gefasst! Es dürfte dir inzwischen glasklar sein, dass du eine unvergessliche Reise vor dir hast!

»Eine Zeit wird kommen, da die Wissenschaft ungeheure Fortschritte machen wird, nicht weil sie über bessere Geräte verfügt, mit denen sie forschen und messen kann, sondern weil einige Menschen über große geistige, gegenwärtig noch wenig genutzte Kräfte verfügen werden. Innerhalb weniger Jahrhunderte wird sich die Kunst des spirituellen Heilens immer weiterentwickeln und allgemein zur Anwendung gelangen.«

Gustaf Strömberg,
Astronom

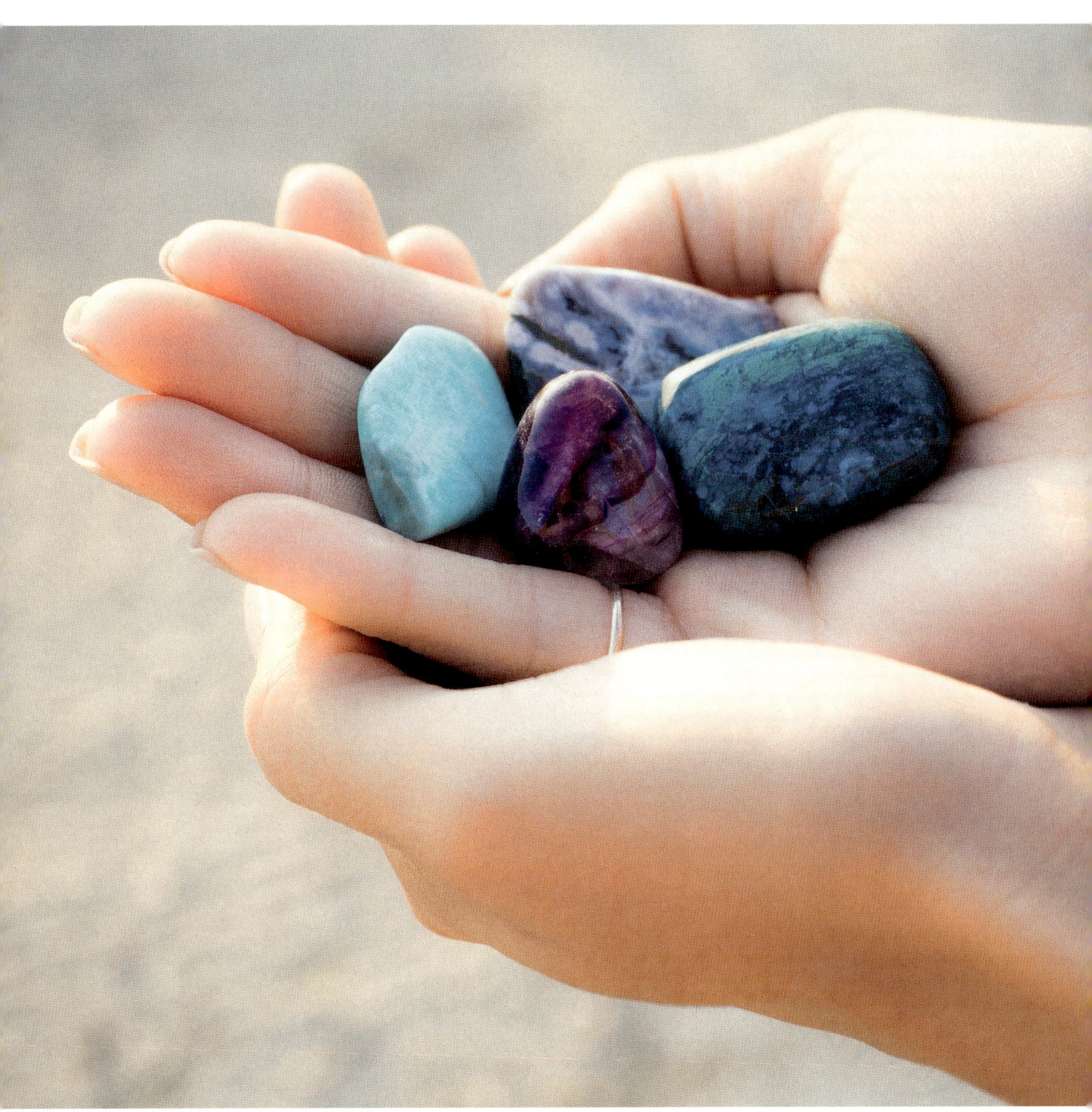

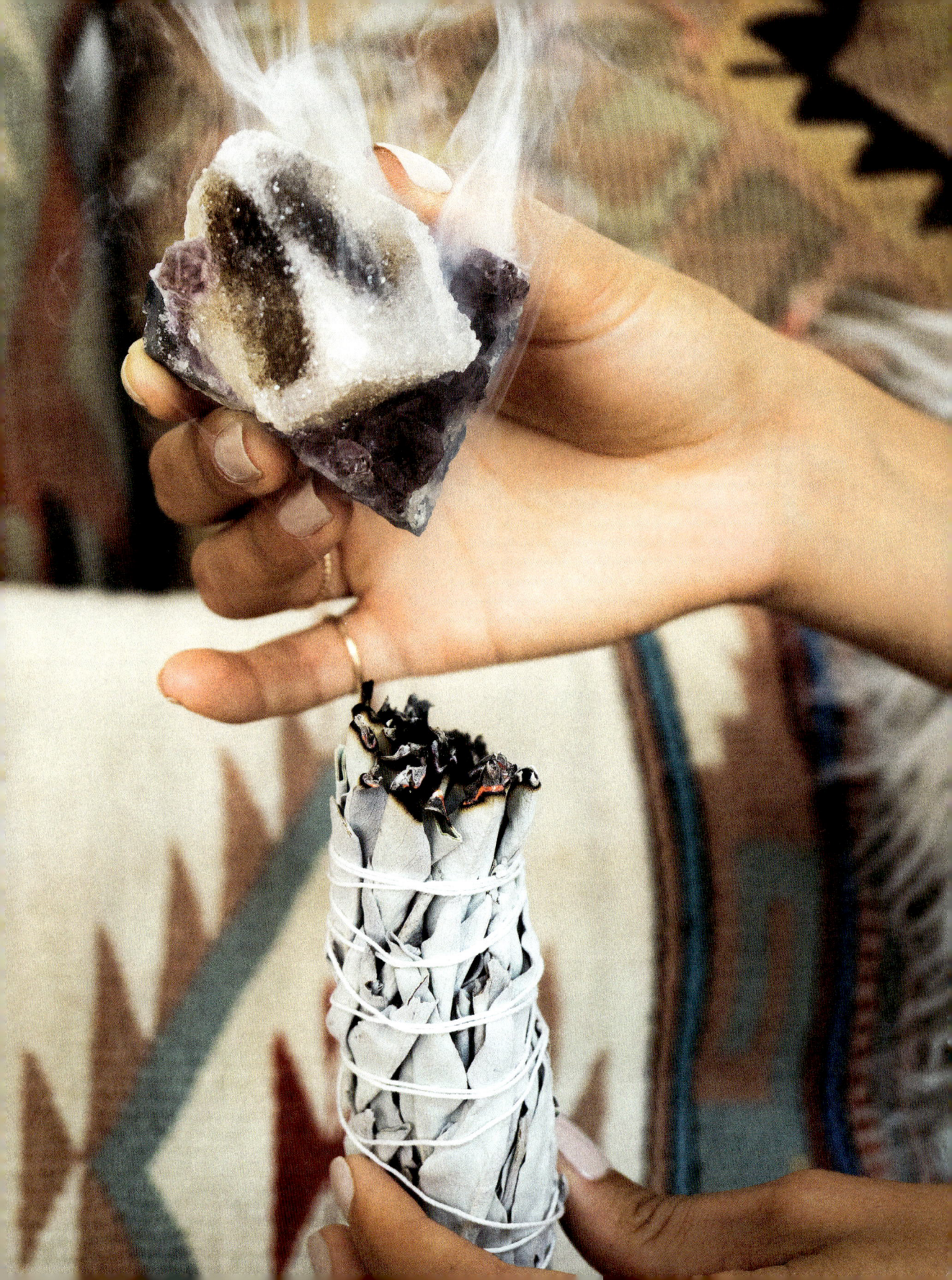

KAPITEL 3

ENERGETISCHE RAUMREINIGUNG

WIE DU DEINE RÄUME, DEINE KRISTALLE UND DICH SELBST REINIGST

»Aus spiritueller Sicht ist das Loslassen von materiellem Ballast gleichzusetzen mit dem Loslassen von emotionalem Ballast. Bei Unordnung geht es nie nur um Gegenstände, sie betrifft immer auch das, was unter der Oberfläche vor sich geht.«

*Denise Linn,
Expertin für Feng-Shui und Space Clearing*

Bei deinen ersten Schritten in der Welt der Kristalle wirst du schnell feststellen, dass es anstrengend ist, zwischen der neuen und der alten Welt zu pendeln. Ich versuchte noch möglichst lange an meinem »alten Leben« festzuhalten, aber dann kam der Tag, an dem ich keine Wahl mehr hatte – ich musste endlich Farbe bekennen. Ich hoffe, dir gelingt das eleganter als mir!

Bei mir war es so weit, als ich eines Morgens nach dem Aufwachen meine übliche Zeremonie durchführte. Ich räucherte nach indianischer Tradition mit Salbei mein Haus. An jenem Morgen nahm ich dazu ein Keramikgefäß, das ich bis oben mit losen Blättern füllte. Normalerweise verteilte sich der Rauch gleichmäßig, wenn ich eine Weile im Haus umhergelaufen und ihn mit meiner Habichtfeder in alle Ecken verteilt hatte. Diesmal jedoch fingen die losen Blätter Feuer. Dicker weißer Qualm hing in den Zimmern. Der Rauchmelder piepste. Ich rannte hektisch umher und riss Türen und Fenster auf.

Mein Nachbar sah Rauch aus dem Haus aufsteigen und rief die Feuerwehr, die mit heulenden Sirenen anrückte. Sämtliche Anwohner meiner Straße eilten ins Freie, um zu sehen, wessen Haus da brannte.

Die Zimmer waren so eingenebelt, dass ich die Hand vor Augen nicht sah. Als die Feuerwehrleute durch die Haustür stürmten, riefen sie: »Wonach riecht es hier? Woher kommt der Rauch?«

»Falscher Alarm«, rief ich zurück. »Ich habe nur geräuchert!«

Inzwischen hatte sich mein Mann Jason draußen zu den Nachbarn gesellt, weil er in diesem Moment lieber nichts mit mir zu tun haben und sich die Sache aus sicherer Distanz beobachten wollte.

Die Feuerwehrleute waren verwirrt. »Sie machen *was?*«

»Äh … Es ist so, ich reinige meine Räume und Kristalle und befreie sie von negativer Energie.«

»Mit *Rauch?*«

»Ja.«

»Na, dann sind sie jetzt ziemlich sauber, oder?«

Meine Nachbarn hatten alle denselben schockierten Gesichtsausdruck. Nur Jason nicht. Er hatte so etwas vermutlich schon lange erwartet. Nachdem die Feuerwehr ihre Schläuche aufgerollt hatte und weggefahren war, versuchte ich den Nachbarn die Situation zu erklären. Mein Gestotter kam nicht gut an. (Meine Nachbarn haben mich nie so recht verstanden.)

An diesem Tag begriff ich, dass ich mich endlich offen zu meiner spirituellen und mystischen Suche bekennen musste.

F: **Woher weiß ich, ob in der Wohnung negative Energien vorhanden sind, obwohl alles in Ordnung scheint?**

A: Energetische Raumklärung ähnelt dem »normalen« Reinigen von Räumen. Du putzt ja auch regelmäßig, damit alles sauber und ordentlich aussieht. Räuchern solltest du auf jeden Fall im Anschluss an folgende Ereignisse:
- nach einem Konflikt oder einer Auseinandersetzung
- nach einer Krankheit
- wenn immer wieder Gegenstände kaputtgehen oder du eine Zeit lang viel Pech hattest
- nach einer größeren Party oder vielen Gästen
- nach einem Verlust oder der Trauer um einen Menschen
- wenn die Energie des Raumes blockiert wirkt oder zu stagnieren scheint
- beim Einzug in eine neue Wohnung oder ein neues Haus.

WAS DU ZUM REINIGEN UND RÄUCHERN BRAUCHST

Bei allen in den folgenden Kapiteln beschriebenen Kristall-Ritualen reinigst du zunächst die Räume, die Kristalle und dich selbst. Durch diesen Prozess kannst du alle unerwünschten, verbrauchten Energien beseitigen, die sich mit der Zeit angesammelt haben. Dazu stehen dir viele Möglichkeiten offen. Unser bevorzugtes Hilfsmittel ist der Salbei, aber es gibt auch andere Methoden wie Palo Santo, Weihrauch, Meersalz und Klänge.

Mit einer dieser Methoden oder einer Kombination aus ihnen kannst du, wie auf den folgenden Seiten beschrieben, die Umgebungsenergie spürbar verbessern und deinem Ritual zu größerer Wirkung verhelfen.

HINWEIS: Im nächsten Abschnitt erfährst du, wie wir unsere Räume klären. Wir finden unsere Methoden sehr wirkungsvoll, aber wir entwickeln sie ständig weiter. Solltest du etwas anderes gelernt haben, kannst du deine Praxis natürlich beibehalten.

Weißer Salbei
»DER REINIGER«

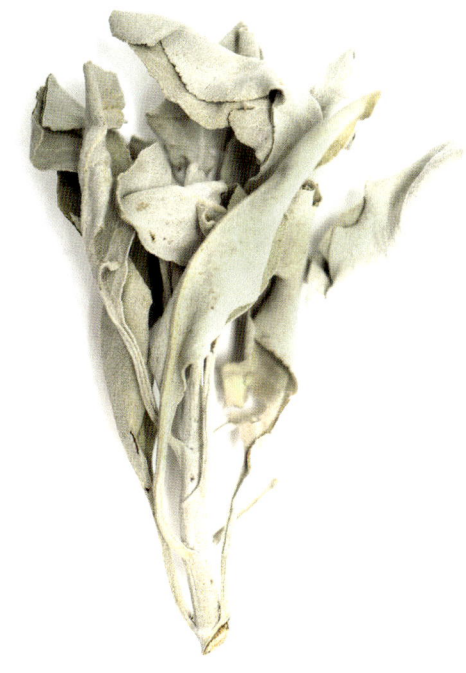

Weißer Salbei ist eine heilige Pflanze, die seit alters verwendet wird und als energetischer Reiniger bekannt ist. Wenn man vor einem Ritual räuchert, vertreibt man die negative Energie und gibt dem Raum eine ausgeglichene Atmosphäre.

Wie kann Räuchern mit Weißem Salbei unerwünschte Energien beseitigen?

»Räuchern« mit Weißem Salbei ist eine alte Methode, die die Indianer und andere indigene Völker praktizierten. Durch ein »Räucherbad« lassen sich Personen, Orte, Gegenstände und Räume von negativen Energien oder Einflüssen befreien. Wenn sich der Rauch verzieht, nimmt er den unerwünschten Ballast mit, etwa niedrige Schwingungsenergien, negative Gedanken oder sogar Worte eines alten Streits, die noch in der Luft hängen. Mit Weißem Salbei können auch heilige Objekte gereinigt werden.

Räuchern mit Weißem Salbei hat eine ähnlich zuverlässige Wirkung, wie wenn du am Strand sitzt und die frische, salzige Brise in dich aufsaugst. Bewegtes Wasser und frische Luft sind natürliche Quellen negativer Ionen, von denen man gar nicht genug um sich haben kann. Dabei ist der Begriff »negative Ionen« irreführend, denn man fühlt sich gut, wenn die Luft viele davon enthält. Deshalb sind die meisten von uns nach einem Tag am Strand auch so beschwingt!

Der Rauch von brennendem Weißem Salbei setzt eine große Menge negativer Ionen in die umgebende Luft frei. Die Folge ist eine leichte, ausgewogene, hohe Schwingungsenergie. Daher wird Weißer Salbei auch oft »Medizin« genannt. Wir empfehlen deshalb dringend, ihn auf dich, deine Umgebung und vor jedem Ritual auf deine Kristalle einwirken zu lassen.

Räuchern bedeutet, dass du dem Weißen Salbei erlaubst, alles mit seinem wohltuenden Rauch zu umhüllen, was du reinigen willst: dich selbst, deinen Raum und deine Kristalle.

WIE DU WEISSEN SALBEI VERWENDEST

Gewöhnlich werden die Salbeizweige zu Räucherbündeln zusammengefasst, aber du kannst auch lose Blätter verbrennen. Nimm zum Auffangen der Asche einen feuerfesten Behälter, zum Beispiel eine Abalone-Schale. Du brauchst eine Feder, mit der du den Rauch in der Luft verteilen kannst. Wenn du die folgenden Ratschläge befolgst, wird alles gut gehen (und die Feuerwehr wird nicht anrücken müssen!):

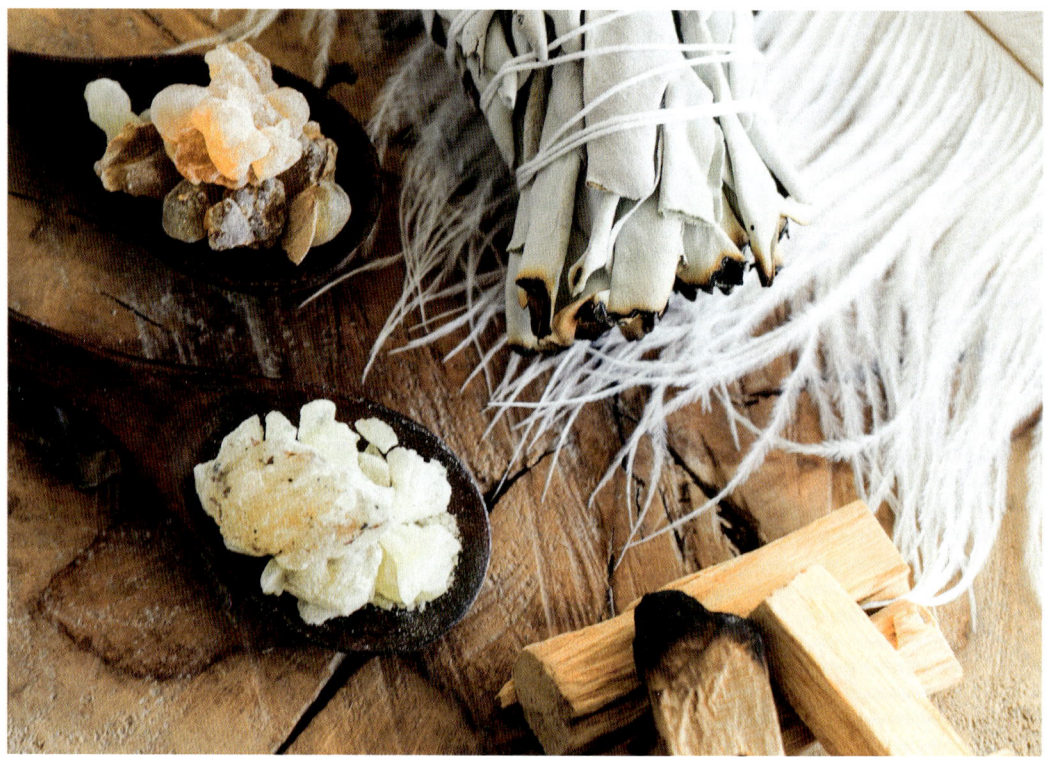

1. Bitte den Pflanzengeist, bei dir zu sein und dir zu helfen, wenn du dich, deinen Raum und deine Kristalle reinigst. Halte den Weißen Salbei über dein Gefäß, wenn du ihn anzündest. Warte, bis Flammen entstehen, und lass ihn etwa 30 Sekunden brennen. Lösche die Flammen durch Ausblasen, bis das Bündel nur noch glimmt.
2. Lenke den Rauch, der vom Bündel oder den Blättern aufsteigt, mit der Feder zu deinem Körper. Fange am besten beim Kopf an und arbeite dich zu den Füßen hinunter.
3. Räuchere deinen Raum. Öffne die Eingangstür und alle Fenster, damit sich die unerwünschten Energien verziehen können. Beginne beim Eingang und reinige die Tür und den Rahmen. Gehe nun wieder in die Wohnung und bewege dich im Uhrzeigersinn durch den Raum. Verteile den Rauch bis in die Zimmerecken und zur Decke hinauf. Sprich dazu die Worte: »Ich bitte darum, dass der Salbei-Pflanzengeist alle negativen Energien aus diesem Raum fortnimmt und entlässt.«
4. Halte deine Kristalle in den heiligen Rauch, um sie von den unerwünschten Energien der Hände zu reinigen, die sie möglicherweise vor dir berührt haben.
5. Lösche das brennende Salbeibündel, indem du es fest gegen das Innere deiner Schale oder deines Gefäßes drückst.

Palo Santo
»DER AROMATISCHE«

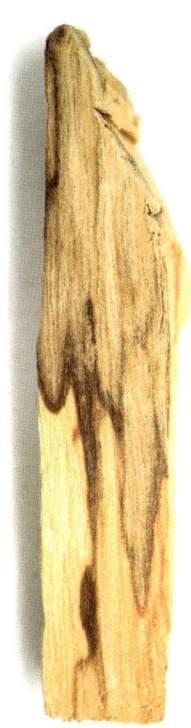

WIE DU PALO SANTO VERWENDEST

1. Zünde den Palo-Santo-Stab an.
2. Warte, bis der Stab Feuer fängt, und lass ihn 30 Sekunden brennen. Blas das Feuer aus oder blas sanft auf die glühende Asche, damit bis zum Ende der Räucherung noch etwas Rauch aufsteigt.
3. Sprich laut oder in Gedanken: »Ich bitte den Pflanzengeist des Palo Santo, diesem Raum seinen Segen zu geben.«
4. Gestatte dem Rauch und dem Duft, den Raum auszufüllen und ihn, dich oder die Kristalle zu segnen. Beginne an der Eingangstür und bewege dich mit dem glimmenden Holz im Uhrzeigersinn an den Wänden entlang.
5. Lege den Palo-Santo-Stab in den feuerfesten Behälter. Das glimmende Ende des Stabs wird nach einer Weile von selbst verlöschen.

Palo Santo gehört ebenfalls zu unseren liebsten Arbeitsmitteln. Palo Santo ist Spanisch für »heiliges Holz« und stammt vom südamerikanischen Balsambaum. Wenn es brennt, soll der Rauch eine medizinisch und therapeutisch wirksame Heilenergie verströmen. Wegen seines ungemein beruhigenden, entspannenden Aromas zählt er zu den besten Dufthölzern der Welt. Mit seinem balsamischen Einfluss hat dieses Holz die Herzen und Gedanken zahlloser Menschen berührt.

Weihrauch
»DER WANDLER«

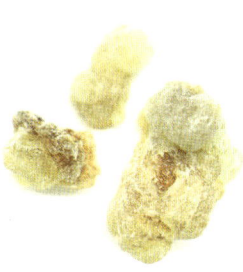

Auch als flüssiges Gold oder *Boswellia serrata* bekannt, wird dieses Harz vom Weihrauchbaum geerntet, der in Nordafrika, Indien und Südarabien wächst. Weihrauch hilft dir, negative Energie aus einem Raum zu ziehen, er verleiht Schutz und erzeugt ein höheres, spirituelles Bewusstsein. Neben der Reinigung dient er oft zur Stimmungsaufhellung und zur Angstlinderung.

Da Weihrauch ein Harz ist, legt man ihn am besten auf brennende Kohle, vorzugsweise auf Räucherkohle mit einer Vertiefung.

WIE DU WEIHRAUCH VERWENDEST

1. Nimm einen hitzebeständigen Behälter. Brennende Kohle erzeugt viel Hitze, und wenn der Behälter nicht feuerfest ist, kann ein Brandfleck entstehen.
2. Leg die Kohlestücke in deinen Behälter und zünde sie oben und unten an. Warte ein paar Minuten, bis sie heiß genug sind.
3. Lege den Weihrauch auf die Kohle und warte, bis sich Rauch bildet.
4. Sage laut oder in Gedanken: »Ich bitte den Geist des Weihrauchs, die Energie dieses Raumes zu reinigen und zu erhöhen.«
5. Gestatte dem Rauch und dem intensiven Duft, sich überall dort zu verteilen, wo du reinigen willst. Beginne bei der Eingangstür und gehe mit deinem Behälter im Uhrzeigersinn durch den Raum.
6. Lass dem Weihrauch und der Kohle Zeit niederzubrennen. Ist der Rauch verflogen und die Kohle noch nicht abgekühlt, kannst du mehr Weihrauch auflegen. Vorsicht: Behälter und Kohle bleiben noch eine Weile heiß!

F: Ich ziehe in ein neues Haus. Welche Schritte soll ich für eine energetische Reinigung durchführen? Wann ist die beste Zeit dafür?

A: Vor deinem Einzug solltest du zunächst Gefäße mit Salz und Wasser in alle Zimmerecken stellen. Am besten geschieht das 24 bis 48 Stunden vor dem Einzug. Öffne alle Fenster und lass frische Luft und Sonne einströmen.

Stell dich an die Eingangstür, schaue in den Raum und sprich laut: »An die Hüter von ___ (deine vollständige Adresse). Mein Name ist ___, und ich bin die neue Bewohnerin/der neue Bewohner. Ich möchte mich vorstellen und eure Hilfe erbitten, wenn ich nun den Raum von den Energien der ehemaligen Bewohner reinige, die sie möglicherweise in den Wänden, Böden und Decken hinterlassen haben.« (Ist das Haus ein Neubau, befreist du es ausdrücklich von der Energie der Bauarbeiter, Handwerker etc.) Führe nun den Reinigungsprozess von Seite 35/36 (Kap. 3, Abschnitt »Wie du Weißen Salbei verwendest«) durch. Vergiss dabei nicht die Fußböden, die Fenster und andere Flächen. Am Tag des Einzugs sammelst du als Erstes, bevor du deine Kisten und Möbel hereinträgst, die Salzbehälter ein und spülst den Inhalt die Toilette hinunter.

FENG-SHUI-TIPP: Wenn du in neue Räume einziehst, solltest du als Erstes eine gesunde Grünpflanze hineinstellen, die blühendes Leben symbolisiert, sowie ein Glas Honig, das für Süße steht. Achte darauf, neue Räume immer mit einem neuen Besen zu fegen. Du wünschst dir schließlich einen Neuanfang und willst nicht alten Schmutz und alte Erinnerungen in die neuen Räume hereintragen.

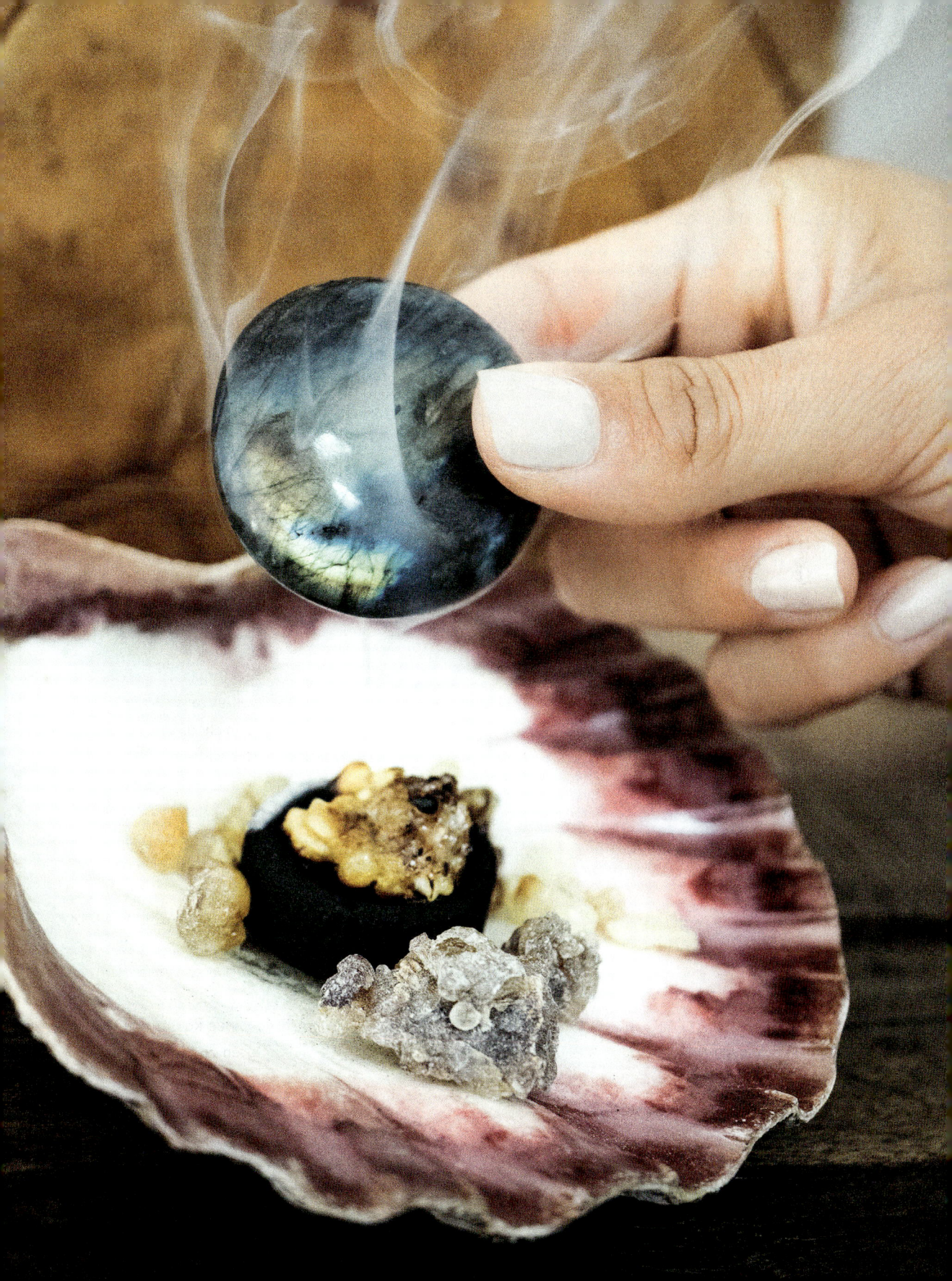

Meersalz

»SPIRITUELLE REINIGUNG«

Von alters her wird Meersalz für die Konservierung und das Würzen von Speisen verwendet. Aber wusstest du auch, dass Salz negative Energien absorbiert? Es eignet sich perfekt zur feinstofflichen Reinigung der Umgebung, denn mit ihm kann man auch unerwünschte Geistwesen abwehren.

WIE DU MEERSALZ VERWENDEST

1. Mische Wasser und Meersalz zu gleichen Teilen in vier kleinen Gefäßen.
2. Stell die Gefäße in die vier Ecken des Raumes. Lass sie dort 24 Stunden stehen. Die Salz-Wasser-Mischung wird alle Negativität und unerwünschte Energie absorbieren.
3. Gieße nach 24 Stunden den Inhalt der Gefäße in die Toilette und spüle die absorbierten Energien hinunter.
4. Wiederhole den Vorgang nach Bedarf, damit die Energie in deinem Raum klar und hell bleibt.

KLANG: »REINIGENDE SCHWINGUNGEN«

Klänge sind auch eine wirksame Methode der Raumklärung. Du kannst in die Hände klatschen, eine Glocke ertönen lassen oder eine Trommel schlagen. Mit Geräuschen dieser Art weckst du die verbrauchte Energie, die noch in den Ecken feststeckt. Wofür du dich auch entscheidest, wiederhole den Klang in jeder Ecke drei Mal. Bewege dich vom Eingang aus im Uhrzeigersinn durch die Wohnung. Das weckt stagnierende Energien und bringt sie wieder in Fluss. Für eine schnelle, leichte Klärung und »Auffrischung« lass ein Om-Mantra oder Beethovens 5. Sinfonie auf den Raum einwirken.

F: **Ich bin in das Haus meines Partners gezogen, in dem er mit seiner Ex-Frau gelebt hat. Ich bin ständig krank und schlapp. Wir sind beide nicht glücklich hier. Wenn ich nur durch die Tür trete, fühle ich mich schon unwohl. Draußen geht es mir gut, aber sobald ich nach Hause komme, geht es mit meiner Stimmung bergab.**

A: Ihr solltet beide einmal gemeinsam durch das Haus gehen. Am besten wird alles entfernt, was dein Partner mit seiner Ex gekauft hat. Es ist wichtig, das ganze Haus zu begehen und ehrlich darüber zu sprechen, wie ihr euch fühlt. Vielleicht sind Veränderungen angebracht, eine neue Wandfarbe, eine andere Deko oder ein paar neue Möbel. Wenn ihr euch auf Änderungen geeinigt habt, kannst du das Reinigungsritual von Seite 37/38 durchführen.

FENG-SHUI-TIPP: Nach einer Scheidung oder Trennung braucht angeblich derjenige, der die Matratze behält, länger, um über die Beziehung hinwegzukommen – weil er auf den Erinnerungen der Vergangenheit schläft. Im Idealfall solltest du dich von der Matratze und der Bettwäsche trennen.

Tipp für Personen, in deren Bett

verschiedene Menschen geschlafen haben oder die eine Scheidung bzw. Trennung hinter sich haben und die Matratze behalten wollen: Zieh dein Bett ab, bis nur noch die Matratze auf dem Rahmen liegt. Öffne die Fenster, um so viel Licht wie möglich ins Zimmer zu lassen. Stelle vier mit Wasser und Salz (im Verhältnis 1:1) gefüllte Gläser neben die vier Ecken des Bettes. Bestreue die Matratze mit den Blütenblättern von zwei bis drei Dutzend weißer Rosen. Lass sie dort einen Tag lang liegen. Sie neutralisieren die Energie früherer Beziehungen. Führe dann eine Räucherung mit Salbei durch. Sammle die Blütenblätter ein und gib sie der Erde zurück. Gieße den Inhalt der Gläser in die Toilette und spüle ihn hinunter.

Selenit

WEISHEITSHÜTER:
FLÜSSIGES LICHT

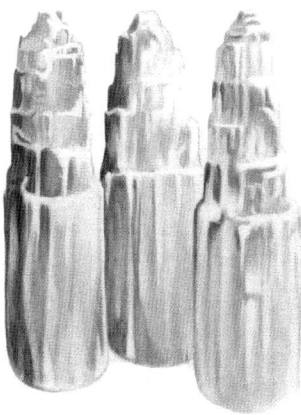

FARBE: Weiß bis farblos, glasig bis lichtdurchlässig
VORKOMMEN: Mexiko, Marokko, USA
GESCHICHTE UND ÜBERLIEFERUNG: In der Mine von Naica im mexikanischen Chihuahua entdeckten Wissenschaftler einen der größten Schätze der Erde: eine zauberhaft schöne Kaverne mit weißen Kristallen so groß wie Telegrafenmasten und Mammutbäume. 300 Meter unter der Erde konnten sie mithilfe von Selenit, einer Gipsvarietät, neues Licht auf die Ursprünge der Erde werfen. Vor 2004 glaubte man, Gips existiere nur auf unserem Planeten. Dann stellte sich heraus, dass es auch auf dem Mars Gipsadern gibt – eine aufregende Nachricht, weil Gips auf das Vorhandensein von Wasser hinweist und damit auch Leben auf dem Mars nicht ausgeschlossen ist. Vielleicht fühlt sich deshalb die Selenit-Energie so überirdisch an!

HEILKRÄFTE: Die reine, hohe Schwingungsenergie von Selenit ist wie flüssiges Licht. Sie bringt Klarheit in dein Leben und bringt dich mit deinem höchsten Potenzial in Einklang. Sie wirkt auf deine Aura und deine energetischen Schwingungen ein, um dich auf eine höhere Frequenz einzustimmen. Niedrige Schwingungsenergien ziehen Negativität auf derselben Ebene an. Eine höhere Energie ist wichtig, damit du Gefühle wie Trauer, Angst, Zorn und Sorge aus deiner geistigen und körperlichen Umgebung verbannen kannst. Selenit ruft Schützendes aus dem Reich der Engel herbei, bringt tiefen Frieden und geistige Wachheit. Selenitkristalle verstärken die Energie von allem, was du auf sie legst. Kombiniere sie mit anderen Kristallen, dann verstärkst du den gewünschten Effekt noch.

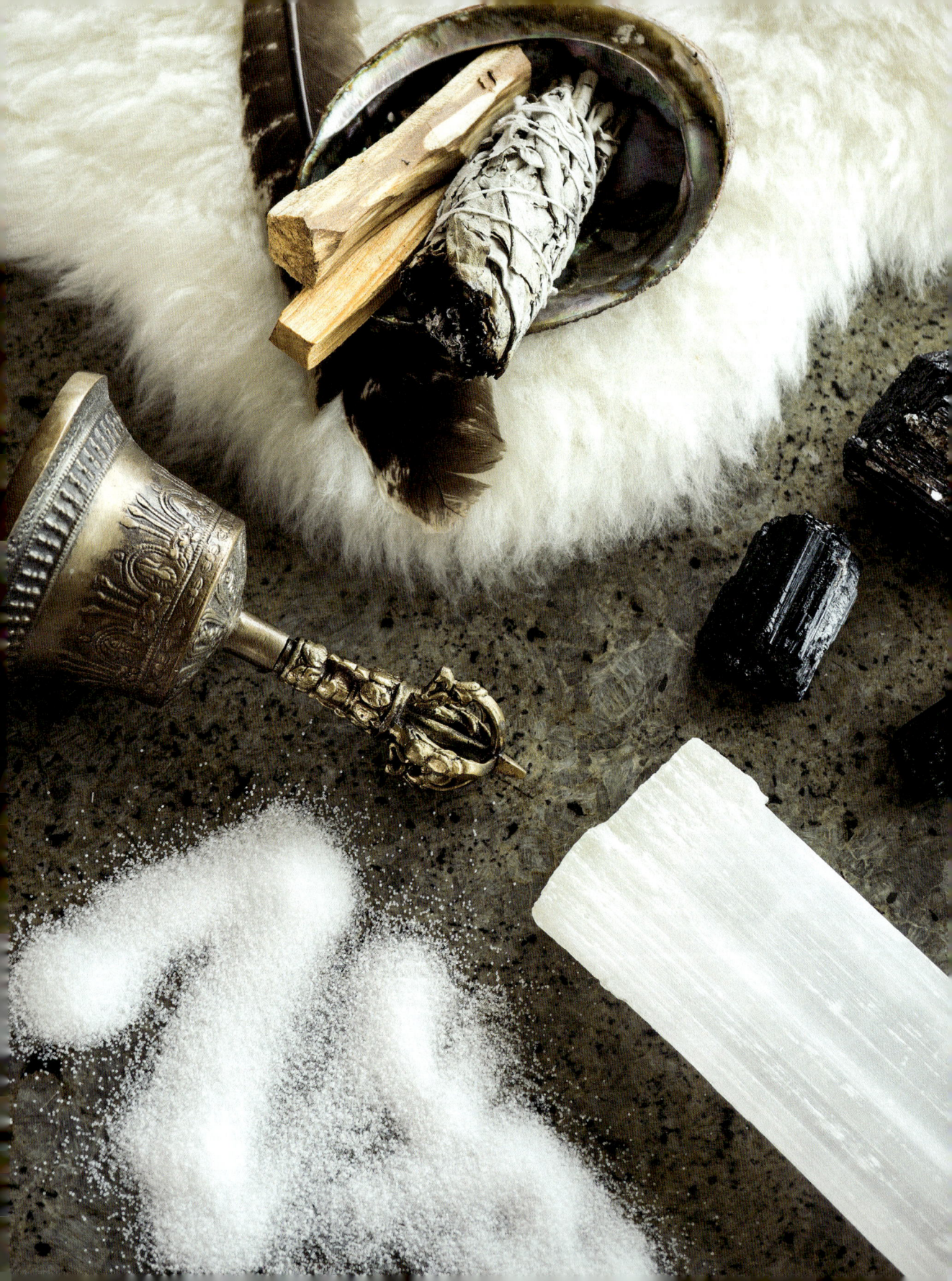

RITUAL: REINIGUNG UND KLÄRUNG VON RÄUMEN

DAUER: *bis zu 1 Stunde, je nach Größe des Raumes*

Deine äußere Umgebung ist ein Spiegel deines inneren Zustands. Mit einer energetischen Reinigung der Außenräume reinigst du gleichzeitig Körper, Geist und Seele. Raumklärung (Space Clearing) ist eine der wirkungsvollsten Methoden, Energien ins Gleichgewicht zu bringen. In weniger als einer Stunde wird sich deine Umgebung heller, heiterer und freier anfühlen.

WAS DU BRAUCHST:

- 1 Bund Weißer Salbei
- 1 Feder
- 1 Abalone-Schale oder ein feuerfestes Gefäß für die Asche
- 1 Feuerzeug oder Streichhölzer
- 1 Palo-Santo-Stab, um die Energie zu erden und zu klären, während du Segen in deinen Raum bringst
- 1 Instrument (Glöckchen, Trommel) gegen verbrauchte oder blockierte Energien
- kleine Glasbehälter oder Schüsseln (genug für alle Ecken in jedem Raum)
- Meersalz und Himalajasalz, um unerwünschte Energien zu absorbieren
- schwarze Turmaline gegen negative oder stagnierende Energien (1 Stein pro Raum)
- Selenitstäbe für die Fenstersimse in jedem Raum, zur Klärung und Erhöhung der Schwingungsenergie
- 1 Tablett (groß genug für die o. g. Gegenstände)

OPTIONAL: Du kannst während des Rituals Musik hören, z. B. ein Om-Mantra, Mantras zur Raumreinigung oder Musik, die deine Stimmung hebt

ABLAUF DES RITUALS:

Führe das Ritual zu einer Tageszeit durch, in der du die Fenster öffnen kannst.

1. Ziehe die Jalousien hoch und öffne Vorhänge und Fenster, damit Frischluft und Sonnenlicht hereinkönnen.
2. Fege und wische die Türschwelle (oder den Wohnungseingang), damit die Energie klar, positiv und hoch bleibt.

3. Reinige die Herdplatte. Dies steht für Gesundheit und das Thema Finanzen.
4. Halte die schwarzen Turmaline in den Händen, schließe die Augen und nimm drei tiefe Atemzüge. Sprich laut oder in Gedanken: »*Ich bitte darum, dass sich die höchsten Schwingungen von Liebe und Licht mit meinem höchsten Selbst verbinden, damit alle unerwünschten Energien und bisherigen Programmierungen beseitigt werden. Mögen diese Kristalle die Intention speichern, dass alle unerwünschten Energien in diesen Räumen absorbiert und neutralisiert werden. Danke, danke, danke.*«
5. Halte die weißen Selenitstäbe in der Hand, schließe die Augen und sprich folgende Formel: »*Ich bitte darum, dass sich die höchsten Schwingungen von Liebe und Licht mit meinem höchsten Selbst verbinden, damit alle unerwünschten Energien und bisherigen Programmierungen beseitigt werden. Mögen diese Kristalle folgende Intentionen speichern: Licht, reine Liebe und Schutz. Danke, danke, danke.*«
6. Fülle die Gläser oder Schüsseln zu gleichen Teilen mit Wasser und Salz und lege jeweils einen schwarzen Turmalin hinein.
7. Breite die Gläser, das Selenit, den Salbei, die Feder, die Abalone-Schale, das Feuerzeug, das Palo-Santo-Holz und die Instrumente auf dem Tablett aus.
8. Stell das Tablett ab und nimm Salbei, Feder, Gefäß und Feuerzeug in die Hand.
9. Stell dich an die Eingangstür und sprich das »Räuchergebet«, das ich von Bobby Lake-Thom (alias Medicine Grizzly Bear) erhalten habe. Du sprichst dieses Gebet nur einmal zu Beginn des Rituals:

    »*Großer Schöpfer, ihr vier Kräfte des Universums und alle meine Verwandten und guten Geister in der Natur. Ich nähere mich euch in Demut und bitte euch um Hilfe. So wie ich es verstehe, habt ihr diese Medizin von Anbeginn der Schöpfung in die Erde gelegt, um den Menschenwesen zu helfen. Diese Medizin soll reinigend einwirken auf unseren Geist und Körper, unsere Seele und Aura und auf den Ort, an dem ich mich befinde. Ich bitte euch deshalb, diese Medizin anzunehmen und mich zu reinigen (und alle Angehörigen und Freunde, die mir nahestehen). Ich bitte euch, alle bösen Geister, alle schlechten Kräfte, alle Verstorbenen, alle unheilvollen Wesen und negativen Energien freizusetzen. Ich bitte euch, alle Ängste, Schmerzen und Krankheiten zu beseitigen. Und lasst sie nie zurückkehren.*«
10. Bewege dich im Uhrzeigersinn durch den Raum, wobei du mit der Feder den Rauch bis in alle Ecken verteilst. Lege anschließend das Salbeibündel in die Abalone-Schale auf dem Tablett.
11. Nimm das Klanginstrument deiner Wahl und bewege dich im Uhrzeigersinn durch den Raum. Lass es drei Mal in jeder Raumecke erklingen.
12. Stell ein Glas oder eine Schüssel mit Salz, Wasser und Turmalin in die Mitte des Raumes oder an eine Stelle, wo es ungestört stehen kann.
13. Lege auf jedes Fensterbrett einen Selenitstab.
14. Trage das Tablett mit allen Arbeitsmaterialien ins nächste Zimmer und wiederhole die Schritte 8 bis 13 (nicht das Gebet).

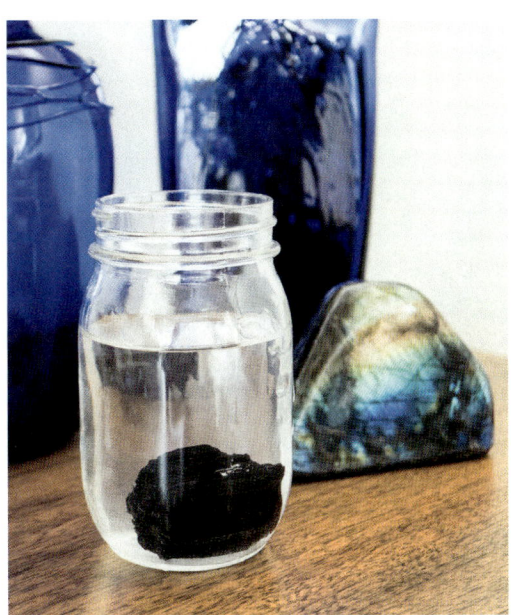
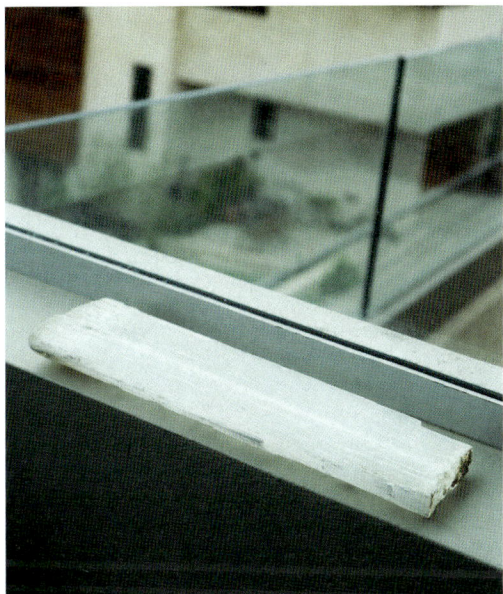

15. Geh nach der Reinigung aller Räume wieder an die Eingangstür und stell das Tablett auf den Fußboden. Das Selenit sollte nun auf den Fensterbrettern liegen und die Gläser mit dem Salzwasser in den Räumen verteilt sein.
16. Entzünde den Palo-Santo-Stab und sprich laut: »*Ich möchte Harmonie, Glück, Segen und Gesundheit in meine Umgebung bringen.*« Geh im Uhrzeigersinn umher und sage dazu, mit welchen Energien du den Raum füllen willst. Wiederhole dies in jedem Zimmer deiner Wohnung. Lass danach das Palo Santo ungestört ausbrennen.
17. Lass die Steine und Gläser 24 Stunden stehen.
18. Geh danach durch die Räume und sammle alle Gläser ein.
19. Nimm die Turmaline aus den Gläsern, halte sie unter fließendes Wasser und lege sie 48 Stunden zum Aufladen ins Sonnen- und Mondlicht.
20. Gieße das Salzwasser in die Toilette und spüle es hinunter. Spüle die Gläser und wasch dir die Hände.
21. Wiederhole das Ritual, so oft es nötig ist.

Himalajasalz

WEISHEITSHÜTER:
BLITZSAUBER

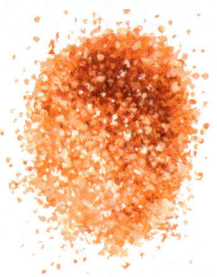

FARBE: Blassorange
VORKOMMEN: Pakistan
GESCHICHTE UND ÜBERLIEFERUNG: Dass man mit Salz eine vereiste Auffahrt auftauen und fade Gerichte genießbar machen kann, weißt du, aber wusstest du auch, dass dieses Zaubermineral deinen Raum zu reinigen vermag? Himalajasalz oder rötliches Halit ähnelt dem Salz in deinem Küchenschrank – beide bestehen vor allem aus Natriumchlorid. Doch erst die anderen Mineralien wie Magnesium, Kalzium und Kalium verleihen diesem speziellen Salz seine besonderen therapeutischen Eigenschaften. Himalajasalz wirkt im Badewasser stresslindernd und muskelentspannend, als Lampe tröstlich – und essen kann man es auch.
HEILKRÄFTE: Himalajasalz ist von Natur aus stark absorbierend und neutralisiert deshalb schädliche Energien. Negative Energien und Toxine werden ins Salz aufgenommen und zurück bleibt ein Raum voller Licht und Positivität.

F: Was kann ich tun, wenn ich täglich mit wenig Aufwand Körper, Geist, Seele und Steine reinigen will?

A: Zünde ein Sandelholz-Räucherstäbchen an mit der erklärten Intention, Geist, Körper, Seele und Kristalle von unerwünschten Energien zu befreien, und bitte darum, dass dich die höchsten Schwingungen von Liebe und Licht umhüllen mögen.

Sobald du dich daran gewöhnt hast, regelmäßig eine Raumklärung durchzuführen, wird dir dies zur zweiten Natur werden. Du wirst mit dir im Einklang sein und rasch bemerken, wenn sich in deiner Umgebung etwas ungut oder blockiert anfühlt. Mithilfe deiner Arbeitsmittel wirst du die Energien bald wieder ins Gleichgewicht bringen und die Rituale immer kraftvoller und nachhaltiger gestalten können.

»Das Bedürfnis nach einer Reinigung des persönlichen Umfelds entsteht aus der Einsicht, dass wir von unserer Umgebung stark beeinflusst werden. In der Einheit von Himmel und Erde weilen wir in einem heiligen Raum.«

*Kartar Diamond,
Feng-Shui-Meister*

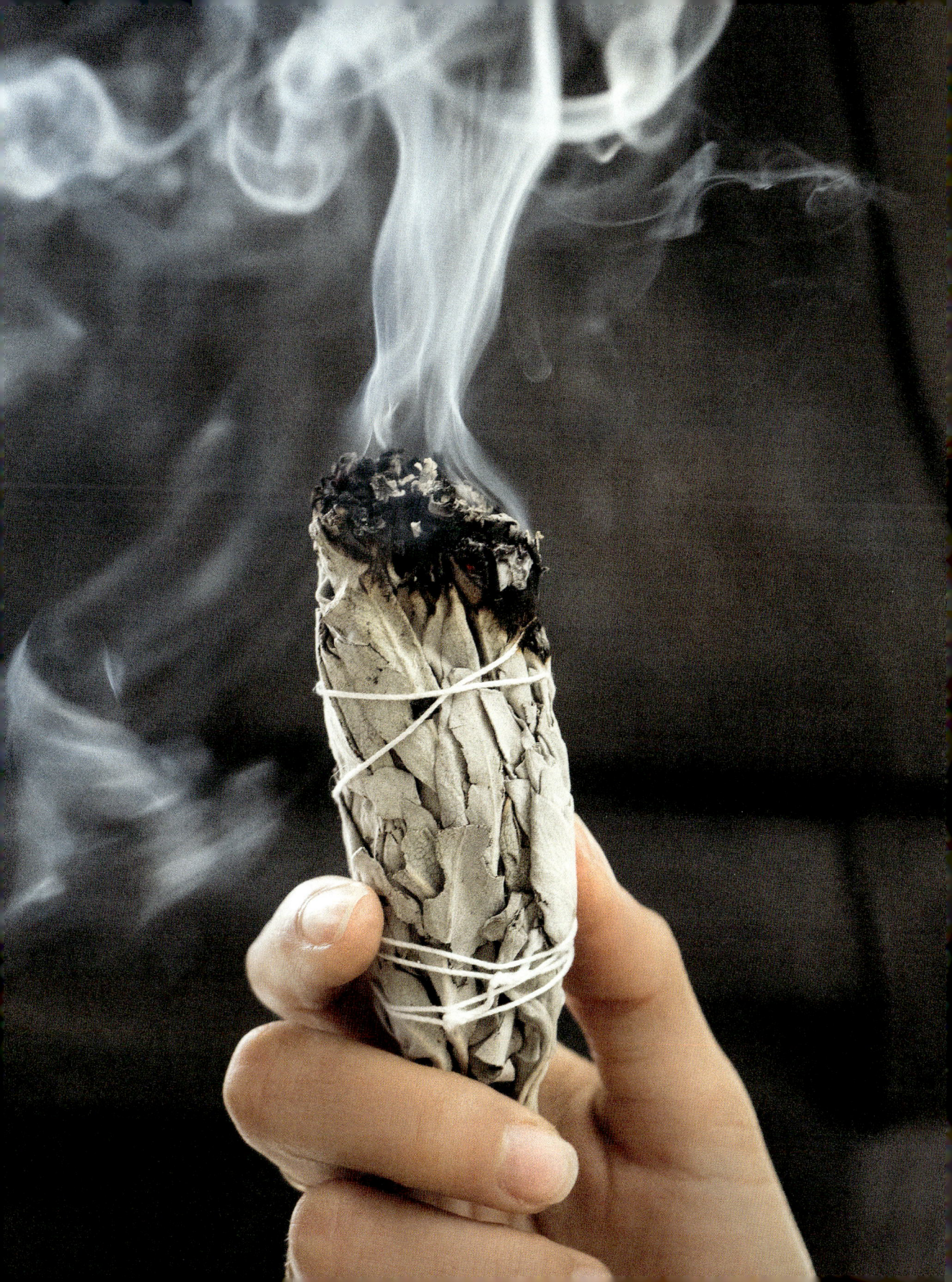

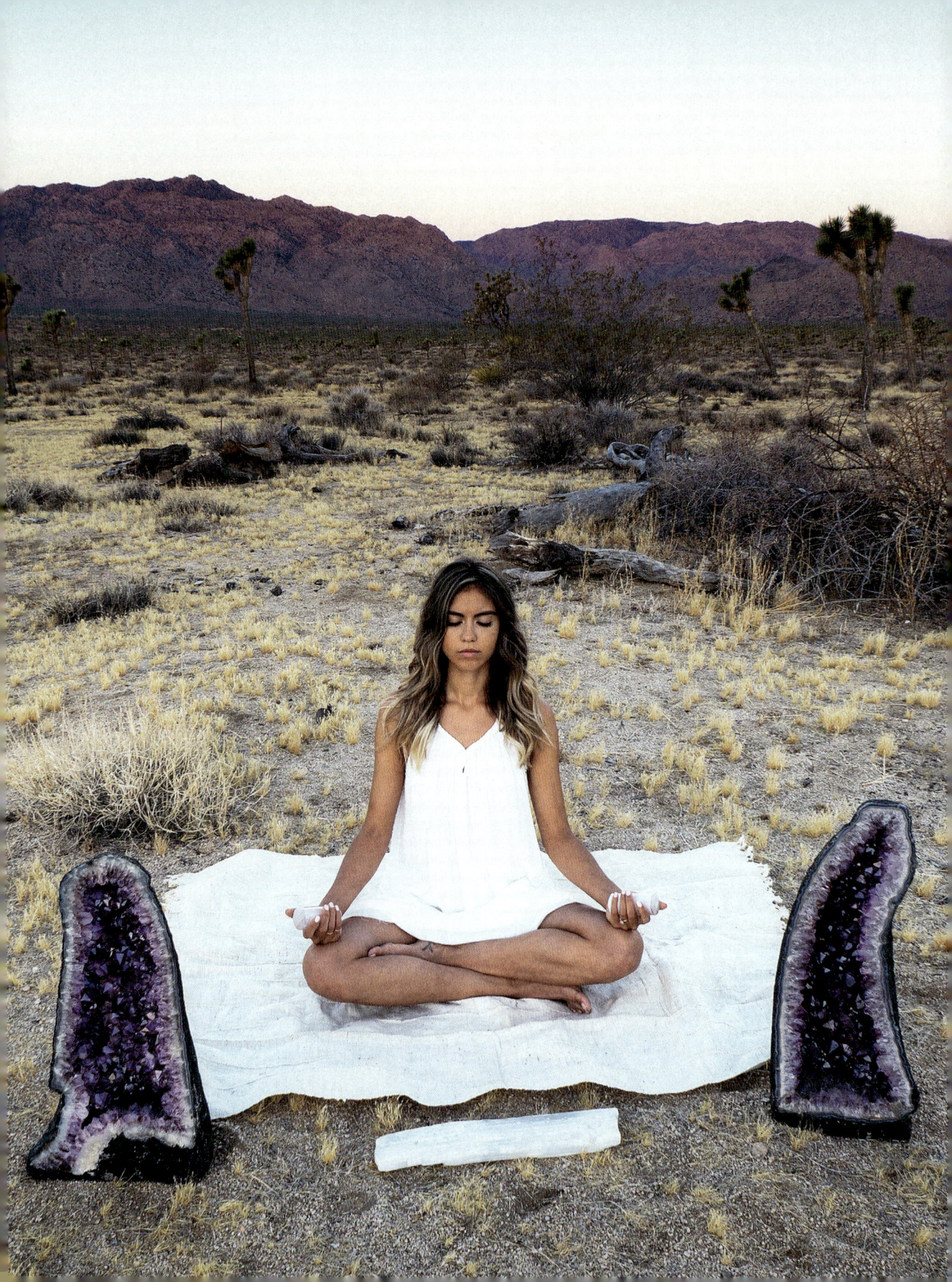

KAPITEL 4

KLARHEIT IM GEIST

DURCH MEDITATION ZU KONZENTRATION,
ZENTRIERUNG UND WENIGER ANGST

*»Meditation kann dir den Teil deines Selbst
wieder erschließen,
der so lange ›gefehlt‹ hat.«*

Russell Simmons,
Unternehmer, Produzent und Autor

»Sie stehen an einer Weggabelung«, sagte er.

Ich rutschte nervös auf meinem Stuhl herum. »Was meinen Sie damit?«

»Wenn Sie auf Ihrem derzeitigen Weg bleiben, werden Sie ausbrennen. Es ist Zeit, einen anderen Weg in Betracht zu ziehen, wenn Sie ein erfülltes Leben wollen.«

War es so offensichtlich, dass ich auf der Überholspur dahinraste und die Kontrolle zu verlieren drohte? Dass jede Minute verplant war? Na und?

Aber er war Arzt und Spezialist für Ayurveda, die älteste präventive Heilmethode, die es gibt. Ein angesehener Mann, der vielen geholfen hatte, ihr Leben zu ändern. Ich hatte gedacht, er würde mir ein paar Kräuter und Ernährungstipps geben.

»Was soll ich denn tun?«

Das Schweigen zog sich hin. Dann sagte er: »Meditieren lernen.«

Skorpione neigen zu Extremen. Wir wollen alles oder nichts, sind ganz oben oder ganz unten. Deshalb zögerte ich keinen Moment. Zwei Wochen später flog ich ins kanadische Hinterland zu einem Schweige-Retreat für Transzendentale Meditation.

Damals war ich Mitte zwanzig, Kristalle waren mir unbekannt und über Transzendentale Meditation wusste ich nur, dass die Beatles sie praktiziert hatten. Als Maklerin stand ich extrem unter Druck. Ich schlief zu wenig und ernährte mich ungesund. Dass mir eine Freundin von dem Retreat erzählte, deutete ich als Fingerzeig des Universums.

Bei der Ankunft fiel mir auf, wie still alles war.

Es herrschte dieselbe Stille wie in der Praxis des Ayurveda-Arztes. In meinem Zimmer befanden sich ein Einzelbett, eine Teekanne und ein Fenster mit Blick auf dichten Wald. Auf dem Schreibtisch lag der Tagesplan:

- 7.30 Frühstück
- 9.00 Transzendentale Meditation (20 Minuten)
- 10.00 Massage
- 12.30 Mittagessen
- 15.00 Massage
- 17.30 Abendessen
- 19.30 Transzendentale Meditation Übungen (20 Minuten)

Das war mein 7-Tage-Programm. Wenn ich an einer der Aktivitäten nicht teilnehmen und lieber spazieren gehen oder in Stille sitzen wollte, kein Problem. Klingt himmlisch, oder?

Nun ja, nicht ganz. Die ersten drei Tage waren die reinste Tortur. Ich wollte reden. Ich wollte mich von dem endlosen Geplapper in meinem Kopf ablenken. Warum saß ich schweigend mit Fremden am Tisch? Ging es nur mir so? Ich sehnte die Momente herbei, in denen ich mit meinem TM-Lehrer flüstern durfte.

»Woher weiß ich, ob ich meditiere?«, fragte ich nach meiner ersten Lektion.

»Das merkst du«, sagte er. »Fangen wir an.«

Nach 30 Sekunden machte ich die Augen auf. »Meditiere ich schon?«

»Noch nicht. Mach einfach die Augen zu.«

Ich fragte alle fünf Minuten und bekam immer dieselbe Antwort: »Noch nicht. Mach bitte die Augen zu.« So ging es 20 Minuten.

Am Abend wiederholte sich alles. Allmählich ging es mir auf die Nerven. Ich fürchtete mich vor den Treffen mit dem Lehrer am Morgen und am Abend. Ich wollte endlich »ans Ziel«, aber ich kam nicht einmal in die Nähe.

Warum hatte ein zielstrebiger Mensch wie ich solche Probleme? Mein Lehrer sah mich mitfühlend an und sagte: »Lass dir Zeit.« Seine Worte wurmten mich. Sein Mitgefühl wurmte mich.

Am fünften Tag löste sich mein Ärger auf. Vielleicht hatte ich mich Gott ergeben. Oder vielleicht wusste ich auch nur, dass ich eine Woche lang im Nirgendwo festsaß und das Beste daraus machen musste. An jenem Tag schloss ich die Augen und öffnete sie 20 Minuten später. Diesmal stellte ich keine Fragen. Mein Lehrer sagte: »Du bist angekommen.«

Seitdem meditiere ich.

WARUM MEDITIEREN?

Wenn du dir täglich Zeit zum Meditieren nimmst, wird dein Lebensweg leichter. Meditieren hilft dir, das Leben zu gestalten, statt dich von ihm überwältigen zu lassen. In der Stille der Meditation gelangen wir an unsere verborgensten Orte und verbinden uns mit etwas unaussprechlich Kraftvollem. Wenn wir von diesem Ort aus Fragen stellen, wissen wir, dass wir die Antwort zum angemessenen Zeitpunkt erhalten werden. Wir stehen dann in direktem Kontakt zum Göttlichen und zum Universum.

Meditieren kann alle Aspekte deines Lebens berühren und dir zu mehr Klarheit verhelfen. Wenn negative Gedanken deinen Geist beherrschen, kontrollieren sie auch deine Gefühle. Wir strahlen aus, was in uns ist, deshalb können negative Gedanken unsere Persönlichkeit formen und sogar die falschen Menschen anziehen. Wenn der Geist klarer und friedvoller wird, strahlst du Klarheit und Frieden aus und ziehst eher positive, inspirierende Menschen an.

Tägliches Meditieren hilft dir, nicht mehr nur zu reagieren. Du wirst dich stark genug fühlen, Verantwortung für dein Tun und Handeln zu übernehmen und zu deinen Entscheidungen zu stehen, und das ist ein sehr gutes Gefühl.

Wir hören oft: »Ich kann nicht meditieren, ich mache sicher alles falsch.« Aber die einzige Art, falsch zu meditieren, ist *gar nicht* zu meditieren. Am häufigsten hören wir: »Ich habe keine Zeit.« Dazu passt der Zen-Spruch: »Sitze täglich 20 Minuten, es sei denn, du bist zu beschäftigt. Dann solltest du eine Stunde sitzen.«

Tatsächlich schenkt dir das Meditieren Zeit. Du wirst *fokussierter* arbeiten statt immer *mehr*. Sobald du aufhörst, die Dinge zu forcieren, wirst du möglicherweise feststellen, dass sie plötzlich einfach *passieren* – ohne all den Stress.

Schungit

WEISHEITSHÜTER:
DER NEUTRALISIERER

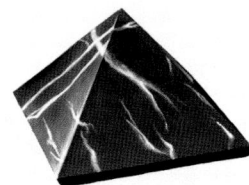

FARBE: Schwarz
VORKOMMEN: Nur in Karelien (Russland)
GESCHICHTE UND ÜBERLIEFERUNG: Obwohl er als »Wunderstein« des 21. Jahrhunderts gepriesen wird, gibt es den Schungit schon seit etwa zwei Milliarden Jahren. Erst 1996, mit der Verleihung des Nobelpreises für die Entdeckung der Schungit-Fullerene, wurde man sich im Westen seines Heilpotenzials bewusst. In Russland wurden bereits unter Zar Peter dem Großen Quellen über schungithaltigem Gestein in natürliche Badebecken verwandelt. Schungit-Wasser galt als reinigend, lange bevor wir zu diesem Zweck Wasserfilter mit Aktivkohle benutzten.
HEILKRÄFTE: Schungit absorbiert und eliminiert alles, was für deinen Körper gefährlich ist. Er ist der ideale Schutzstein gegen Elektrosmog und für die Reinigung und Entgiftung des Körpers. Insgesamt steigert er das Wohlbefinden und das Lebensgefühl. Vor der Arbeit mit dem Schungit ist es sehr wichtig, ihn unter fließendes Wasser zu halten und zwei bis vier Stunden in die Sonne zu legen. Dies neutralisiert ihn und lädt ihn wieder auf.

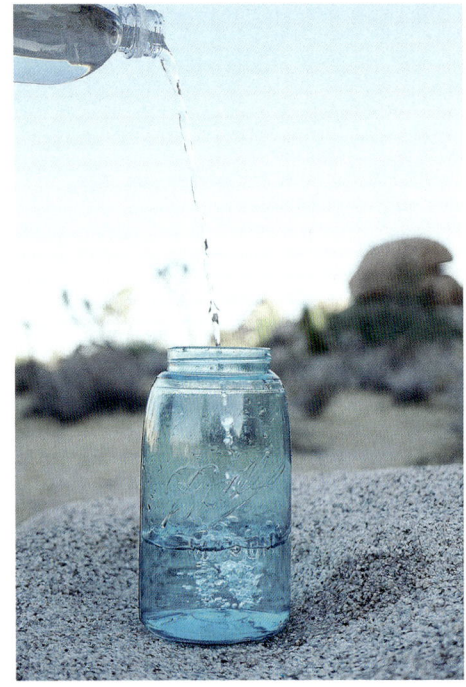
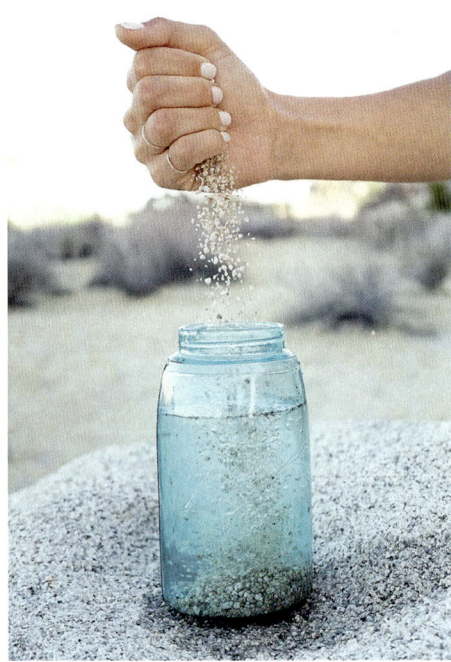
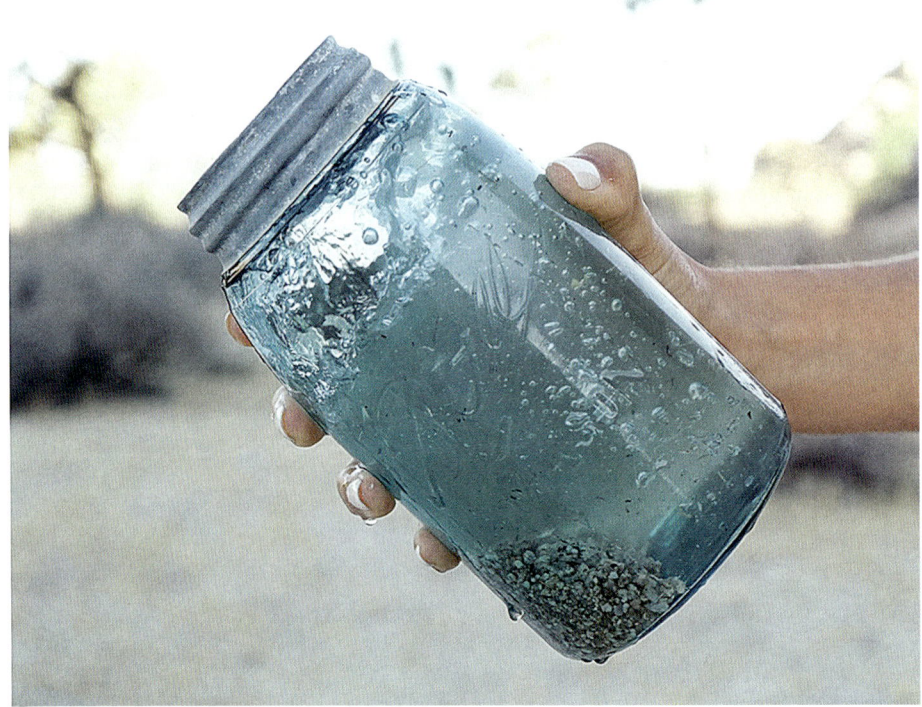

KAPITEL 4

RITUAL: EIN UNGETRÜBTER GEIST

DAUER: *11 Minuten, Häufigkeit nach Bedarf*

Die Buddhisten nennen den natürlichen, chaotischen Zustand unseres ungeübten Geistes »monkey mind« – die Gedanken springen wie Affen hin und her. Wir sprechen von einem »Gedankenkarussell«. Das folgende Ritual erzeugt eine bildliche Vorstellung vom Unterschied zwischen einem ruhigen und einem verwirrten Geist. Es zeigt dir, wie leicht sich der Geist bei der Meditation ablenken lässt.

WAS DU BRAUCHST:

1 kleines Schraubglas, mit Wasser gefüllt   1 Teelöffel Erde

ABLAUF DES RITUALS:

1. Betrachte die Klarheit des Wassers im Glas. Es ist sauber, ungetrübt und durch nichts verunreinigt.
2. Schütte einen Teelöffel Erde ins Wasser. Die Erde steht für deine Gedanken, Gefühle, Ängste und Sorgen. Schraube das Glas fest zu und schüttle es kräftig. Der Vorgang symbolisiert, dass unsere Gedanken und Gefühle ständig in Bewegung sind.
3. Sieh dir das Wasser an. Ist es unsauber, trüb und glanzlos? Vergegenwärtige dir, wie ähnlich es dem endlosen Geplapper und Aufruhr in deinem Geist ist.
4. Atme bewusst. Sieh zu, wie sich die Erde allmählich am Boden absetzt. Atme. Betrachte die Erdklümpchen. Sieh konzentriert zu, wie Bodensatz entsteht. Atme.
5. Immer wenn dein Geist von einem neuen Gedanken oder Gefühl gekapert wird, schüttle das Glas und fange von vorn an. Sieh der Erde beim Absinken zu und atme.
6. Führe diese Übung elf Minuten lang durch.
7. Wiederhole die Punkte 1 bis 6, sobald sich Verwirrung in dir ausbreitet.

RITUAL: VORTEX-MEDITATION

DAUER: *11 bis 30 Minuten, nach dem Aufstehen*

Wenn du Kristalle in deine Meditationspraxis integrierst, bringt du diese damit auf eine höhere Ebene. Die Meditation selbst und der Kontakt zur Erde werden intensiver, sobald du Kristalle in der Hand hältst und dich mit ihrer Energie umgibst.

Die kombinierten Energien von Schungit und Selenit erzeugen eine stärkende und erhebende Erfahrung von Harmonie. Der Schungit entgiftet Körper, Geist und Seele, der Selenit beruhigt und schützt.

Der Schungit strahlt Kraft, Logik, Kontrolle, Wissen und Männlichkeit (Yang-Energie) aus, der Selenit Zartheit, Sanftmut, Wandel und Weiblichkeit (Yin-Energie). Die Dualität der Energien erzeugt beim Meditieren einen Wirbel (Vortex), der dein Energiefeld harmonisiert.

WAS DU BRAUCHST:

- 4 Schungitwürfel für einen Vortex aus erdenden und schützenden Energien während der Meditation
- 2 Selenitkristalle (die du bequem in den Händen halten kannst), um deinen Körper mit Lichtenergie zu versorgen
- 1 Timer
- 1 Meditationskissen oder Stuhl
- 1 Bund Weißer Salbei
- 1 Feder
- 1 Abalone-Schale oder feuerfestes Gefäß für die Asche

ABLAUF DES RITUALS:

1. Räuchere deine Umgebung und reinige deine Kristalle.
2. Setze dich bequem im Lotossitz auf ein Meditationskissen oder einen Stuhl (Fußsohlen auf dem Boden).
3. Nimm die Schungite in die Hände, schließe die Augen und atme drei Mal ein und aus. Sprich laut oder in Gedanken: »*Ich bitte darum, dass sich die höchsten Schwingungen von Liebe und Licht mit meinem höchsten Selbst verbinden, damit alle unerwünschten Energien und bisherigen Programmierungen beseitigt werden. Mögen diese Kristalle die Intention speichern, dass meine Energie in der Erde verankert wird. Danke, danke, danke.*«

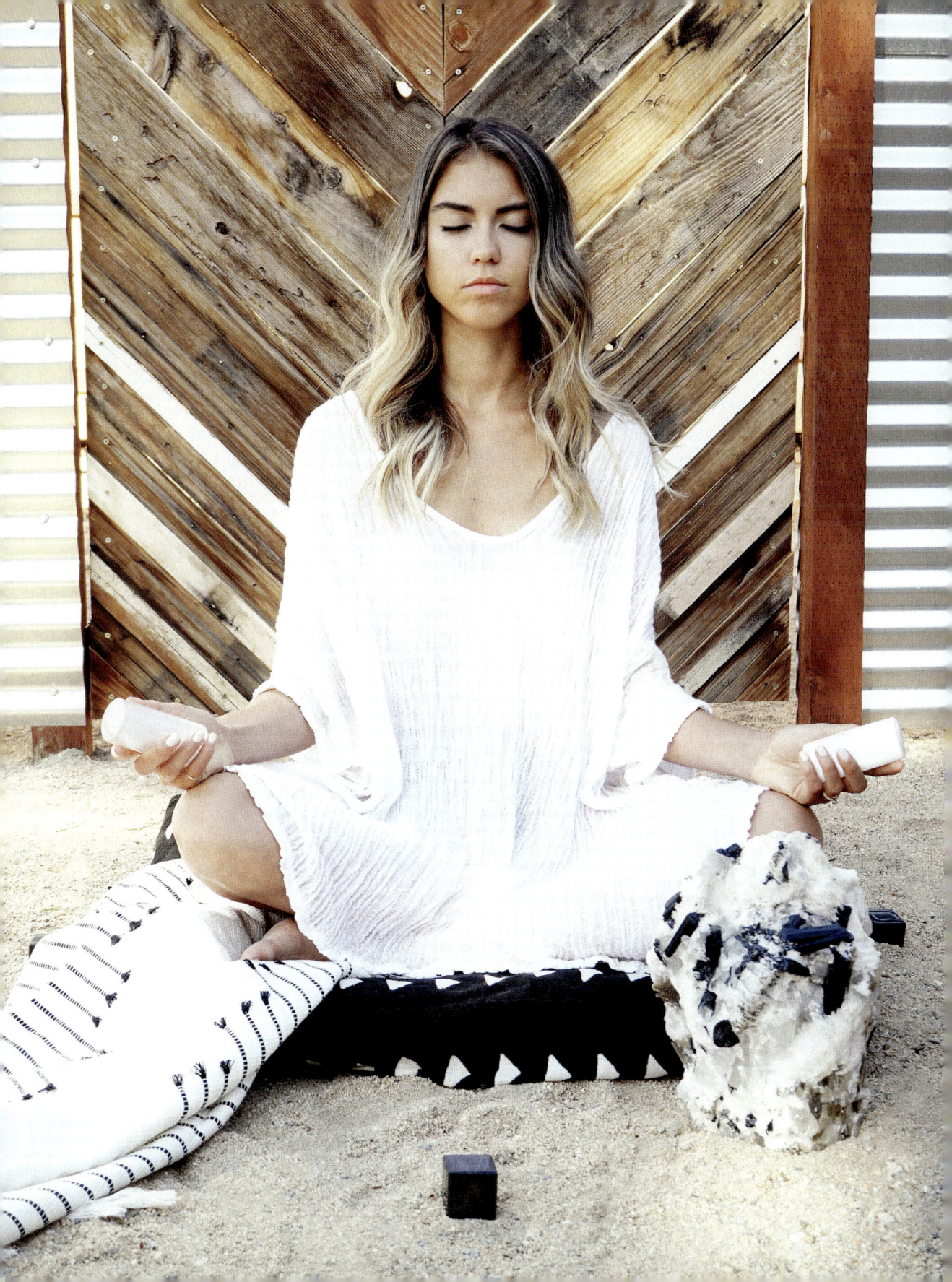

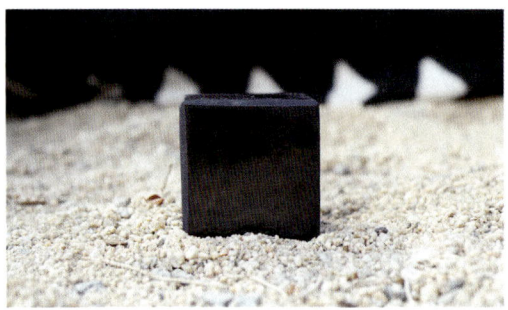
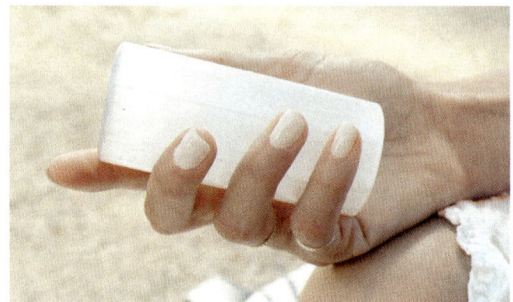

4. Lege die Schungite zur Seite, nimmt die Selenitkristalle in die Hand. Schließe die Augen, nimm drei Atemzüge. Sprich laut oder in Gedanken: »Ich bitte darum, *dass sich die höchsten Schwingungen von Liebe und Licht mit meinem höchsten Selbst verbinden, damit alle unerwünschten Energien und bisherigen Programmierungen beseitigt werden. Mögen diese Kristalle die Intention speichern, dass mein Energiefeld geklärt und Körper, Geist und Seele mit flüssigem Licht erfüllt werden. Danke, danke, danke.*«
5. Lege einen Schungit direkt vor dich, einen hinter dich, einen links und einen rechts neben dich auf den Boden. So entsteht eine Raute mit den Schungitwürfeln als Spitzen.
6. Nimm in jede Hand einen Selenit.
7. Stell den Timer auf mindestens 11 und höchstens 30 Minuten – die Zeit, mit der du dich wohlfühlst.
8. Atme tief durch die Nase ein und durch den Mund aus.
9. Atme alles aus, was du nicht mehr halten willst – Angst, Zorn, Stress usw. Stell dir vor, dass der Schungit alle unerwünschten Energien absorbiert.
10. Stell dir vor, dass du Licht einatmest. Visualisiere einen Strahl aus weißem Licht über dir, der sich auf dich ergießt. Visualisiere eine Säule aus weißem Licht, die aus den Selenitkristallen austritt und deinen Körper seitlich schützt.
11. Fahre fort, bis der Timer klingelt. Wenn andere Gedanken auftauchen, atme bewusst unerwünschte Energien aus und Licht ein.
12. Reinige deine Schungite wöchentlich ein Mal. Halte sie unter fließendes Wasser und lege sie für zwei bis vier Stunden in die Sonne.
13. Reinige die Selenite alle zwei Wochen. Informationen zur Kristallreinigung findest du auf Seite 35/36 (Kap. 3, Abschnitt »Wie du Weißen Salbei verwendest«).

MEDITATION UND GEBET

Meine Geschäftspartnerin und beste Freundin Timmi hatte eine Phase, in der sich chaotische Tage häuften. An einem dieser Tage klingelte das Telefon, und sie hörte die panische Stimme ihres Mannes: »Ich glaube, mir ist eben beim Tennis die Achillessehne gerissen. Kannst du mich schnell in die Ambulanz fahren?« Sie schnappte sich die Kinder und fuhr los. Dass eine Lasagne im Backofen stand, hatte sie ganz vergessen.

Mehrere Stunden später, während sie noch in der Ambulanz saß, klingelte das Telefon wieder. Diesmal war es eine Nachbarin, die wissen wollte, ob sie zu Hause sei. Ihr Rauchmelder habe Alarm ausgelöst. Timmis Mann wurde gerade zur Not-OP gerollt, aber Timmi hatte keine Wahl: Sie musste nach Hause und sich um die heimische Krise kümmern.

Als sie die Haustür aufsperrte, quoll ihr aus der Küche schwarzer Rauch entgegen. Sie riss eilig alle Fenster auf und rutschte fast auf einer Wasserpfütze aus: Die Waschküche stand unter Wasser!

Da blieb sie stehen und schrie aus voller Kehle: »Gott, womit habe ich das verdient?« Hatte Gott ihr mehr zugemutet, als sie verkraften konnte? Am nächsten Abend wurde ihre Frage beantwortet.

Timmi und ich waren in eine katholische Kirche eingeladen, wo eine Frau namens Immaculée Ilibagiza sprach. Sie hatte durch den Genozid in Ruanda ihre gesamte Familie verloren; nur ein Bruder hatte überlebt, der im Ausland studierte. 91 Tage hatte sie sich mit sieben anderen Frauen voller Angst in einem winzigen Badezimmer versteckt. Sie hatte von früh bis abends die Bibel gelesen und den Rosenkranz gebetet.

Als sie schließlich fliehen konnte, begegnete Immaculée einem Mann mit einer Machete, der drohte, sie zu töten. Ihr fester Blick und ihre Haltung veranlassten ihn, sie zu verschonen. Später traf sie auf den Mann, der ihre Mutter und ihren Bruder ermordet hatte. Statt auf ihn einzuschlagen oder ängstlich zu fliehen, sagte sie zu ihm: »Ich vergebe dir.« Immaculée macht ihren Glauben dafür verantwortlich, dass sie in beiden Fällen so entschlossen und wahrhaftig handeln konnte.

Ihre tragische Geschichte berührte alle Anwesenden tief. Timmi sah mich mit Tränen in den Augen an und flüsterte: »Mir ist gerade klar geworden, dass mein Glaube nicht so stark ist, wie ich dachte.« In diesem Moment wusste sie, dass sie Gebete in ihren Alltag integrieren musste, um sich dessen Höhen und Tiefen gewachsen zu fühlen.

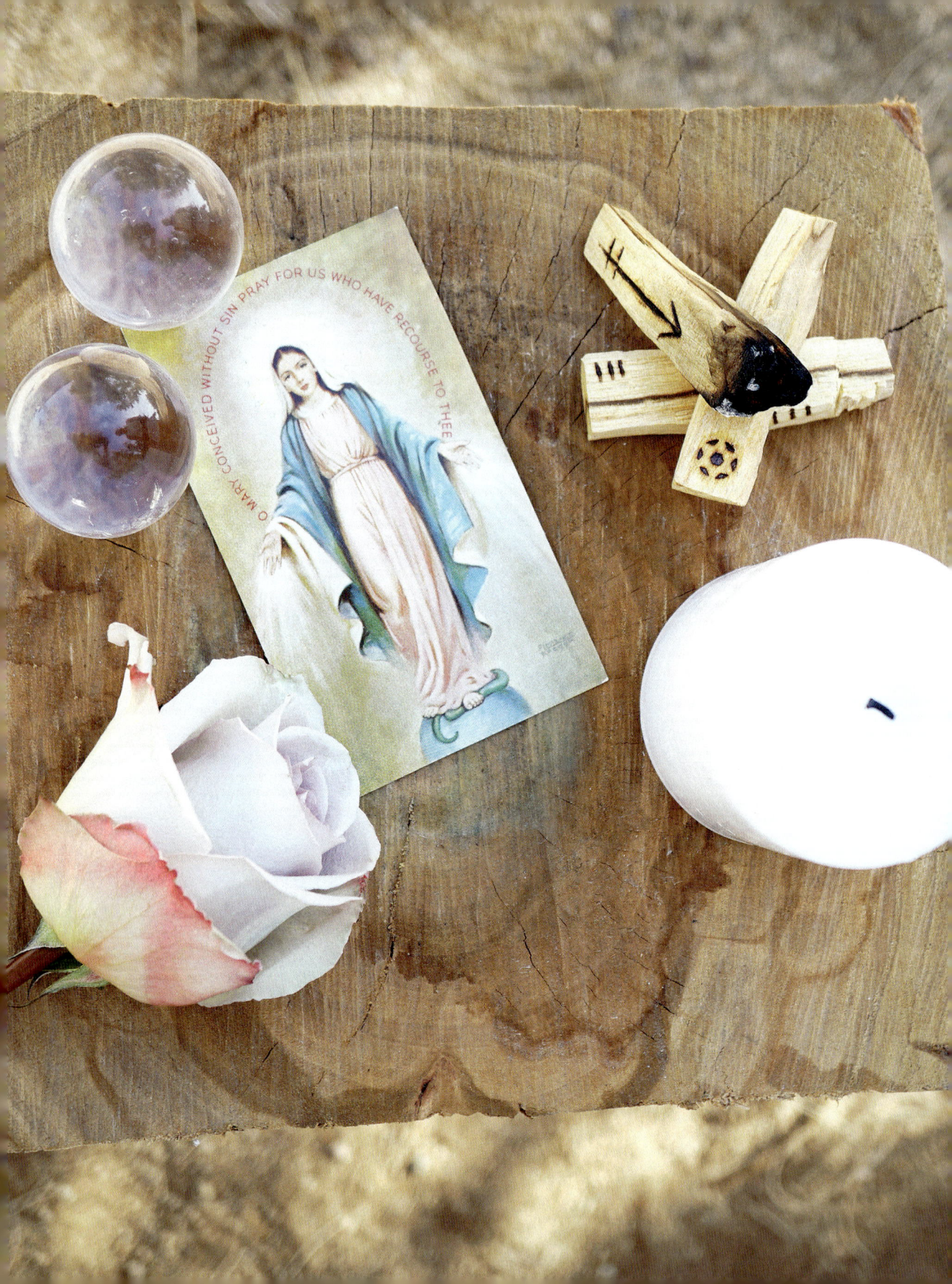

RITUAL: GEBET, WUNDER UND MEDITATION

DAUER: *22 Minuten täglich*

Du fragst dich vielleicht, ob Gebet und Meditation dasselbe sind. Aus Sicht der meisten Religionen sind wir Menschen auf der Erde, um auf die Vervollkommnung der Seele hinzuarbeiten. Wie können wir also unsere Seele vervollkommnen und das Leben so gut wie möglich verstehen? Für manche geht es nicht darum, die Gedanken zu zähmen, sondern an einem Ort der stillen Kontemplation im Gebet zu verweilen. Für andere steht das Atmen und das Vorüberziehenlassen der Gedanken im Mittelpunkt.

Für mich sind Meditation und Gebet einfach zwei Wege zu einem Ziel: die eigene Mitte, Klarheit und eine tiefere Verbindung zu einer höheren Macht zu finden.

Für viele Menschen ist jedoch das Gebet die bevorzugte Form der Meditation. Einige sehen darin eine göttliche Vorschrift. Achtsames Meditieren durch Gebete erzielt die besten Resultate, wenn es 40 Tage lang täglich praktiziert wird.

Es dauert 40 Tage, um eine Gewohnheit zu ändern und das Denken und das Nervensystem »umzuschulen«. Du kannst jeweils 10 Minuten, 30 Minuten oder länger meditieren – wichtig sind die 40 Tage. Der wichtigste Bestandteil dieses Rituals ist Ausdauer.

WAS DU BRAUCHST:

- 2 Bergkristallkugeln zur besseren Konzentration und tieferen Meditation
- 1 Meditationskissen oder bequemer Stuhl
- 1 Bild, das darstellt, wofür du betest oder meditierst
- 1 weiße Kerze als Symbol für deine spirituelle Suche
- 1 Palo-Santo-Holzstab, der die Energie erdet und den Raum heiligt
- 1 Timer
- 1 Bündel Weißer Salbei
- 1 Feder
- 1 Abalone-Schale oder feuerfestes Gefäß für die Asche

KLARHEIT IM GEIST

ABLAUF DES RITUALS:

1. Räuchere deine Umgebung mit Salbei.
2. Setze dich bequem auf ein Meditationskissen (im Lotossitz) oder auf einen Stuhl (Fußsohlen auf dem Boden).
3. Halte deine Bergkristallkugeln in den Händen, schließe die Augen und nimm drei tiefe Atemzüge. Sprich laut oder in Gedanken: *»Ich bitte darum, dass sich die höchsten Schwingungen von Liebe und Licht mit meinem höchsten Selbst verbinden, damit alle unerwünschten Energien und bisherigen Programmierungen beseitigt werden. Mögen diese Kristalle die Intention speichern, dass meine Gebete erhört werden und Wunder in mein Leben treten. Danke, danke, danke.«*
4. Lege die Bergkristallkugeln zur Seite und zünde die weiße Kerze an.
5. Entzünde das Palo-Santo-Holz und lass den segensreichen Duft in den Raum strömen.
6. Betrachte das Bild. Intensiviere deine Meditation, indem du sie dem darauf Abgebildeten widmest – laut oder leise (bei diesem Ritual sind Meditation und Gebet austauschbar).
7. Widme dich deinem Glauben oder deiner spirituellen Praxis, indem du chantest, betest oder Ähnliches tust. Stelle den Timer auf 11 Minuten.
8. Schließe die Augen und atme drei Mal tief durch die Nase ein und durch den Mund aus. Beginne mit dem Chanten oder Beten oder was immer du dir vorgenommen hast. Ist die Zeit um, öffne die Augen und nimm deine Umgebung wahr. Stell den Timer noch einmal auf 11 Minuten.
9. Nimm in jede Hand eine Bergkristallkugel und halte sie bis zum Ende der Meditation. Dies verhilft dir zu Klarheit. Wenn du abgelenkt wirst, konzentriere dich auf die Kristalle. Fühle ihr Gewicht und ihre Energie und nutze sie als Verankerung deiner Aufmerksamkeit.
10. Atme dreimal tief durch die Nase ein und durch den Mund aus. Dieser Vorgang markiert den Beginn deiner Meditation.
11. Atme 11 Minuten lang tief und gleichmäßig.
12. Nimm dir anschließend Zeit, dich für die Übung zu bedanken. Beende die Meditation mit einer Verbeugung. Die Hände sind dabei vor dem Herzen zusammengelegt. Sprich drei Mal »Amen«, »Danke« oder »Namaste«. Durch das dreifache Wiederholen festigst du die Energie.
13. Danke nun dir selbst, dass du dir Zeit genommen hast, spirituell »aufzutanken«. Dadurch verteilst du die Energie des Dankens durch den Tag, und sie wird jeden berühren, dem du begegnest.
14. Wiederhole die Schritte 1 bis 13, so oft es erforderlich ist.

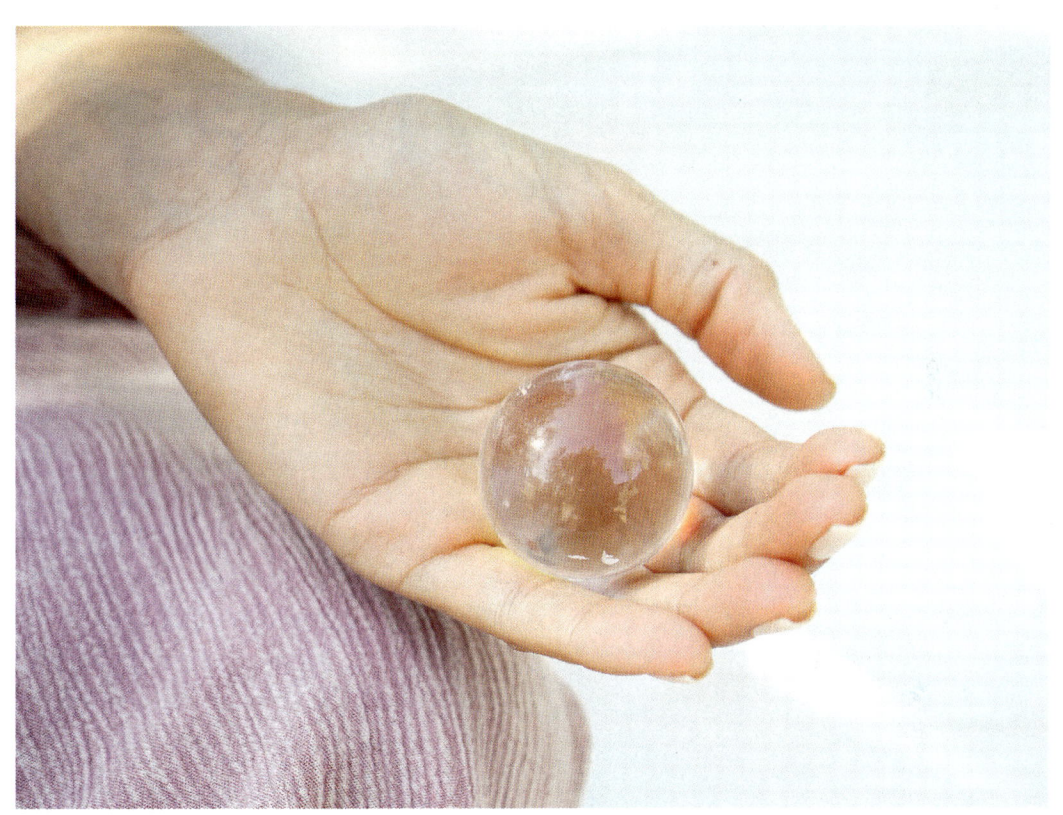

KLARHEIT IM GEIST

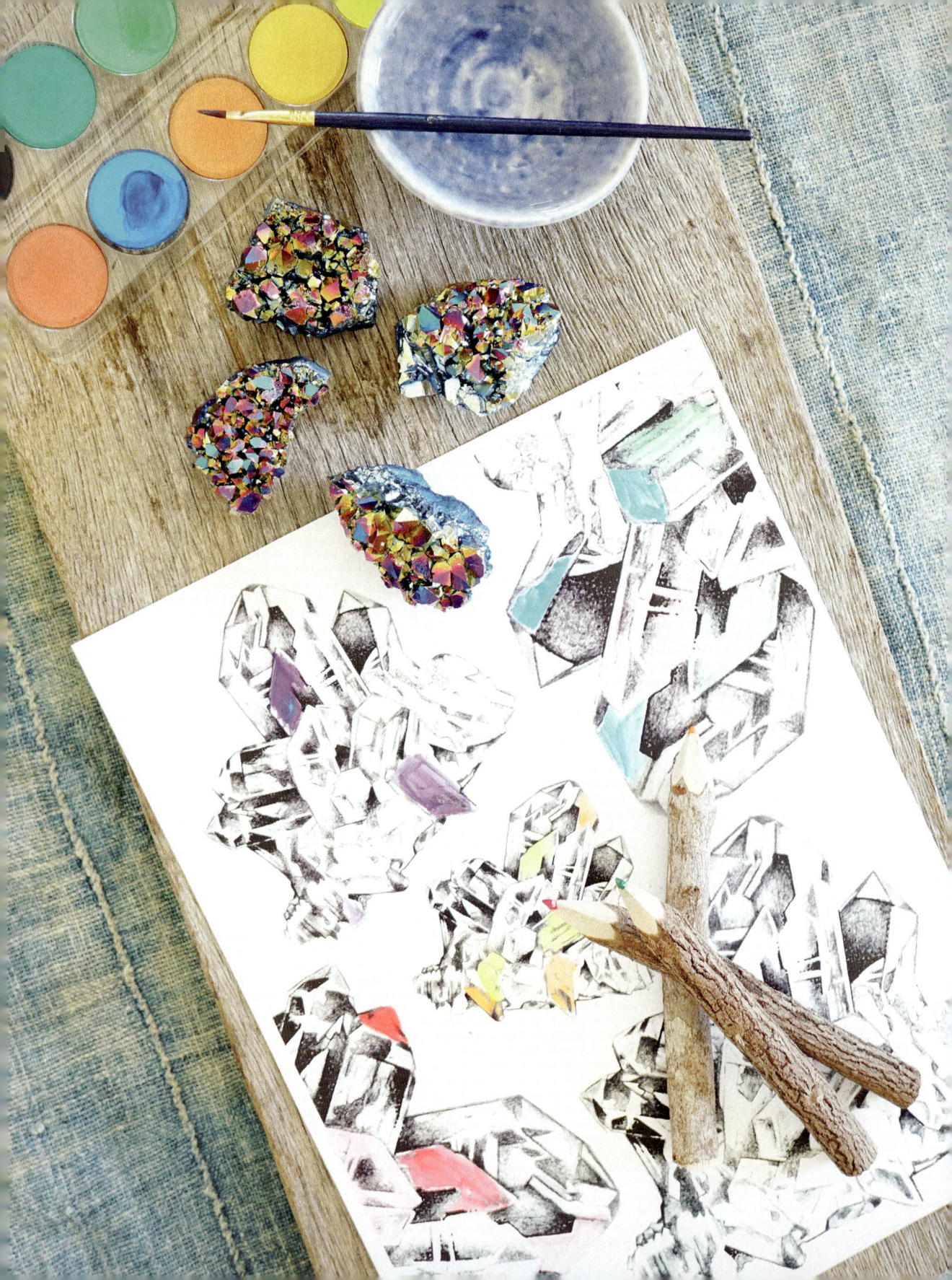

SCHÖN MIT FARBEN

Meditation kann viele Formen annehmen – Gebete, Spaziergänge in der Natur, sogar Geschirrspülen. Jede Tätigkeit kann meditativ sein, wenn sie bewusst ausgeführt wird.

Auch Ausmalen kann eine einfache Meditation sein. Dadurch kommst du in Kontakt zu deinem inneren Kind, dem kreativen, unvoreingenommenen, spielerischen und unangepassten Teil von dir, der oft übersehen wird. Ausmalen hilft dir auch, deine Gedanken zu bündeln und dich auf eine Aufgabe zu konzentrieren. Das ist sehr entspannend.

Nur Hände und Augen sind beteiligt, das ewige Multitasking wird unterbrochen. Man kann schließlich nicht gleichzeitig tippen oder im Internet surfen, wenn man Bilder ausmalt!

Bergkristall

WEISHEITSHÜTER:
KRISTALLKLAR

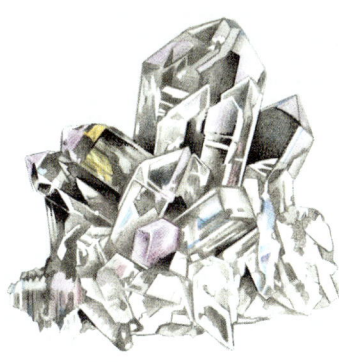

FARBE: Farblos, Durchscheinend bis Wasserklar

VORKOMMEN: Weltweit, hauptsächlich in Brasilien, Indien und den USA

GESCHICHTE UND ÜBERLIEFERUNG: Die Quarz-Familie ist voller »Überflieger«. An ihre Universalität reicht kaum etwas heran, sowohl was ihre Einsatzmöglichkeit als auch ihre Verbreitung angeht. Bergkristall, ein Quarz, der aus Siliziumdioxid besteht, findet sich auf allen Kontinenten. Viele Kulturen kennen Geschichten vom Bergkristall. Im Mittelalter nutzten Hellseher Kugeln aus Bergkristall zur Verstärkung ihrer prophetischen Fähigkeiten. Südamerikanische Kulturen glaubten, dass Totenschädel-Skulpturen aus Bergkristall die Geister ihrer Ahnen beherbergten. In altjapanischen Mythen galt Bergkristall als der Stein der Reinigung und Ausdauer.

HEILKRÄFTE: Der Bergkristall ist der Rockstar unter den Kristallen, aber keine Diva. Wer Erleuchtung braucht, dem wirft er Licht in mentale Schattenregionen. Er schwingt in intensiver Resonanz mit dem Körper. Als universeller Heilstein verbindet er die Chakren und harmonisiert sie. Er eignet sich wie kein anderer für Programmierungen – eine Tatsache, die sogar in der Elektronik Verwendung findet. Wenn er im Handy funktioniert, was kann er dann erst für deinen Energiepegel tun! Er fördert die gedankliche Schärfe und kann deine Intentionen äußerst wirkungsvoll manifestieren.

RITUAL: MEDITATIVES AUSMALEN

DAUER: *solange es dir gefällt!*

WAS DU BRAUCHST:

1 Kopie von S. 65 oder ein Ausmalbuch
Buntstifte, Pinsel oder Zeichenkreide

1 Regenbogenquarz, der dir das gesamte
Farbspektrum vor Augen führt

ABLAUF DES RITUALS:

1. Lege deine Malsachen, den Quarz und eine Kopie von Seite 65 oder ein Ausmalbuch bereit.
2. Halte deinen Regenbogenquarz in den Händen, nimm drei tiefe Atemzüge und spüre, wie die Anspannung verfliegt.
3. Lege den Kristall neben das Papier. Dein meditatives Ausmalen beginnt, sobald dein Stift das Papier berührt.
4. Stell dir beim Malen vor, wie deine Anspannung, deine Nervosität und alle negativen Gefühle durch Farbe und Glück ersetzt werden. Viel Spaß!

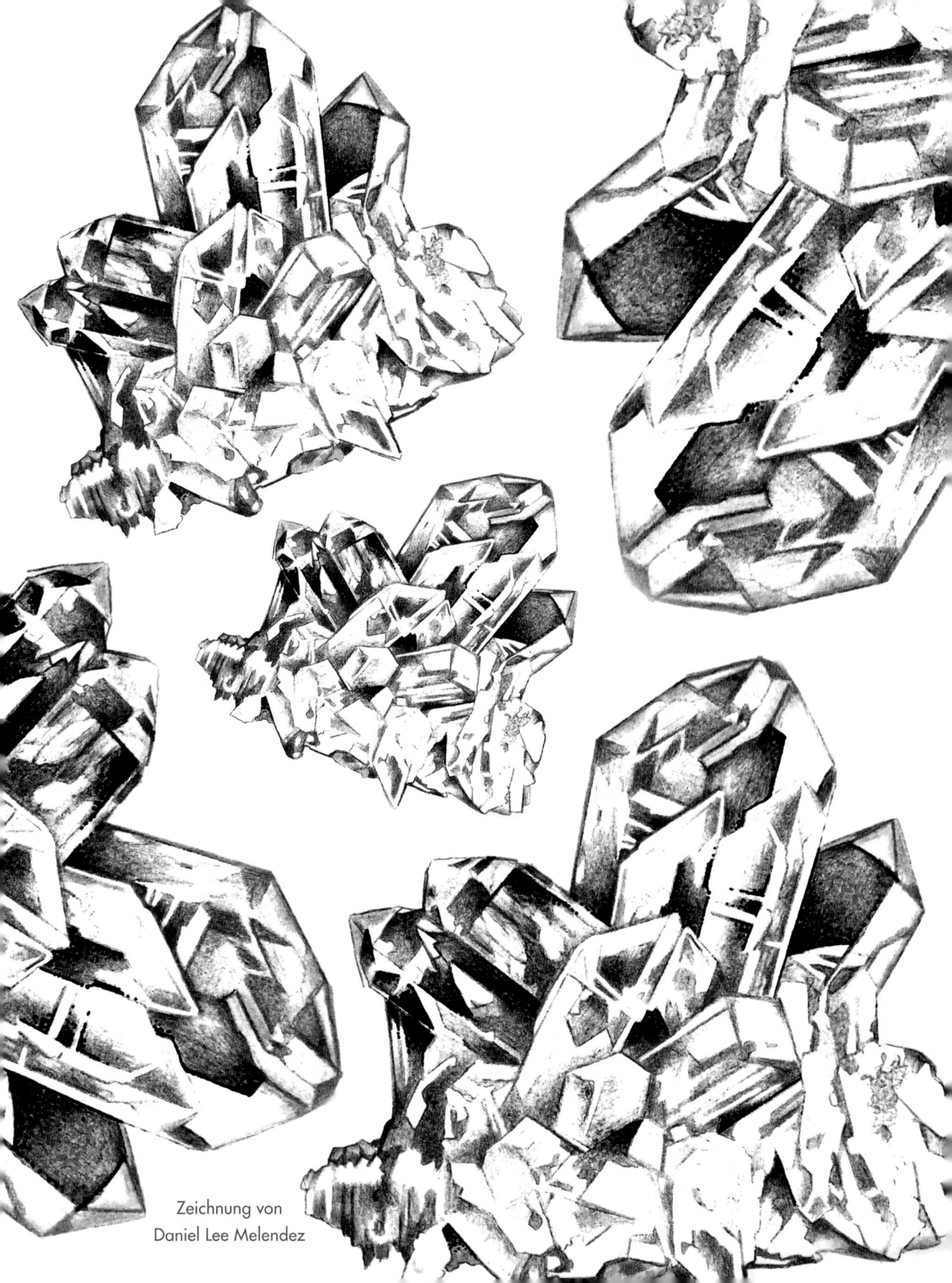

Zeichnung von Daniel Lee Melendez

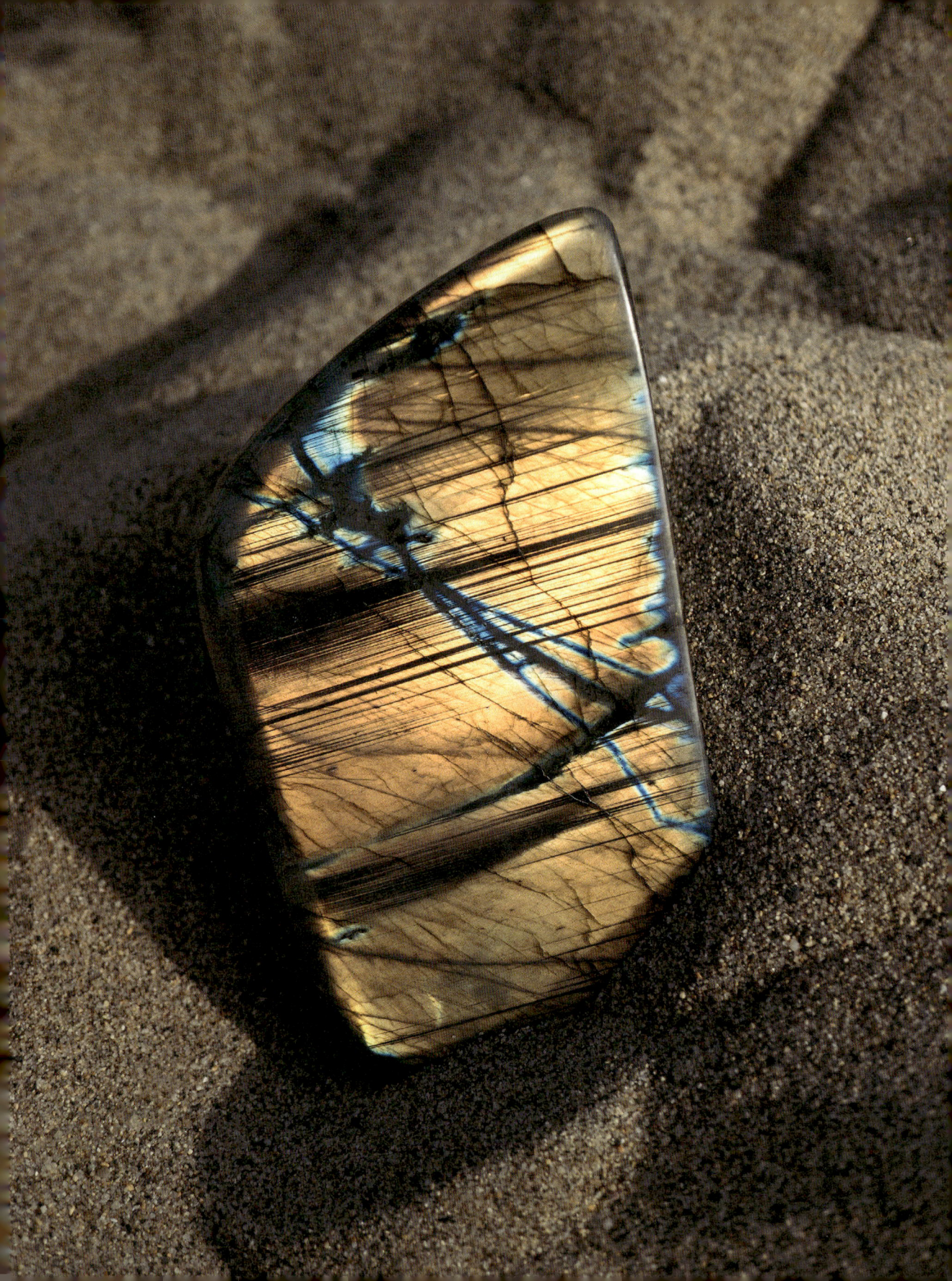

GRUPPENRITUAL: WENIGER ANGST DURCH MEDITATION

DAUER: *11 Minuten*

Wenn dich Ängste plagen und dein Herz rast, rufe ein paar Freunde zusammen und setz dich mit ihnen elf Minuten in Stille hin. Diese einfache Meditation bringt den Atem zur Ruhe und sorgt dafür, dass friedvolle Empfindungen alle Sorgen, Ängste und Unsicherheiten überlagern.

WAS DU BRAUCHST:

- ein paar gute Freunde – zwischen 2 und 200
- 1 großer Labradorit, um dich in die Energie des Universums einzuschwingen
- 1 Timer
- 1 Bund Weißer Salbei
- 1 Feder
- 1 Abalone-Schale oder feuerfestes Gefäß für die Asche

ABLAUF DES RITUALS:

1. Räuchere deine Umgebung mit Salbei und reinige deine Kristalle.
2. Such dir eine Person, die den Labradorit »programmiert«. Bitte sie, den Edelstein in die Hand zu nehmen, die Augen zu schließen und drei tiefe Atemzüge zu machen. Lass sie das Folgende sagen, laut oder in Gedanken: »*Ich bitte darum, dass sich die höchsten Schwingungen von Liebe und Licht mit meinem höchsten Selbst verbinden, damit alle unerwünschten Energien und bisherigen Programmierungen beseitigt werden. Mögen diese Kristalle die Intention speichern, dass bei allen Anwesenden Ängste aufgelöst und Harmonie wiederhergestellt wird. Danke, danke, danke.*«
3. Bitte alle, sich im Schneidersitz in einen Kreis zu setzen. Wenn ihr nur zu zweit seid, setzt euch einander gegenüber. Die Knie sollten sich berühren, damit ihr miteinander in Kontakt seid.
4. Lege den Labradorit in die Mitte des Kreises (oder zwischen euch, wenn ihr zu zweit seid).
5. Stell den Timer auf elf Minuten.

6. Schließt die Augen und atmet drei Mal tief durch die Nase ein und durch den Mund aus.
7. Versucht die restliche Zeit einfach zu *sein*. Überlasst euch dem gegenwärtigen Augenblick.
8. Wenn der Timer surrt, öffne die Augen und nimm deine Gefühle wahr. Fühlst du dich weniger angespannt als vor elf Minuten?

»Anfänger machen oft den Fehler, während der Meditation selbst nach Zeichen und Erfolgen zu suchen … Den wahren Erfolg erkennt man nur an dem, was außerhalb der täglichen Meditationspraxis geschieht.«

Light Watkins,
Meditationslehrer und Autor

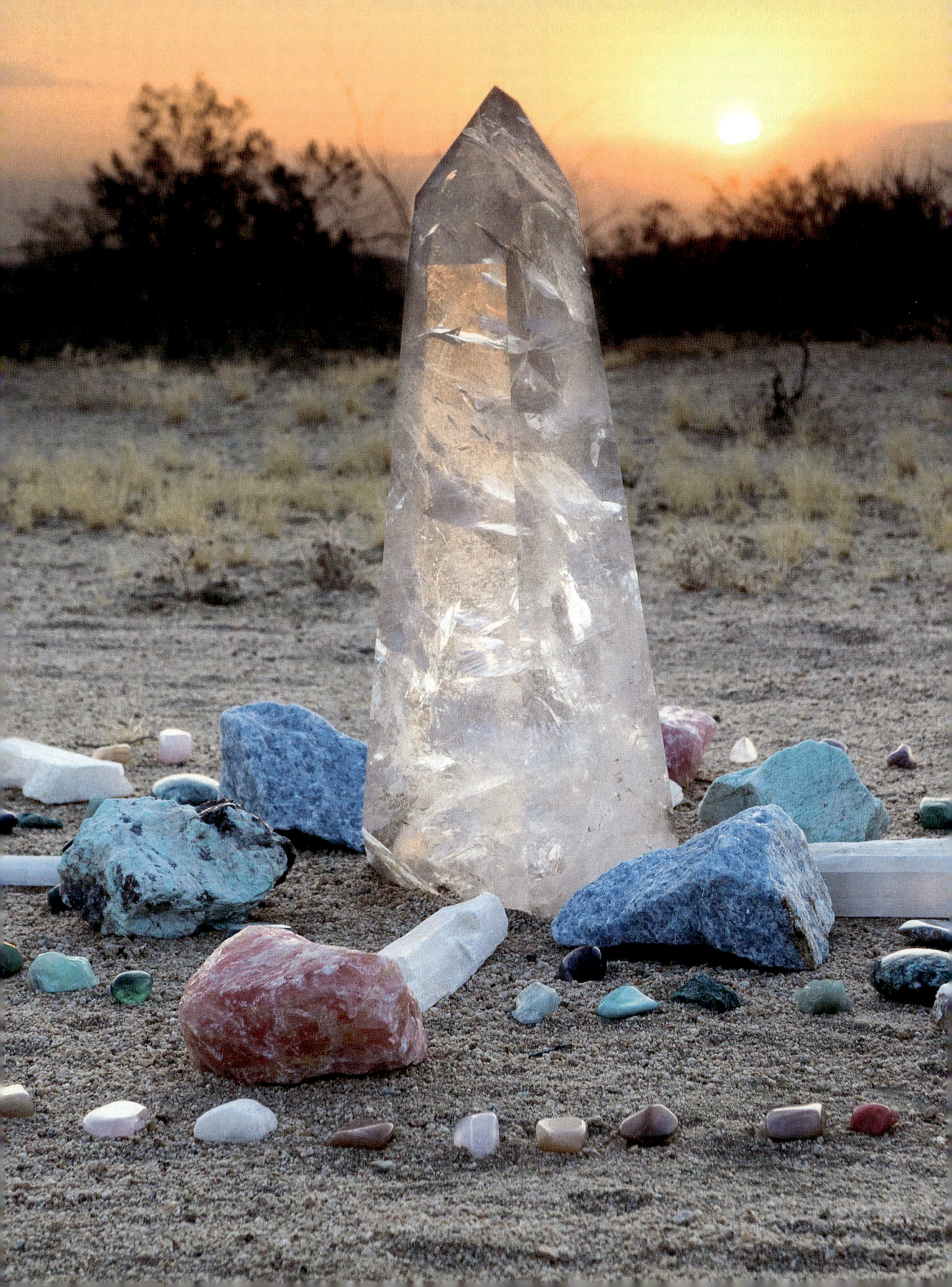

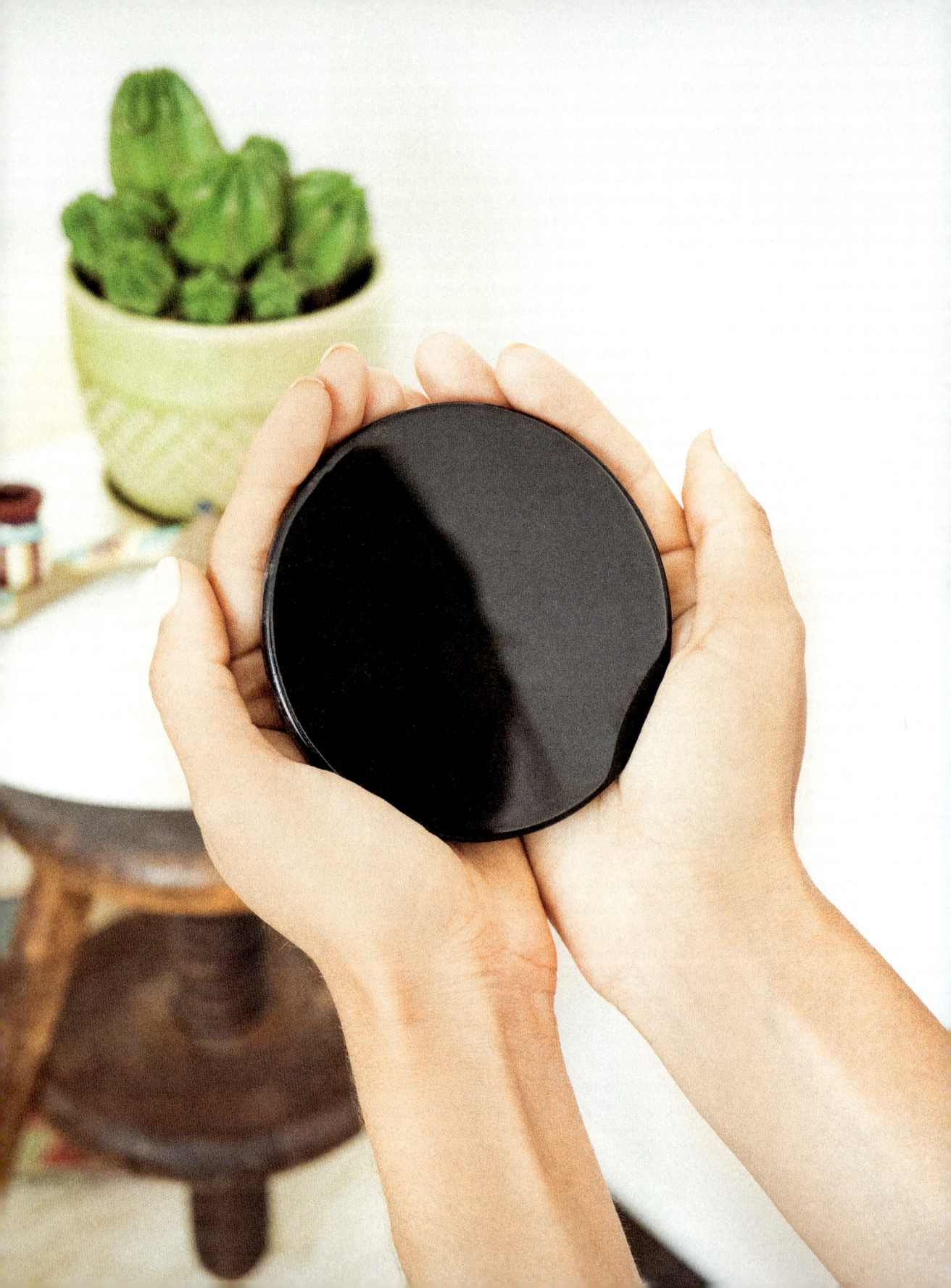

KAPITEL 5

DER INNERE TEMPEL

SELBSTBETRACHTUNG UND INNERE TRANSFORMATION IN DREI SCHRITTEN

»Die innere Reise bedeutet, sich seiner selbst bewusst zu sein und zu verstehen, dass du diesen Weg gehst, damit du lernst, dich zu lieben und anzunehmen.«

Shaman Durek,
Schamane der 3. Generation, spiritueller Lehrer und Heiler

Es war einer dieser Bilderbuchtage in Kalifornien, und ich zeigte einem Kunden eine der schönsten Strandvillen in Manhattan Beach. Als wir aus dem Fenster aufs Meer blickten, sagte er: »Genau das habe ich mir immer gewünscht.«

Seine klare Aussage gefiel mir. Ich musste lächeln, weil mir in diesem Moment etwas bewusst wurde. Ich hatte auch gedacht, dass ich das hier wollte, aber das stimmte nicht mehr. Ich fasste einen Entschluss: Ich würde aufhören, Immobilien zu verkaufen. Dieser Gedanke war mir seit mindestens einem Jahr im Kopf herumgegangen.

Äußerlich war alles in Ordnung. Ich war jung, gesund, verdiente gut, hatte eine tolle Familie und Freunde. Aber ich fühlte mich leer.

Ich war auf der Suche nach etwas Unsichtbarem, etwas, was man nicht kaufen kann: Zufriedenheit, Gelassenheit, innere Ruhe. Sicher, mein Beruf hatte mir viel gegeben, aber ich war nicht mehr mit dem Herzen dabei. Irgendetwas in meinem Inneren drängte mich, mein »wahres Ich« kennenzulernen. Wo sollte ich es finden? *Vielleicht sollte ich nach Indien reisen,* dachte ich, *und einen Guru finden oder am Amazonas bei einem Schamanen etwas über Heilpflanzen lernen. Oder ich fange einfach in einem anderen Staat neu an.*

Als ich einer befreundeten Astrologin davon erzählte, erwiderte sie: »Warum immer gleich so radikal? Muss es immer alles oder nichts sein?« Ja, für mich schon. Dann erklärte sie mir, dass einer der Gründe für meine Selbstzweifel die

Saturn-Rückkehr sei. Der Planet Saturn, sagte sie, ist der kosmische Zuchtmeister, eine Art strenger Lehrer, der uns zur Rechenschaft zieht. Er braucht 29,7 Erdenjahre für einen Umlauf um die Sonne, dann kehrt er in das Zeichen zurück, in dem du geboren bist, und du erlebst einen »Übergangsritus«, der dich mit deinen Ängsten konfrontiert und von dir verlangt, dass du deine Prioritäten neu gewichtest. Du erhältst die Gelegenheit, Hindernisse zu überwinden und die Weisheit zu erlangen, die du brauchst, um dein höchstes Potenzial zu leben.

Ich muss meine Freundin entsetzt angestarrt haben, denn sie fügte rasch hinzu: »Betrachte es als Eintritt ins Erwachsenenleben. Du darfst herausfinden, wer du wirklich bist.«

Zwischen 20 und 30 kam ich mir vor wie auf einem Maskenball. Ich war immer unterschiedlich »kostümiert«, je nach Beruf, Partner, Freunden und Hobbys, und spielte die passenden Rollen. Manchmal trat ich als »Erwachsene« auf, dann wieder als Künstlerin oder Beach Girl. Das war okay, denn in diesem Alter wird einem zugestanden, dass man experimentiert, die Nächte durchfeiert und nicht ans Sesshaftwerden denkt. Mit 29 änderte sich das alles schlagartig. »Wann kommst du endlich zur Ruhe, heiratest und hast Kinder?«, bekam ich nun zu hören.

Am liebsten hätte ich darauf geantwortet: »Hör mal, mein Coach heißt Saturn, er ist Planet, und sein Job ist es, mich in den Hintern zu treten, damit ich herausfinde, wer ich bin. Wie kannst du mich da nach Heiraten und Babys fragen?«

Auf einmal traf mich meine Vergänglichkeit wie ein Blitz. Zum ersten Mal im Leben bekam ich Angst und wäre am liebsten davongelaufen. Aber Weglaufen hätte meinen inneren Konflikt nicht gelöst.

So blieb nur eine Richtung übrig: nach innen. Das war allerdings ein beängstigendes Ziel, denn dort brauchte ich kein Kostüm, ich wäre sogar praktisch nackt! Ich hatte keine Ahnung, wie es weitergehen sollte.

Schließlich entdeckte ich das, was ich »meinen inneren Tempel« nenne, den Ort, an dem mein wahres Selbst beheimatet ist. Die Arbeit mit Kristallen hat mir den Weg gewiesen.

Und du? Kennst du deinen Tempel? Wo immer du bist und was du gerade erlebst – der Gang in diesen Tempel ist einer der wichtigsten Schritte auf dem Weg zu einem authentischen Leben. Und die Kristalle wollen dich ebenso gern unterstützen wie mich.

In den folgenden Ritualen wirst du durch drei Stufen geführt: Selbstbetrachtung, Akzeptanz von Licht und Schatten in dir selbst, Loslassen von Kontrolle. Sie bringen dich an den Ort, der dir immer offen steht: deinen inneren Tempel.

STUFE 1:
DER BLICK NACH INNEN

Der erste Schritt auf der Suche nach dem Tempel ist, sich so zu sehen, wie man wirklich ist, ohne zu urteilen, und sich ganz zu akzeptieren. Dabei ist es wichtig, Zeit und Raum für das wahre Ich zu schaffen.

Das geht nicht über Nacht. Man muss eine tägliche, bewusste Anstrengung unternehmen, um sich dem spirituellen Lebensweg ehrlich und achtsam zu nähern.

Schwarzer Obsidian

WEISHEITSHÜTER:
DER SPIEGEL

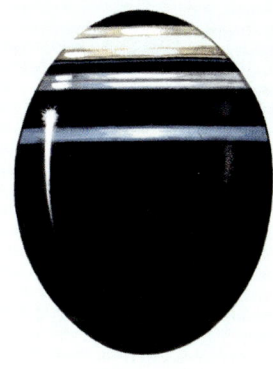

FARBE: Schwarz

VORKOMMEN: U. a. Europa, Japan, Südamerika, USA

GESCHICHTE UND ÜBERLIEFERUNG: Spieglein, Spieglein an der Wand, wer ist die Wachste im ganzen Land? Mit diesem Stein in der Hand bist vermutlich du es. Der schwarze Obsidian besitzt metaphysische Qualitäten, aufgrund derer er seit Langem als mächtiger Verbündeter gilt. Wegen seiner Glätte und seiner glänzenden Oberfläche wird er auch vulkanisches Glas genannt. Obsidian bildet sich, wenn Lava zu schnell abkühlt. In der Steinzeit wurden aus diesem Material Pfeilspitzen, Speere und Schneiden gefertigt. Heute hilft der Obsidian auf einer anderen, tieferen Ebene, indem er negative Energien »abschneidet«.

HEILKRÄFTE: Es fällt uns schwer, die vielen Facetten unserer Persönlichkeit ehrlich zu sehen, aber der Obsidian macht es uns leichter. Er ist ein Spiegel unserer Seele, unseres wahren Ichs, und zwingt uns damit, uns als Ganzes zu akzeptieren. Er korrespondiert mit dem Wurzelchakra und erdet uns beim Meditieren. Er hilft gegen negative Gedankenmuster und Stress, indem er unsere Aufmerksamkeit auf sie lenkt. Wenn du etwas siehst, was du aus deinem Leben tilgen solltest, belohnt dich der Obsidian, indem er die toxische Energie absorbiert. Kein Wunder, dass man ihn auch den »Stein der Wahrheit« nennt!

RITUAL:
DER BLICK NACH INNEN

DAUER: *11 Minuten täglich, 21 Tage lang*

Das folgende Ritual ermutigt dich, deine Gedanken und Gefühle wahrzunehmen und sie an die Oberfläche zu holen, anstatt sie zuzudecken oder von dir wegzuschieben. Wenn du dein Spiegelbild in einem Obsidian betrachtest, erkennst du, dass Glück und Erfüllung nicht außerhalb von dir, sondern in dir selbst existieren, und du kannst dich jederzeit für sie entscheiden. Durch den Aufenthalt in deinem inneren Tempel gewinnst du die Zeit, deinem Leben eine neue Richtung zu geben. Du hast einen sicheren Ort, an dem du die Gewohnheiten, Überzeugungen und Gedanken ändern kannst, die dich in alten Mustern festhalten.

WAS DU BRAUCHST:

- 1 flacher Obsidian, der als »Obsidianspiegel« dient
- 1 Timer
- 1 Bund Weißer Salbei
- 1 Feder
- 1 Abalone-Schale oder feuerfestes Gefäß für die Asche

ABLAUF DES RITUALS:

1. Räuchere deine Umgebung mit Salbei und reinige deine Kristalle.
2. Halte den schwarzen Obsidian in der Hand, schließe die Augen und nimm drei tiefe Atemzüge. Sprich laut oder in Gedanken: »*Ich bitte darum, dass sich die höchsten Schwingungen von Liebe und Licht mit meinem höchsten Selbst verbinden, damit alle unerwünschten Energien und bisherigen Programmierungen beseitigt werden. Möge dieser Kristall folgende Intentionen speichern: Reflexion, Transformation und Akzeptanz. Danke, danke, danke.*«
3. Stell den Timer auf elf Minuten.
4. Halte den Obsidian in den Händen und nimm sieben tiefe, ruhige Atemzüge. Blicke in den Obsidianspiegel und betrachte dein Spiegelbild. Versenke dich in den Anblick deiner Augen. Was siehst du, ohne zu urteilen? Nimm wahr, wie Gedanken aufsteigen, jedoch nur als Zeugin, ohne zu werten. Versuche tiefer zu gehen und das Selbst hinter dem Selbst zu entdecken. Wenn Bilder oder

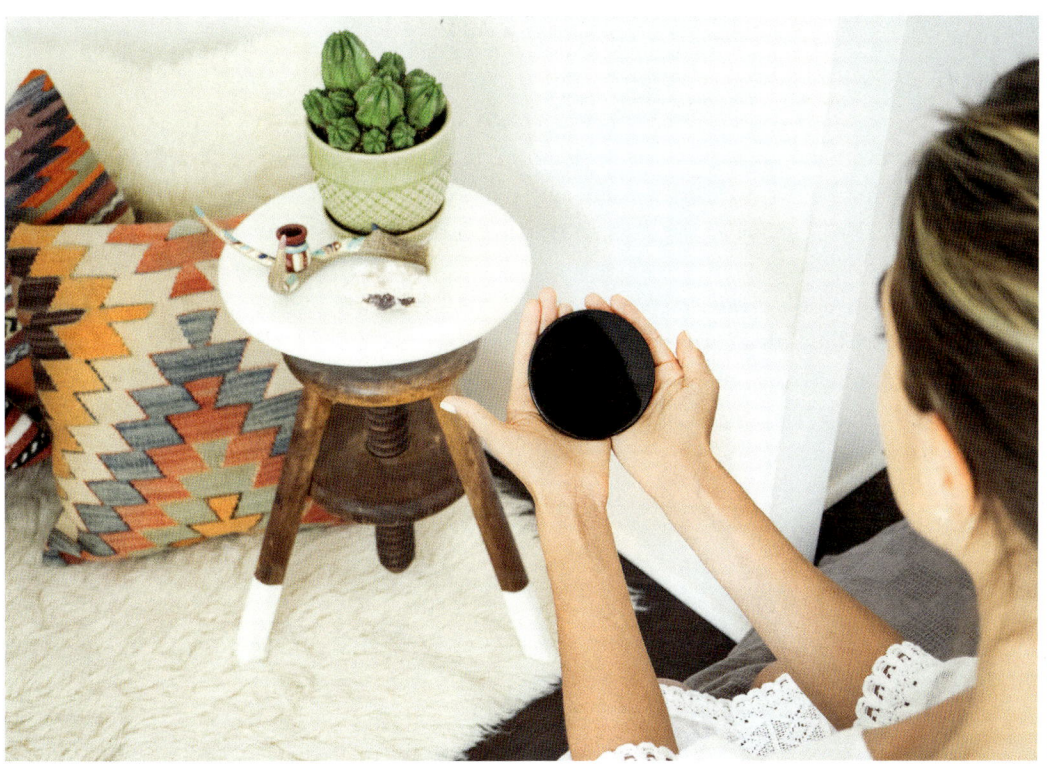

Gedanken aufsteigen, beobachte sie, als zögen sie wie auf einem Bildschirm vorbei. Atme weiter tief ein und aus mit der Intention, Wandlung und Heilung in jede Zelle deines Wesens einzuatmen.

5. Nachdem du eine Weile deine Gedanken betrachtet hast, sende deinem Spiegelbild erst Liebe, dann Vergebung und schließlich Dank. Wann immer deine Gedanken abschweifen, blicke in den Obsidianspiegel und schenke dir noch mehr Liebe. Konzentriere dich auf das Vergangene in seiner wahren Form und auf die Liebe zu dem, was dich heute ausmacht.

6. Wenn die elf Minuten um sind, lege den Obsidianspiegel auf deinen Nachttisch, damit sich Reflexion, Transformation und Akzeptanz auch weiter im Raum halten, solange du den Prozess weiterführst.

7. Wiederhole 21 Tage lang die Schritte 2 bis 6. Blicke in den Obsidianspiegel, schenke dir Liebe und bedanke dich für alle Lektionen in deinem Leben. Sie haben dich zu der Person gemacht, die du heute bist.

DER INNERE TEMPEL

STUFE 2:
VON DER BAR ZUM TEMPEL

Der zweite Schritt auf dem Weg zu deinem wahren Selbst und zur Entdeckung des inneren Tempels ist das Eingeständnis, dass sich deine Persönlichkeit aus mehreren Facetten zusammensetzt. Auch auf dem spirituellen Weg gibt es unterschiedliche Handlungsmöglichkeiten.

In diesem Kapitel definieren wir das Wort »Tempel« als deine hellere Seite; sie repräsentiert die Art und Weise, wie du deinen physischen, geistigen und seelischen Körper auf positive Weise nährst, und steht für das, was du an dir schätzt.

Auf der anderen Seite gibt es die »Bar«. Wir definieren sie hier als deinen Schatten, die dunklere Seite, die negativen Gedanken, einengenden Glaubenssätze, alten Muster, schlechten Angewohnheiten, Süchte. Das, was du lieber übersiehst oder leugnest. (Tempel und Bar sind keineswegs mit »gut« und »schlecht« gleichzusetzen, sondern dienen einfach als Metaphern.)

Beide Seiten wirken darauf ein, wie du dich seelisch und körperlich fühlst. Wenn du ehrlich zu dir bist, weißt du, wann zwischen Tempel und Bar ein Ungleichgewicht herrscht. Wenn du nach innen gehst und dich mit einer höheren Macht verbindest (was immer das für dich heißt), stehst du in gutem Kontakt mit deiner persönlichen Wahrheit. Sicher hast du den Wunsch und die Motivation, viel Zeit im Tempel zu verbringen. Dennoch gibt es unterschwellig immer einen Sog, der dich zur Bar zieht.

Der spirituelle Weg der Selbsterforschung ist nicht immer leicht. Man findet nicht über Nacht heraus, wer man ist, es braucht Zeit und Hingabe. Mit dem Dunkel kommt das Licht, und umgekehrt.

Sollen Tempel und Bar in einem gesunden Verhältnis zueinander stehen, bedenke Folgendes:

- Mach dir keine Vorwürfe, wenn du dich in der Bar wiederfindest. Hör nicht auf, den Tempel zu besuchen, nur weil du glaubst, dass du deinem Ideal von Spiritualität oder positivem Denken nicht entsprichst.
- Der Weg sieht für jeden anders aus, es gibt kein Richtig oder Falsch. Versuche deshalb, dich nicht mit anderen zu vergleichen. Jeder Mensch entwickelt sich unterschiedlich.
- Es kann passieren, dass man anderen unterstellt, sie befänden sich nicht »auf derselben Ebene« wie man selbst. Vielleicht haben die Menschen in deiner Umgebung wenig Verständnis für deinen neuen Weg. Denke daran, dass andere ihren eigenen Weg nicht unbedingt zur gleichen Zeit finden. Es ist in Ordnung, wenn sich ihre Lebensweise von deiner unterscheidet. Urteile nicht darüber, denn du möchtest auch nicht, dass sie über dich urteilen.
- Das Wichtigste ist, dass du Ausdauer hast und darauf vertraust, dass du auf dem richtigen Weg bist. Bei dieser Reise geht es nicht um Perfektion, sondern um Beharrlichkeit.

Jeder Tag, an dem du das, was dich von deinem wahren Selbst entfernt, ein Stück weiter hinter dir lässt, bringt dich deinem inneren Tempel näher. Zeiten, in denen du deine Aufmerksamkeit von der äußeren Welt abziehst und nach innen lenkst, führen besonders schnell zur Transformation.

RITUAL: LICHT UND SCHATTEN AKZEPTIEREN

DAUER: *1 Mal pro Woche, 4 Wochen*

Wenn du erst einmal akzeptiert hast, dass Licht und Schatten zu dir gehören, kann die Heilung von innen nach außen fortschreiten, und du näherst dich deinem innersten Kern. Das Ritual dient dazu, dass du deine helle Seite (Tempel) und deine Schattenseite (Bar) erforschst und beide gelten lässt.

Mach dazu eine Liste von allem, was deine helle Seite ausmacht und was du an dir magst. Diese Liste ist ein konkreter Anhaltspunkt, dass du die Eigenschaften, die dich einzigartig machen, respektierst und ehrst.

Die nächste Liste führt die Dinge auf, an denen du arbeiten willst – deine Schattenseite. Sie soll der ehrlichen Selbstreflexion dienen, nicht dem Selbsthass. Jeder Mensch muss in diesem Leben bestimmte Lektionen lernen. Das ist unser Job!

Die dritte Liste zeigt dir die hellen und die dunklen Qualitäten, und du kannst darüber nachdenken, wie du mehr Balance in dein Leben bringst. Du hast immer Entwicklungsmöglichkeiten. Du selbst entscheidest, welche Teile von dir du aufpäppeln und welche du konfrontieren und besiegen willst. Das Gleichgewicht zwischen hell und dunkel auszubalancieren ist eine lebenslange Aufgabe.

WAS DU BRAUCHST:

- 1 Zebrajaspis, der eine ausgewogene Energie ausstrahlt; das Schwarz-Weiß steht für die Koexistenz von Licht und Schatten (Yin und Yang)
- 1 Zeitung oder 3 leere weiße Blätter
- 1 blauer Stift – Blau ist die Farbe der Wahrheit; es heißt, dass du dir mehr Informationen einprägst, wenn du mit blauer Tinte schreibst
- 1 Bund Weißer Salbei
- 1 Feder
- 1 Abalone-Schale oder feuerfestes Gefäß für die Asche

ABLAUF DES RITUALS:

1. Räuchere deine Umgebung mit Salbei und reinige deine Kristalle.
2. Halte den Zebrajaspis in den Händen, schließe die Augen und nimm drei tiefe Atemzüge. Sprich laut oder in Gedanken: »*Ich bitte darum, dass sich die höchsten Schwingungen von Liebe und Licht mit meinem höchsten Selbst verbinden, damit alle unerwünschten Energien und bisherigen Programmierungen beseitigt werden. Möge dieser Kristall folgende Intentionen speichern: Wahrheit, Objektivität und Neutralität. Danke, danke, danke.*«
3. Halte den Zebrajaspis in der Hand, mit der du nicht schreibst. Betrachte das marmorierte Schwarz-Weiß. Die Farben existieren nebeneinander, so wie Licht und Schatten in dir existieren. Erstelle während des Betrachtens eine »Licht-Liste« mit allem, was in dir das Lichte verkörpert.
4. Erstelle danach eine »Schatten-Liste« mit allem in dir, woran du arbeiten willst.
5. Sieh dir beide Listen an und überlege, wie du in dir für mehr Neutralität sorgen kannst.
6. Schreibe eine dritte Liste, was du tun kannst, um dein Leben ausgewogener zu gestalten, sodass es nicht immer schwarz oder weiß ist.
7. Wiederhole vier Wochen lang einmal wöchentlich die Schritte 2 bis 6.
8. Vergleiche am Ende der vier Wochen, was du in den einzelnen Wochen über dich geschrieben hast.
9. Bewahre die Heilsteine so auf, dass du sie sehen oder halten kannst, wann immer du willst. Dein Stein ist das Symbol für das Gleichgewicht, das du in dir herstellen willst.

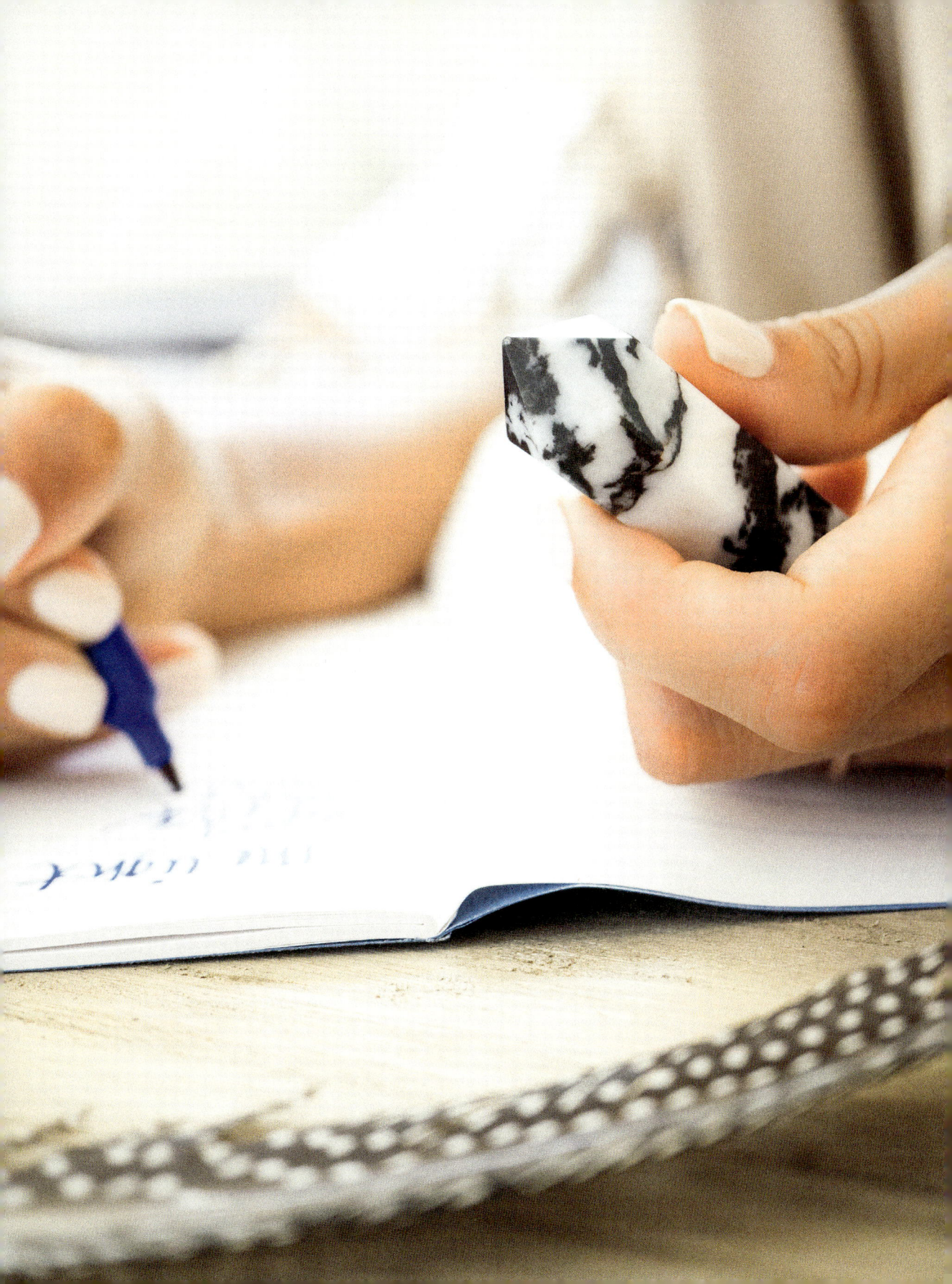

STUFE 3:
AUF KONTROLLE VERZICHTEN

Der dritte und letzte Schritt zur Entdeckung deines wahren Selbst und des inneren Tempels besteht darin, die Zügel loszulassen. Wenn du nicht mehr alles kontrollieren willst, erschaffst du den Raum, der nötig ist, damit sich deine Wünsche verwirklichen. Durch das ständige Bemühen um Kontrolle stockt die Energie, und du wirst verkrampft und unflexibel. Wenn du die Zügel locker lässt, spürst du wieder, wie viele Möglichkeiten sich dir permanent eröffnen. Dass dies ein »work in progress« ist, lässt sich an Timmis Geschichte verdeutlichen.

Timmi hatte schon immer ein großes Talent für Zeitmanagement. Als Einzelkind lernte sie früh, sich zu organisieren und autonom zu sein. Sie stand immer im Zentrum der Aufmerksamkeit, hatte von früh an den Wunsch, ihren Eltern und Großeltern Freude zu machen, und setzte sich selbst unter einen enormen Perfektionsdruck.

Bis heute holt Timmi aus jedem Tag so viel heraus wie nur irgend möglich. Sie schafft in 24 Stunden mehr als die meisten anderen Menschen in einer Woche. Ich vermute ja insgeheim, dass sie ein Alien ist oder zumindest ein Roboter, und flehe sie an, es zuzugeben. Anders lässt sich ihre Effizienz kaum erklären. Es ist ihr enorm wichtig, auf jede Situation vorbereitet zu sein. Sie denkt immer voraus und hat stets einen »Plan B« im Gepäck. In jeder freien Minute speichert sie Daten, Erinnerungen, Notizen, Bilder und Kontakte in ihr Smartphone, nur für den Fall des Falles. Vielleicht ist das typisch für das Sternzeichen Zwillinge? (Sie haben angeblich zwei Persönlichkeiten und sind deshalb doppelt gut vorbereitet!) Wenn ich mich an Ereignisse aus unserer gemeinsamen Vergangenheit nicht erinnere, greift Timmi zu ihren Notizen und hilft aus. (Bei diesem Buch war mir das zugegebenermaßen eine große Hilfe!)

Timmis geliebter Großvater riet ihr oft, sie solle einen Gang runterschalten, auch mal stehen bleiben und an den Rosen schnuppern. Er war ein fröhlicher, geselliger und lebhafter Italiener, der immer eine Story auf Lager hatte. »Du hast recht«, räumte Timmi dann ein und küsste ihn auf die Wange – aber im nächsten Moment war sie aus der Tür und arbeitete eine ihrer endlosen Listen ab.

Als ihr Großvater vor ein paar Jahren unerwartet starb, war Timmi am Boden zerstört. Beim Durchsehen seiner persönlichen Habe entdeckte die Familie eine Schachtel mit Papierservietten. Auf jede einzelne hatte der Großvater Sprüche und Zitate geschrieben. Es war, als hätte er diese Perlen der Weisheit hinterlassen, damit man sich nach seinem Tod an ihn erinnern würde.

Siebenhundert Servietten fand die Familie, aber nur eine einzige bezog sich auf eine bestimmte Person – und das war Timmi. »Timmi ist so chaotisch« stand darauf.

Timmi war fassungslos. Wie konnte der Mann, den sie liebte und achtete und zu dem sie aufblickte, so etwas über sie schreiben? Wie kam er darauf, dass eine so extrem gut organisierte, effiziente Frau chaotisch war?

Der Satz ließ Timmi nicht mehr los. Wenn sie ihr Leben aus der Distanz betrachtete, lief es tatsächlich wie eine gut geölte Maschine. Aber von Nahem besehen führte ihre Hyperkontrolle zu Chaos. Warum? Weil das Leben voller unerwarteter Wendungen ist, und immer, wenn etwas geschah, auf das sie nicht gefasst war, warf es sie aus der Bahn. Unerwartetes

Hämatit

WEISHEITSHÜTER:

TIEF IN DER ERDE

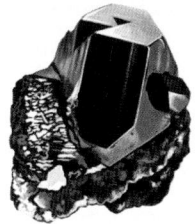

FARBE: Stahlgrau mit roten Streifen

VORKOMMEN: U. a. Brasilien, Kanada, England, Venezuela, USA

GESCHICHTE UND ÜBERLIEFERUNG: Der Hämatit ist ein Heilstein, der dir unter die Haut geht, wenn du es zulässt. Sein Name kommt vom griechischen Wort für »Blut«, er verbindet den Körper mit der Erde. Bei ihren ersten Höhlenmalereien benutzten die Steinzeitmenschen den Hämatit als eine frühe Form von Malkreide. In Mesopotamien diente er dazu, das Blut zu kühlen. Im alten Ägypten wurden Hämatite bei Entzündungen eingesetzt.

HEILKRÄFTE: Der Hämatit sagt dir, was Sache ist. Wenn du außer Kontrolle gerätst, verhilft er dir zum Realitäts-Check. Er stoppt das Kopfkarussell und holt dich auf die Erde zurück. Seine Energien richten sich auf den Körper, und er lehrt uns, es ihm gleichzutun. Statt stressbedingt nur noch zu analysieren, kannst du dich durch Hämatite mit dem Wurzelchakra verbinden und geerdet bleiben. Wie ein Schwamm nimmt er alle negativen Gedanken und Energien in sich auf, sodass dir dies erspart bleibt.

---

schleuderte sie aus ihrer Komfortzone direkt ins Chaos.

Am Ende begriff sie, dass ihr Großvater ihr das größte Geschenk von allem gemacht hatte: die Wahrheit. Und so bekam sie die Chance, sich selbst neu zu sehen.

Zu dieser Zeit gerieten auch andere Bereiche von Timmis Leben außer Kontrolle. Sie wollte ihr Haus verkaufen, überlegte es sich dann doch anders und nahm es wieder vom Markt. Kaum war das geschehen, bekam sie ein Angebot, über das sie innerhalb eines Monats entscheiden musste. Gleichzeitig war ihr halbwüchsiger Sohn in einer schwierigen Phase und brauchte ihre hundertprozentige Zuwendung. Alles passierte zu schnell und parallel. Sie hatte keine Chance, die Dinge im Griff zu behalten. Sie konnte nur noch loslassen, und das machte ihr Angst. Aber sie sah darin auch einen Weckruf: Sie musste ihren inneren Tempel finden. Sie musste auf die innere Stimme hören, die sie ermahnte: *Es ist an der Zeit, auf dich selbst zu achten.*

Loslassen und sich mit Umbrüchen anfreunden erfordert Mut und Furchtlosigkeit. Es ist schwer, zu sich selbst ehrlich zu sein. Doch wenn du es wagst, kannst du selbst auferlegte Grenzen und Muster überwinden, die deinem wahren Glück im Wege stehen.

RITUAL:
LOSLASSEN UND HINGABE

DAUER: *11 Minuten täglich an 3 aufeinanderfolgenden Tagen*

Bei diesem Ritual nutzt du die Energie von Mutter Erde, um Ballast abzustreifen und der Erde alle unerwünschten Energien anzuvertrauen. Es hilft dir, in deinem eigenen Körper ganz zu Hause zu sein. Wenn du mit der Erde und deinem Körper in gutem Kontakt bist, kannst du besser Entscheidungen treffen und auf deine innere Wahrheit hören. Du erkennst, was dir nicht mehr dient und was du brauchst, um ins Gleichgewicht zu kommen.

Wir erden uns durch unsere Füße. Wenn du deine Füße fest auf die Kristalle stellst, wirken die Berührungen wie eine sanfte Reflexzonenmassage. Das stimuliert die Heilkräfte deines Körpers und wirkt entspannend.

Stell dir dabei vor, dass die blockierten, negativen und unerwünschten Energien durch die Fußsohlen abfließen und von der Erde aufgenommen werden. Mit dieser Methode kannst du energetisch loslassen, was dich von den notwendigen Schritten in deinem Leben abhält. Das Ritual kann dir helfen, achtsamer zu werden und den Kontakt zu deinem inneren Tempel aufrechtzuerhalten.

WAS DU BRAUCHST:

- 9 Basaltsteine für Neuanfänge und Loslassen alter Muster
- 10 schwarze Obsidiane, die reinigen, schützen und Spannungen lösen
- 4 Hämatite für Erdung, Balance und das Absorbieren von Negativität
- 1 Wanne oder Eimer für die Füße
- 1 Tasse Epsom-Salz (ca. 225 Gramm, Anm. d. R.)
- 1 Krug warmes Wasser
- 1 Handtuch
- 1 Timer
- 1 Bund Weißer Salbei
- 1 Feder
- 1 Abalone-Schale oder feuerfestes Gefäß für die Asche

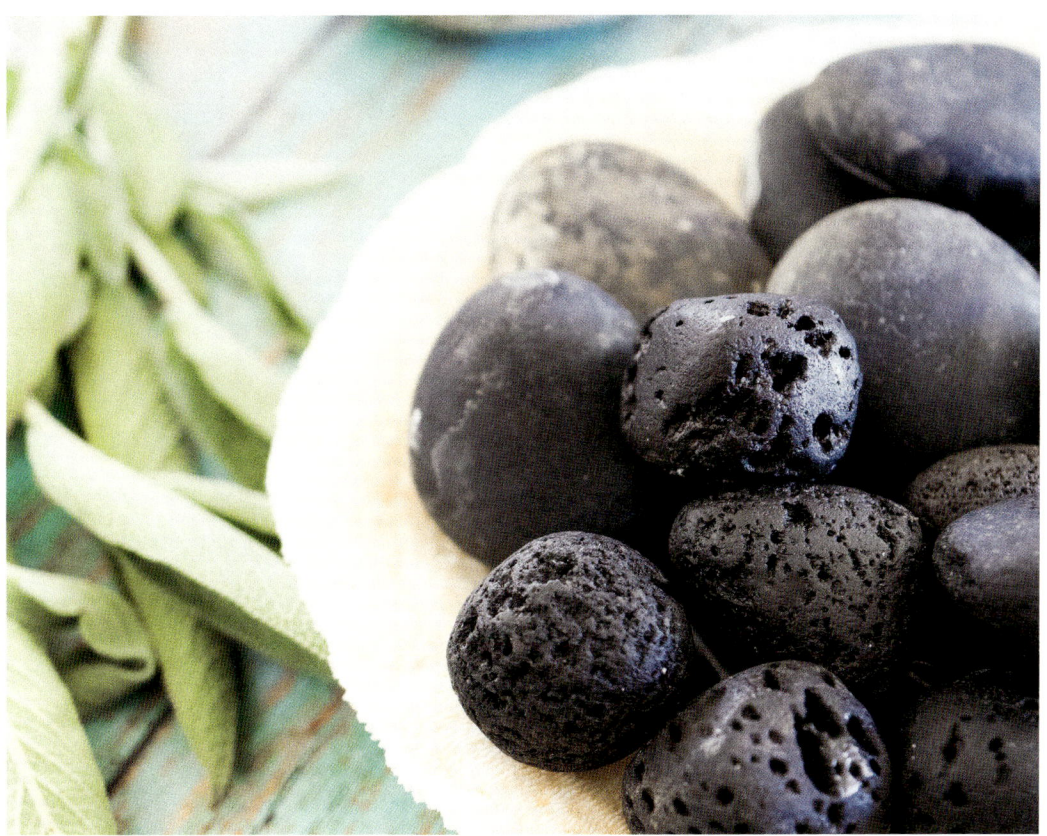

ABLAUF DES RITUALS:

1. Räuchere deine Umgebung mit Salbei und reinige deine Kristalle.
2. Lege alle Kristalle vor dich hin. Sprich laut oder in Gedanken: »*Ich bitte darum, dass sich die höchsten Schwingungen von Liebe und Licht mit meinem höchsten Selbst verbinden, damit alle unerwünschten Energien und bisherigen Programmierungen beseitigt werden. Mögen diese Kristalle die Intentionen speichern, dass sich Negativität und alte Muster lösen und mir Erdung und Ausgleich geschenkt werden. Danke, danke, danke.*«
3. Such dir eine Stelle, wo du bequem mit den Füßen im Wasser sitzen kannst. Lege ein Handtuch auf den Boden und stelle eine Wanne (oder einen Eimer) darauf.
4. Gib alle Steine und eine Tasse Epsom-Salz in die Wanne.
5. Fülle den Krug mit warmem Wasser und gieße so viel davon in die Wanne, dass deine Füße bedeckt sind.

DER INNERE TEMPEL

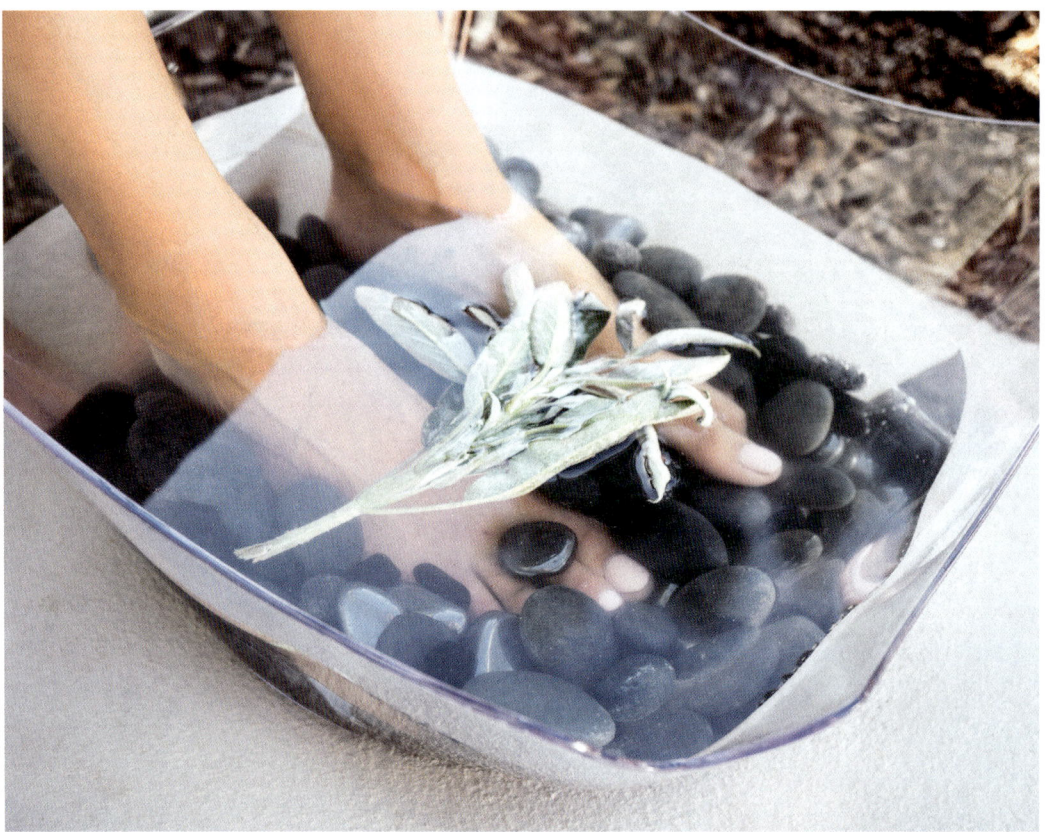

6. Bevor du die Füße in die Wanne stellst, atme drei Mal tief ein. Atme Licht ein und alle negativen Gedanken aus.
7. Stelle die Füße in die Wanne.
8. Stelle den Timer auf elf Minuten.
9. Spüre, wie die Steine dein Energiefeld erden. Spüre, wie sich Geist, Körper und Seele miteinander verbinden und eins werden.
10. Visualisiere, wie deine Füße in die Energie der Erde eintauchen. Spüre, wie du durch die Fußsohlen alles abgibst und loslässt, was deinem höchsten Potenzial nicht mehr dient.
11. Während sich Atem und Körper stabilisieren, spüre, wie sich Frieden, Geborgenheit und Harmonie in dir ausbreiten.
12. Wenn du fertig bist, lege die Steine beiseite, gieße das Wasser in die Toilette und spüle es hinunter.
13. Wiederhole die Schritte 1 bis 12 an drei aufeinanderfolgenden Tagen.

Basalt

WEISHEITSHÜTER:

FINDE DAS INNERE FEUER

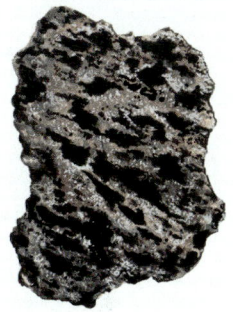

FARBE: Dunkelgrau bis Schwarz

VORKOMMEN: U. a. Island, Indien, Südafrika, USA

GESCHICHTE UND ÜBERLIEFERUNG: Beim Basalt erleben wir auf eindrucksvolle Weise, wie Wandlung aussehen kann. Entstanden aus feurigem vulkanischem Magma, immer rastlos und in Bewegung, erkaltete es auf dem Weg an die Erdoberfläche und wurde zu einem tragenden Fundament für Land und Meer. Seit Jahrhunderten wird das Gestein zu Dekorations- und Heilzwecken eingesetzt. Im alten Rom machte seine Härte und Belastbarkeit den Basalt zum beliebten Straßenbelag. Die alten Ägypter meißelten gewaltige Statuen aus dem schwarzen Gestein. Heute kommt Basalt in Form von Hot Stones zur Anwendung.

HEILKRÄFTE: Die Basaltenergie ist sowohl intensiv wie beruhigend. Der Stein wirkt energetisch absorbierend, er löst negative Energien und emotionale Blockaden, die den freien Fluss positiver Energien behindern. Er vermittelt Mut und Stabilität. Bei schwirigen Übergängen gewährt er Zuversicht und Unterstützung. Für therapeutische Massagen werden Basaltsteine erwärmt und auf den Körper gelegt, um Schmerzen zu lindern und wohltuende Wärme abzustrahlen.

Die spirituelle Reise erfordert viel Arbeit, die dir niemand abnehmen kann. Anstrengen musst du dich selbst. Die Suche nach dem inneren Tempel beginnt bei jeder und jedem zu einer anderen Zeit. Ich trat sie mit 29 an, Timmi mit 47. Es gibt keinen richtigen oder falschen Zeitpunkt und auch nicht so etwas wie »zu spät«.

Woher weißt du, wann es für dich an der Zeit ist? Deine bisherige Lebensweise wird dir nicht mehr genügen. Selbst das Unbekannte wird dir besser erscheinen als das Altbekannte. Zum ersten Mal im Leben wirst du den unwiderstehlichen Drang verspüren, auf einer tieferen Ebene wissen zu wollen, wer du bist. Selbstreflexion wird dir helfen, dich zu lieben und zu akzeptieren.

»Wenn du keine Schatten wirfst, stehst du nicht im Licht.«

Lady Gaga,
Popsängerin und Songwriterin

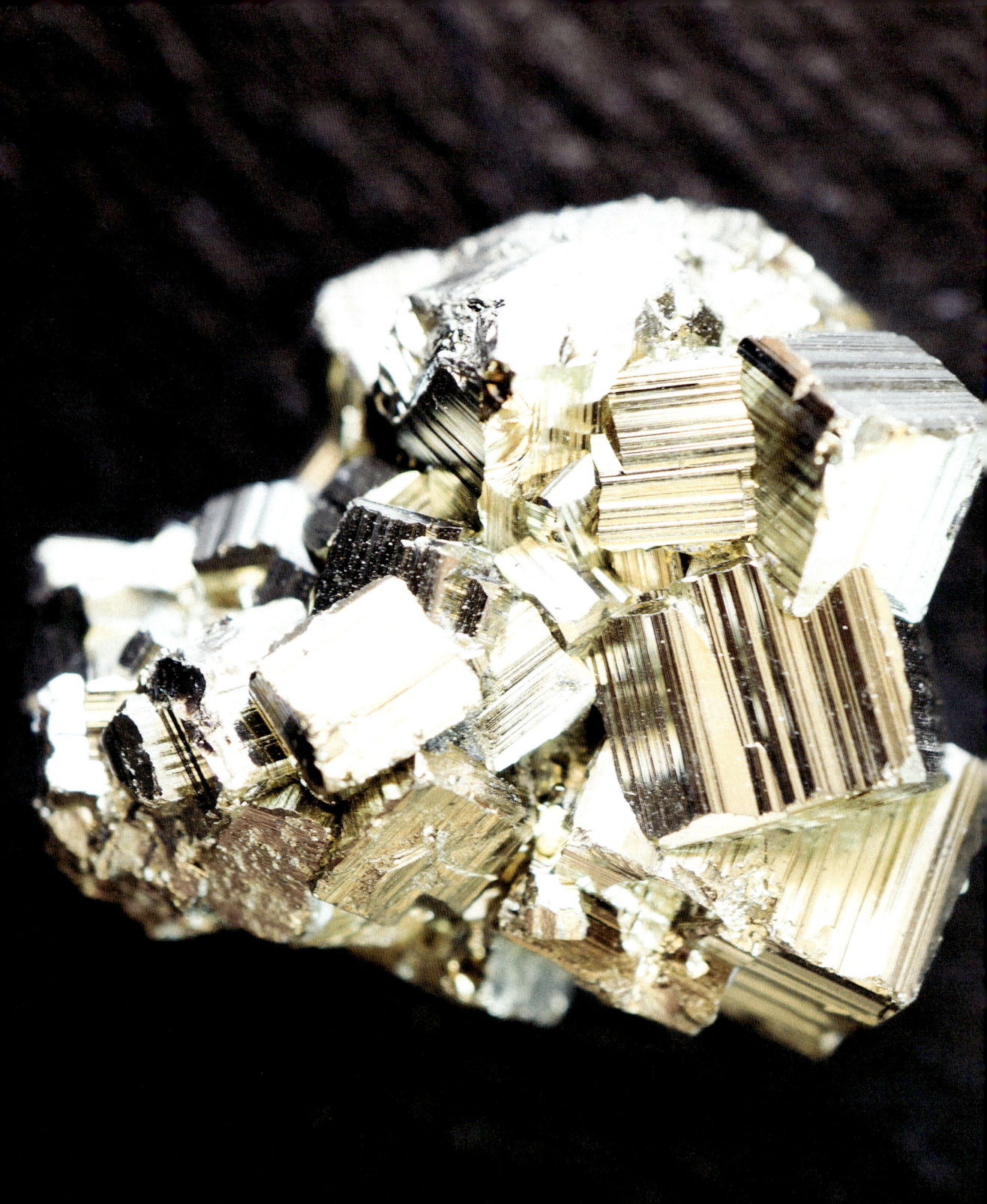

KAPITEL 6

SEI EIN GELDMAGNET

WIE DU WOHLSTAND, ERFOLG UND LEBENSFÜLLE ANLOCKST

*»Entscheidend ist, dass du das Geld beherrschst und nicht das Geld dich.
Dann bist du frei, das Leben nach deinen eigenen Vorstellungen zu gestalten.«*

*Tony Robbins,
Life Coach, Unternehmer, Bestsellerautor und Philanthrop*

Unser Unternehmen entstand gewissermaßen im Kofferraum unserer Autos in Manhattan Beach, Kalifornien. In der Stadt kannte man uns als die »Flip-Flop-Girls«, die »Energieperlen« verkauften, weil wir anfangs Flip-Flops und Yogaklamotten trugen. Ich würde gerne behaupten, dass wir einen Business-Plan hatten. Nein, hatten wir nicht. Aber wir hatten viel Zuversicht, eine erfolgversprechende Idee und Kristalle um den Hals.

Ich war mit dem Geld aus meinen Immobilienverkäufen bei Heilerinnen, Medizinmännern und Gesundheitsexperten aus der ganzen Welt in die Lehre gegangen. Zu diesem Zweck war ich nach Herzenslust um den Globus gejettet. Nach meiner Rückkehr entdeckte ich Yoga, Meditation, Chanten und Kristalle.

Ich war mit viel Liebe bei der Sache, aber leider war mein Konto so gut wie geplündert. Ich musste herausfinden, wovon ich meinen Lebensunterhalt bestreiten wollte.

Ich bat also meine patente Mom um Ideen. In ihrer Antwort schwang eine gute Portion ihres irischen Humors mit: »Heather, du stehst am Straßenrand und verhungerst mit einem Laib Brot in der Hand. Du weißt so viel über Energie und Heilen. Mach was draus!«

Sie hatte recht. Es war an der Zeit, Geld anzulocken, also kombinierte ich meine Kenntnisse über Feng-Shui mit meiner Liebe zu edlen Steinen und Design. Und so entstand mein erstes Schmuckstück. Ich nannte es »Prosperity Necklace«.

Die Kette bestand aus drei chinesischen Münzen, die mit rotem Faden zusammengebun-

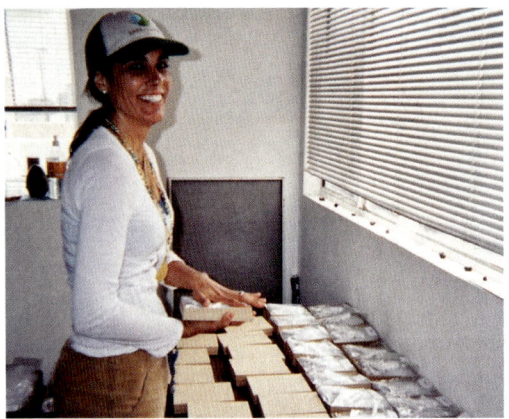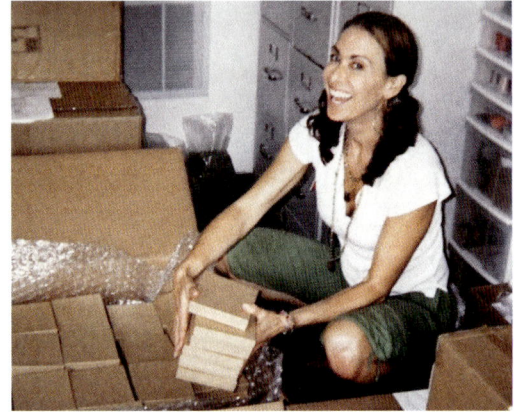

Heather (links) und Timmi (rechts) verpacken Halsketten aus »Energieperlen«.

den und mit einer Kette aus Jadeperlen kombiniert wurden und die der Trägerin zu Wohlstand verhelfen sollten. Meine Definition von Wohlstand beschränkte sich aber nicht aufs Geld. Ich sah auch die Chance, neue Türen zu öffnen und Menschen kennenzulernen, die mein Leben bereichern würden.

Wohlstand kann dauern, aber ich musste mir ein Zeitlimit setzen. Würde das Experiment funktionieren? Ich stellte zehn Ketten her, gab sie zehn Menschen und bat sie, mir in zehn Tagen zu sagen, ob es bei ihnen einen Aufschwung gegeben hatte. Ich muss hinzufügen, dass ich die Ketten meinen zehn skeptischsten Freundinnen gab – jenen, die meinen neuen Weg mit »großer Besorgnis« betrachteten.

»Du willst im Ernst, dass ich diese Kette trage?«

»Ja, zehn Tage lang.«

»Warum?«

»Ich will herausfinden, ob du, wenn du die Erdenergie als Talisman am Körper trägst, an deine Intentionen in Richtung Wohlstand erinnert wirst.«

»Bitte was?«

»Trag sie einfach. Sei so gut.«

Bis dahin hatte mich Timmi, die mich in- und auswendig kannte, schon in vielen meiner »Phasen« erlebt, aber diesmal war etwas anders. Sie hakte nach. Was hatte ich vor? Warum verzichtete ich auf ein gutes Einkommen und eine solide Karriere und reiste auf der Suche nach meiner »Seele« in entlegene Dschungeldörfer? Meine Reisen hatten mich verändert, das machte sie neugierig. Mutig stellte sie sich als Versuchskaninchen zur Verfügung.

Nach zehn Tagen berichteten alle zehn Teilnehmerinnen von Erfolgen. Einige hatten per Post Geld bekommen, andere neue berufliche Chancen, es gab sogar eine Gehaltserhöhung. Das sprach sich in Windeseile herum. Plötzlich interessierte man sich in unserem Städtchen für die neue Halskette. Meine Geschäftsidee hatte eingeschlagen!

Aber ich hatte ein Problem. Wie sollte ich damit in Produktion gehen? Und da kam Timmi ins Spiel. Sie kannte sich aus. Sie hatte zwölf Jahre in der Bekleidungsindustrie gearbeitet und

KAPITEL 6

Damenbekleidung an Massenmarkt-Händler verkauft. Es war ein anstrengender Job, sie hatte ein Burn-out und gerade erst bei ihrem Arbeitgeber gekündigt, doch sie wollte mir helfen. Eine Woche später war die Produktion von »Prosperity Necklace« angelaufen.

Wir kamen kaum nach mit den Bestellungen. Kaum hatten wir die Kristalle gereinigt und aufgeladen, lagen sie auch schon im Kofferraum und wurden von uns persönlich ausgeliefert.

Bald hörten Hollywood-Stars von den »Energieperlen« der Flip-Flop-Girls im nahe gelegenen Manhattan Beach, und wir wurden bei exklusiven Hollywood-Partys in Hinterzimmer gesetzt, wo wir unsere Steine an die Reichen und Berühmten verkauften wie Energie-Dealer, die den Käufern einen heimlichen Vorteil verschaffen sollten. Ein Geldregen ging auf uns nieder, und wir lernten ein paar der reichsten Menschen der Welt kennen.

Wir fanden ein Büro mit Meerblick in Manhattan Beach und engagierten Mitarbeiter. Doch um die Nachfrage zu befriedigen, brauchten wir Kapital. Und damit waren wir endgültig Unternehmerinnen.

Timmi und ich könnten ein ganzes Buch darüber schreiben, was man im Geschäftsleben *auf keinen Fall* machen soll. Wir sind in jedes nur erdenkliche Fettnäpfchen getappt, haben aber immer auf unsere Intuition gehört und um Hilfe gebeten. Zwei Jahrzehnte später sind wir immer noch von klugen, findigen Leuten umgeben und vor allem von der *Energie der Kristalle*.

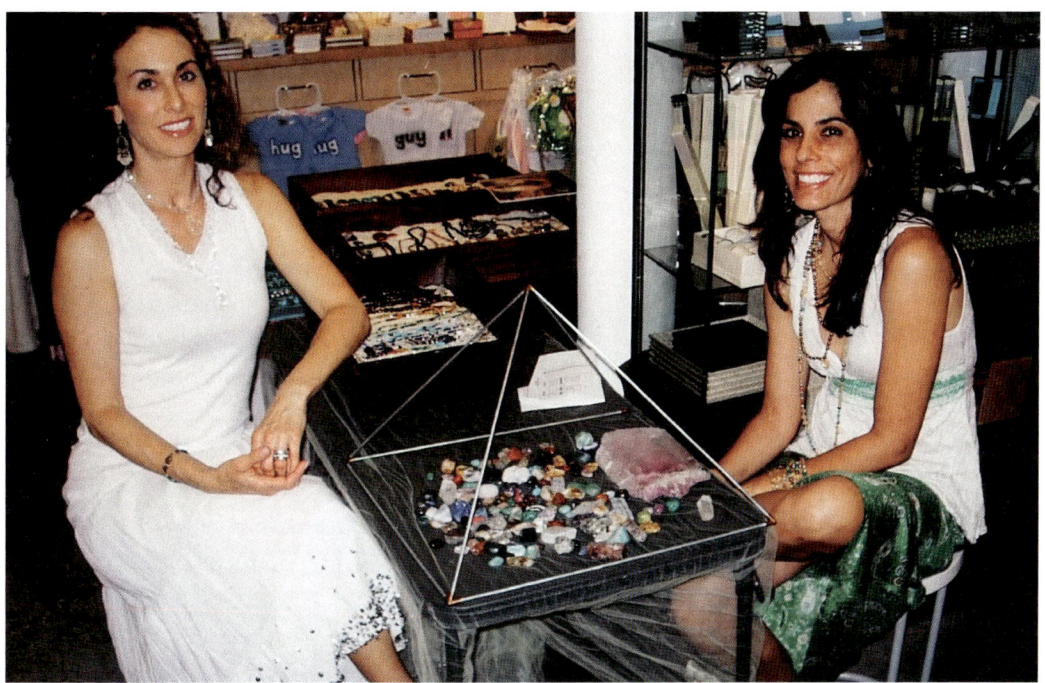

Timmi und Heather bei einer privaten Kristall-Beratung

SEI EIN GELDMAGNET

KLAR WIE KRISTALL

Im Nachhinein war die Tatsache, dass unser Geschäft so reibungslos anlief, eher ein Nachteil. Durch den mühelosen Start vergaßen wir ein sehr wichtiges universelles Gesetz: Dankbarkeit. Wir nahmen all das Gute als selbstverständlich hin und bekamen schließlich eine harte Lektion: Es ging nicht um uns, unser Ego oder die »coolen« Leute, die wir trafen. Es war *nie* um uns gegangen – es ging immer nur um die Kristalle.

»Ihr zwei Mädels seid so hingerissen von euren Geschäftserfolgen, dass ihr vergessen habt, wer hier wirklich im Mittelpunkt steht: Wir!«, schienen uns die Kristalle zuzurufen. »Es ist an der Zeit, euch mit unserer stillen Seite bekannt zu machen, damit ihr wisst, mit wem ihr es zu tun habt.«

Autsch.

Es folgten Monate, in denen die Bestellungen drastisch nachließen. Der erste Hype legte sich. Wir vernahmen die »stille« Botschaft der Steine laut und deutlich. Wir waren gezwungen, eine Produktionspause einzulegen, während wir andere Produkte entwickelten. Bedauerlicherweise waren unsere Gedanken wie vernebelt vor Angst vor dem Unbekannten. Die Steine in ihrer unendlichen Weisheit sahen zu, wie wir abwärtstrudelten.

Schließlich legten wir uns eines Tages auf den Fußboden, über und über von Kristallen bedeckt. Schwarzer Turmalin zwischen den Füßen, Hämatit auf dem Wurzelchakra, Karneol auf dem zweiten Chakra, Pyrit auf dem dritten Chakra, Rosenquarz auf dem Herz, Türkis auf der Kehle, Amethyst auf dem Dritten Auge und Bergkristallspitzen um uns herum. So blieben wir stundenlang liegen.

Langsam verbanden sich unsere energetischen Körper wieder mit unseren physischen. Als unsere Ängste in die Erde abflossen, wurde alles kristallklar. Wir mussten neu anfangen. Wir brauchten einen Plan, denn die alten Wege führten nicht weiter.

SPIRITUELLEN REICHTUM PFLEGEN

Die »alten Wege« hatten viel mit unseren Denkmustern zu tun. Als wir anfingen, überlegten wir oft, ob »Spirituelles« und »Materielles« über-

---

TIPPS FÜR WOHLSTAND UND GELDFLUSS

- Lege deine Geldbörse nie auf den Boden, dadurch wird ihr Geld-Energie entzogen.
- Suche die Nähe von Wohlhabenden, ihr Glück wird auf dich abfärben.
- Trage Tigerauge, Jade, Aventurin oder Pyrit am Körper.
- Verstopfte oder tropfende Rohre entsprechen einem verstopften oder tröpfelnden Geldfluss. Warte nicht mit der Reparatur.
- Schließe Badezimmertüren und Toilettendeckel, um Energie- und Geldverluste zu verhindern.
- Lege ein Stück Citrin in deine Ladenkasse, damit das Geld in Fluss gerät.
- Verstecke in deiner Geldbörse einen 100-Euro-Schein, damit du dich immer »flüssig« fühlst.

haupt koexistieren können. Tief im Unterbewussten glaubten wir nicht daran, und deshalb waren wir finanziell oft in Nöten.

Wir waren der Ansicht, dass Heiler, die anderen Menschen dienen, kein Geld dafür nehmen sollten. Diese Einstellung kostete uns fast unser Geschäft. Doch dann hatten wir eine Erleuchtung: Ohne Geld und Kunden konnten wir gar niemandem dienen!

Spiritueller Reichtum kommt von innen. Er besteht aus Zufriedenheit, Achtsamkeit und einer spirituellen Ausrichtung – und das alles kann man immer haben. Wahrer spiritueller Reichtum ist etwas, das du steuern kannst, und niemand kann ihn dir nehmen. Materieller Reichtum schwankt häufig. Er wird nicht nur von dir selbst bestimmt – zum Beispiel durch falsche Entscheidungen –, sondern auch von äußeren Einflüssen wie der Wirtschaftslage, Naturkatastrophen und vielen anderen Faktoren, die man nicht beeinflussen kann.

Als wir uns bewusst wurden, dass materieller Reichtum ganz natürlich aus spirituellem Reichtum entspringen kann, und diese Überzeugung verinnerlichten, bekam unser Geschäft wieder Auftrieb. Wir entwickelten die Idee einer Wohlstands-Schale, die inzwischen immer vor uns steht, damit wir auf dem richtigen Weg bleiben.

Tigerauge

WEISHEITSHÜTER:
GESTALTWANDLER

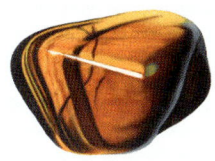

FARBE: Gelb mit goldbraunen Streifen
VORKOMMEN: U. a. Australien, Brasilien, Südafrika und USA
GESCHICHTE UND ÜBERLIEFERUNG: Das Tigerauge hat seinen Namen von seiner Bernsteinfarbe, aber vor allem von seiner Fähigkeit, starke Konzentration zu verleihen sowie die urtümliche Kraft, die man mit dem Tiger assoziiert. Es gehört zur berühmten Quarz-Familie und soll früher Kriegern und Soldaten Mut gemacht haben. Römische Soldaten trugen Ringe aus Tigerauge.
HEILKRÄFTE: Wenn man ein Bild zu lange anstarrt, verschwimmt es vor den Augen. Dasselbe gilt für unsere geistige Sichtweise. Betrachten wir eine Situation zu lange aus einer Perspektive, wird sie unklar. Das Mineral hilft dir, sie neu und klarer zu sehen, indem es die Perspektive verändert. Vielleicht ist es Zeit für ein neues Hobby, oder ein berufliches Problem lässt sich anders lösen als gedacht. Das Tigerauge zeigt dir, welche Veränderungen anstehen. Es ist dem Solarplexus und dem Sakralchakra zugeordnet und hilft, dich gedanklich zu erden. Es kann dir den Mut geben, anstehende Veränderungen beherzt anzupacken.

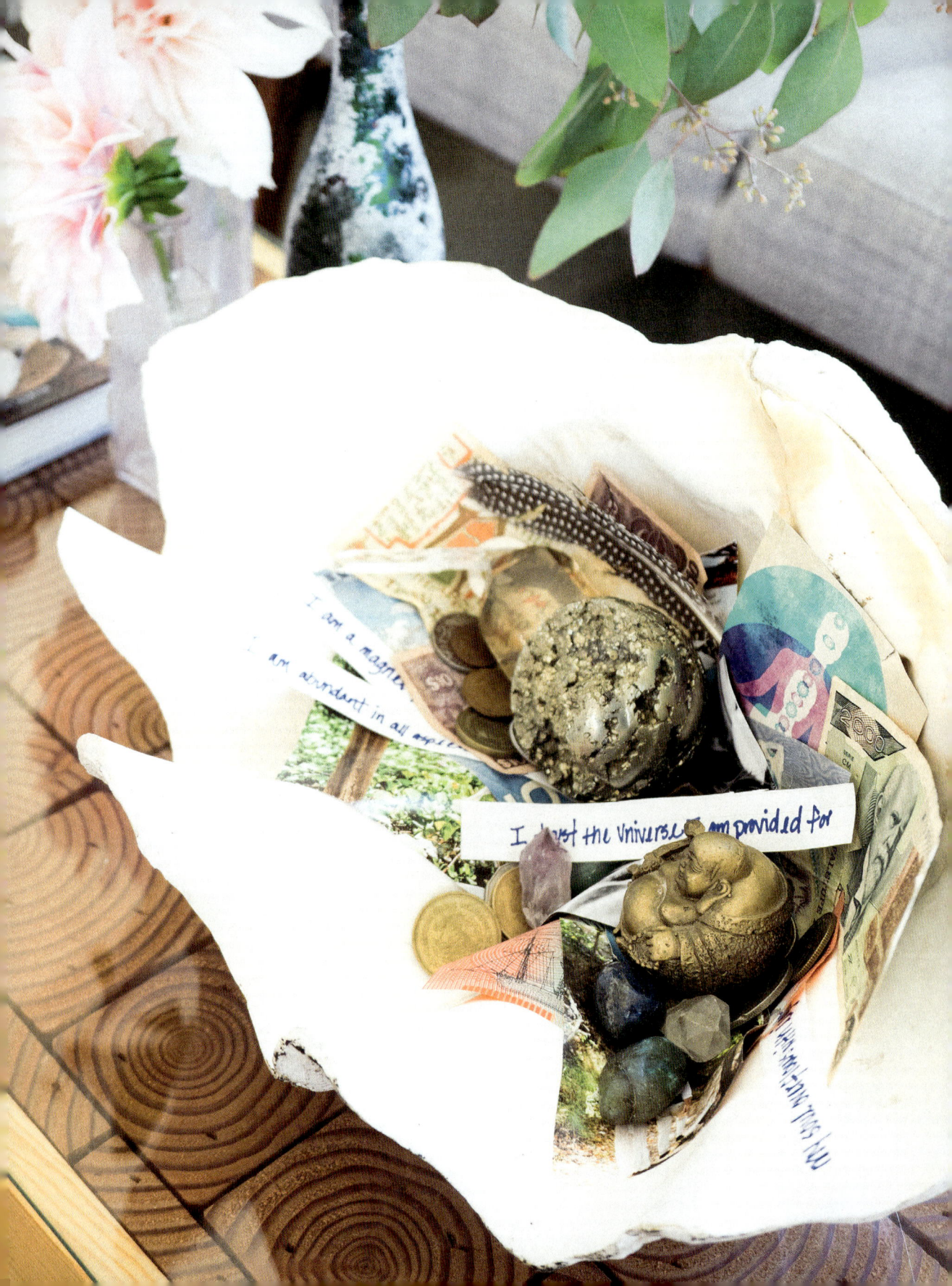

RITUAL: EINE SCHALE FÜR WOHLSTAND UND FÜLLE

DAUER: *40 Tage*

Dieses Ritual gibt dir die Chance, Gedanken und Ideen eine konkrete Form zu verleihen. Die Schale, die deine Intentionen, Schätze und Ziele repräsentiert und enthält, bietet unbegrenzte Möglichkeiten.

WAS DU BRAUCHST:

- 1 Behälter, der deine spirituelle und materielle Welt darstellt (z. B. eine Schüssel, eine große Muschel, ein Korb, ein Goldfischglas, eine Bonbonschale, eine Glasvase – sei kreativ!)
- 8 Kristalle – 8 steht als Zahl für Geld. Die Kristalle repräsentieren die Gaben der Erde. Ihre Größe ist unerheblich.
- 1 Tigerauge, 1 Aventurin, 1 Citrin, 1 Jadestein (für materiellen Wohlstand)
- 1 Amethyst, 1 Bergkristall, 1 Labradorit, 1 Dumortierit (für spirituellen Reichtum)
- 7 Wünsche, Ziele oder Intentionen, mit blauer Tinte in der Gegenwartsform auf Papier geschrieben
- Geld – Münzen, Scheine oder Währung aus Ländern, in denen du Geschäfte machen möchtest
- 1 Bild von dir, auf dem du glücklich aussiehst
- Abzüge von Fotos oder Bildern, die für dich Spiritualität, Zufriedenheit, Achtsamkeit und inneren Frieden symbolisieren
- Schätze, die dir etwas bedeuten, z. B. eine Feder, eine Muschel oder ein Geschenk von einem lieben Menschen
- Bilder von Familienmitgliedern und Freunden, die dich glücklich machen und dich auf deiner Reise begleiten sollen
- alles, was für dich spirituellen Reichtum darstellt
- etwas Goldfarbenes – Münzen, ein bemalter Stein, Pyrit, ein Glücks-Buddha o. Ä.
- 1 Bund Weißer Salbei
- 1 Feder
- 1 Abalone-Schale oder feuerfestes Gefäß für die Asche

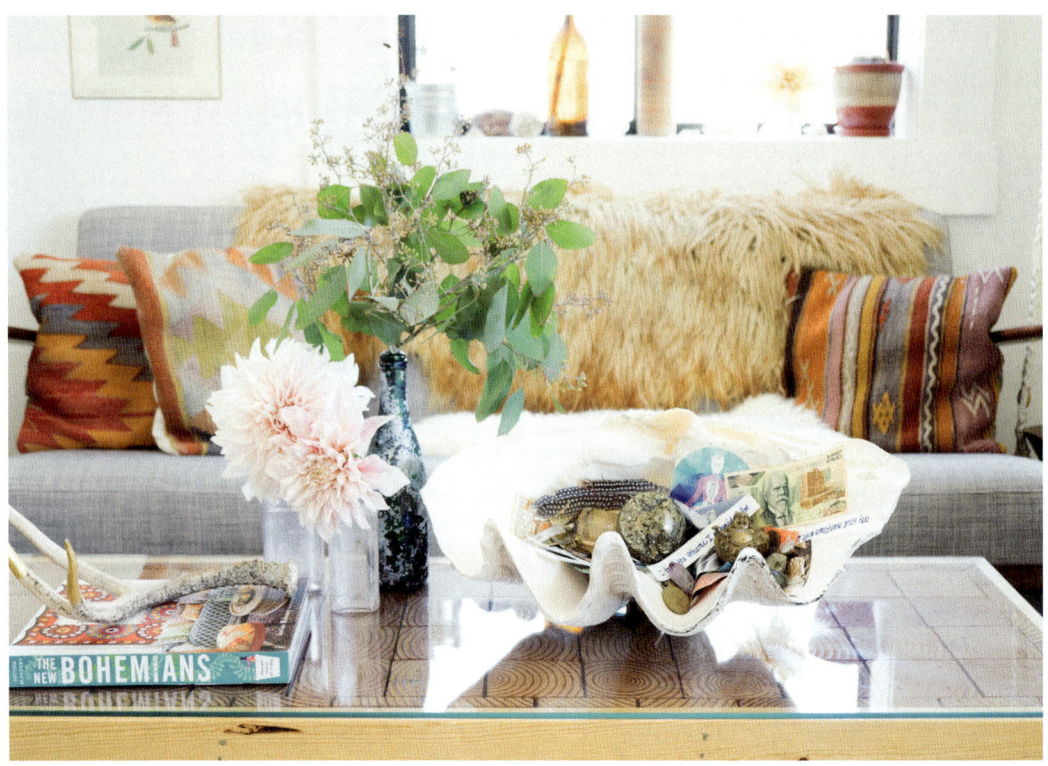

ABLAUF DES RITUALS:

1. Räuchere deine Umgebung mit Salbei und reinige deine Kristalle.
2. Halte die Kristalle in den Händen, schließe die Augen und nimm drei tiefe Atemzüge. Sprich laut oder in Gedanken: »*Ich bitte darum, dass sich die höchsten Schwingungen von Liebe und Licht mit meinem höchsten Selbst verbinden, damit alle unerwünschten Energien und bisherigen Programmierungen beseitigt werden. Mögen diese Kristalle folgende Intentionen speichern: spirituelle Fülle und unbegrenzte Möglichkeiten. Danke, danke, danke.*«
3. Suche einen Ort, an dem deine Schale stehen kann und du sie jeden Tag siehst.
4. Lege die Steine auf den Boden des Gefäßes und schichte die anderen Gegenstände darüber. Ganz oben sollte der goldfarbene Gegenstand platziert werden.
5. Nenne laut deine erste Intention für spirituellen Reichtum.
6. Lass dein Gefäß 40 Tage lang am selben Platz stehen, bis du eine Veränderung spürst. Du kannst jederzeit etwas dazulegen oder die Energie »auffrischen«, indem du das Gefäß in die Sonne stellst.

NIMM ABSCHIED VOM JAMMERN UND KLAGEN

Du hast alles getan, um deine finanzielle Situation zum Besseren zu ändern, und bekommst doch immer dieselben Ergebnisse? Das kann nur eines bedeuten: Es ist Zeit für eine neue Geisteshaltung.

Eines der größten Geheimnisse im Zusammenhang mit reichlichem Geldfluss lautet: Du musst Verantwortung übernehmen für alles, was du fühlst, denkst und glaubst, und verstehen, dass alles von innen kommt. Das bedeutet auch, dass du aufhörst, anderen die Schuld für deine Probleme zu geben und dich so viel über sie zu beklagen.

Du selbst kannst dich entscheiden, in einem neuen Zustand von Glück und Fülle zu leben. Sobald dein Gehirn dieses Konzept begreift, bist du auf dem besten Weg zu deinen Träumen.

Leider wagen nur wenige Menschen einen solchen Perspektivwechsel. Viele sind geradezu süchtig nach Misserfolgen, Enttäuschungen, Traurigkeit und finanziellen Krisen. Die Angewohnheit, sich um Geld Sorgen zu machen, wird man schwer los. Wenn man jedoch Verantwortung für die eigene Notlage übernimmt, muss man etwas dagegen tun.

Halte für einen Moment inne und bedenke: Es ist großartig, dass du selbst die Kraft, den Willen und die Werkzeuge in dir hast, deine Lebensumstände zu ändern. Das mag nicht sofort umsetzbar sein, aber es ist möglich.

Du hast die Wahl: Du kannst deinem Geist erlauben, sich *gegen* dich zu wenden oder *für* dich zu arbeiten. Genau an diesem Punkt sollten deine inneren Bemühungen ansetzen.

Jade

WEISHEITSHÜTER:
GLÜCKSBRINGER

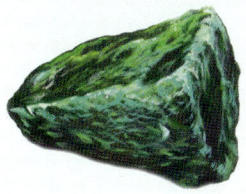

FARBE: Grün

VORKOMMEN: U. a. China, Neuseeland, Kanada, Mexiko, USA

GESCHICHTE UND ÜBERLIEFERUNG: Grüne Jade (Nephrit) gilt als geheimer Glücksbote. Seit Jahrhunderten glauben Völker auf der ganzen Welt an seine gewinnbringenden Fähigkeiten. Die Maori, ein indigenes Volk aus Neuseeland, trugen Jade-Talismane für ein langes Leben. Azteken und Maya betrachteten die Jade – die auch Nierensteine heilen konnte – als Mittler zu den Göttern. In China repräsentierte Jade Aspekte von Tugend und Glück: nämlich Mut, Reinheit, Langlebigkeit, Wohlstand und Weisheit.

HEILKRÄFTE: Wie wir es aus der chinesischen Tradition kennen, soll Jade Glück und Wohlstand in verschiedene Bereiche deines Lebens bringen. Als Erdelement öffnet sie dich für Reichtum und Fülle. Diese Fülle kann die Form von materiellem Reichtum annehmen oder sich als Gesundheit, Glück, Erfolg oder Liebesbeziehung materialisieren.

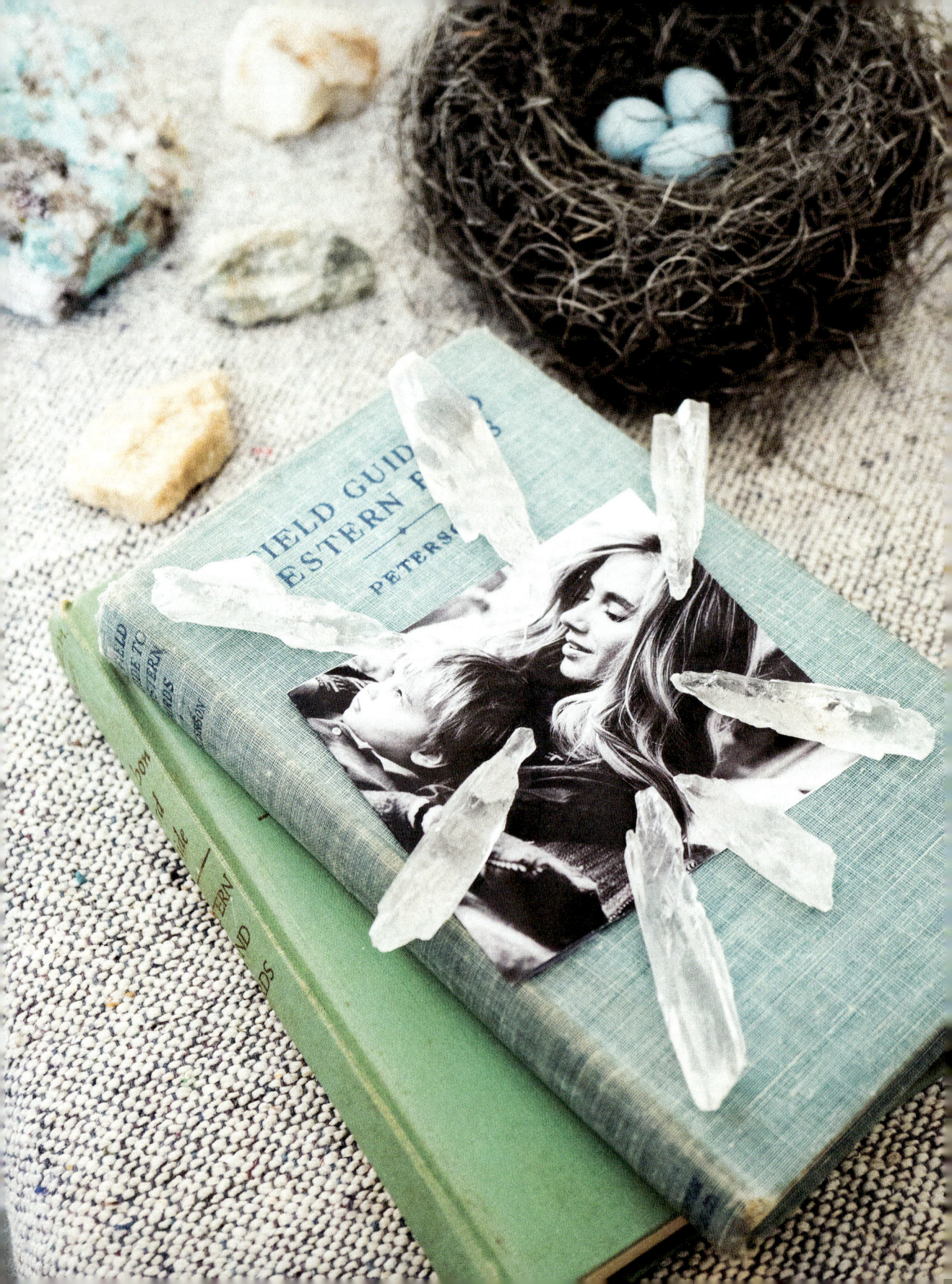

RITUAL:
VERANTWORTUNG ÜBERNEHMEN

DAUER: *7 Tage, 7 Minuten täglich*

Such dir etwas in deinem Leben, für das du in den nächsten sieben Tagen die Verantwortung übernehmen willst. Verlagere den Fokus von »sie« oder »er« oder »die anderen« zurück zu »ich«. Intentionen und Veränderungen haben dort ihren Platz – in deinem Inneren. Kannst du dein Leben unter diesem Blickwinkel sehen, versetzt dich das in die Lage, Unerwünschtes zu verändern und dir all das zu eigen zu machen, was du schon an Wichtigem geschaffen hast.

Es geht darum, Verantwortung für deine Situation zu übernehmen, ohne Schuldzuweisungen, Klagen oder Rechtfertigungen. In nur sieben Tagen wirst du dein wahres Selbst wiederfinden und auf neuen Wegen alle Arten von Wohlstand anlocken.

WAS DU BRAUCHST:

- 1 Foto von dir
- 7 Quarzkristalle (tektonisches Quarz) – 7 ist die Zahl für Heilung; diese Quarzvarietät ist das Ergebnis eines massiven Energiewandels infolge von Erdbewegungen, die den Stein in eine neue Form zwangen
- 1 kleine Bergkristallspitze zur Aktivierung deines Kristallmusters
- 1 Timer
- 1 Bund Weißer Salbei
- 1 Feder
- 1 Abalone-Schale oder feuerfestes Gefäß für die Asche

ABLAUF DES RITUALS:

1. Räuchere deine Umgebung mit Salbei und reinige deine Kristalle.
2. Halte die Quarzkristalle in den Händen, schließe die Augen und nimm drei tiefe Atemzüge. Sprich laut oder in Gedanken: »*Ich bitte darum, dass sich die höchsten Schwingungen von Liebe und Licht mit meinem höchsten Selbst verbinden, damit alle unerwünschten Energien und bisherigen Programmierungen beseitigt werden. Mögen diese Kristalle folgende Intentionen speichern: Bewegung, Verantwortung, reichlicher Geldfluss. Danke, danke, danke.*«

SEI EIN GELDMAGNET

3. Lege dein Foto auf einen Tisch, ein Regal, ein Nachttischchen oder eine Fläche, wo du es jeden Tag siehst.
4. Umgib dein Foto mit sieben Quarzkristallen, deren Spitzen nach innen zeigen. Das hilft dir, nach innen zu blicken.
5. Aktiviere dein Kristallmuster mit dem Bergkristall. Beginne außen und verbinde alle Steine energetisch mit einer unsichtbaren Linie – wie bei einem Zahlenbild. Ein Kristallmuster ist eine Art spirituelle Blaupause für deine Intention. Es ist ein mächtiges Werkzeug zur Manifestierung von Zielen, Wünschen und Absichten, das die Energien der Steine, ein heiliges geometrisches Muster und deine Intention miteinander verbindet. So kann die Manifestierung viel schneller eintreten.
6. Stell den Timer auf sieben Minuten. Betrachte dein Foto. Frage dich: *Was muss sich finanziell bei mir ändern?* Beantworte dir die Frage laut. Dadurch übernimmst du Verantwortung für deine derzeitige Situation, ohne zu erklären, zu beschuldigen oder dich zu beklagen.
7. Betrachte die Lage von einer höheren Warte aus. Wofür trägst du die Verantwortung? Welche Lektionen sollen dir die bestehenden Probleme erteilen? Wie kannst du zukünftig auf andere Weise handeln? Wie kannst du dir und anderen vergeben und neue Richtungen einschlagen?
8. Wenn alte Denkschablonen auftauchen, halte inne und nimm ein paar tiefe Atemzüge. Erinnere dich daran, dass die alten Muster nicht funktioniert haben. Sie halten dich fest, sodass du auf der Stelle stehst und Mangel empfindest. Wenn du in dich gehst und dein Leben annimmst, wirst du stark, frei und zufrieden sein.
9. Wiederhole die Schritte 6 bis 8 an sieben aufeinanderfolgenden Tagen.

WERDE EIN GELDMAGNET

Wenn du ein Geldmagnet werden willst, solltest du verstehen, dass Geld eine Form von Energie ist. Sein wahrer Wert ist relativ. Für den einen ist eine bestimmte Summe viel, für den anderen wenig. Frage dich also, welchen Wert Geld für dich hat. Die Antwort darauf und die Bedeutung von Geld können sich natürlich je nach Lebensphase ändern.

Mir fällt immer auf, dass Menschen, die nicht viel Geld, dafür aber eine starke Beziehung zu Familie, Gemeinschaft und Spiritualität haben, vom Glück begünstigt und damit wahrhaftig reich wirken. Wenn du in Gelddingen einen Zustand der Zufriedenheit erlangen willst, musst du herausfinden, was dich geistig, seelisch und körperlich aufbaut. Wie viel Geld brauchst du, um zufrieden zu sein?

Wenn du klar, flexibel und unvoreingenommen bist, wird dich die Geldenergie nicht beherrschen, sondern ungehindert durch dein Leben fließen. Eine Person, die ein Geldmagnet ist, hat eine klare und ausgeglichene innere Haltung und einen Aktionsplan, der ihre Visionen und Werte berücksichtigt.

Aventurin

WEISHEITSHÜTER:

MANIFESTIERE DEINE TRÄUME

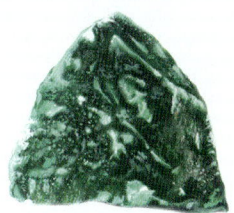

FARBE: Helles bis dunkles Grün

VORKOMMEN: Brasilien, Indien, Russland und Tansania

GESCHICHTE UND ÜBERLIEFERUNG: Der Aventurin gilt als der »Stein der Spieler«. Sein Name kommt aus dem Französischen und bedeutet »Abenteuer«. Willst du Risiken eingehen, solltest du ihn an deiner Seite haben!

HEILKRÄFTE: Viele grüne Steine sollen zu Wohlstand verhelfen, aber die launische Energie des glitzernden Aventurins zieht Reichtum besonders wirksam an. Dieses Mineral hilft allen, nicht nur den Glücksspielern. Manchmal geht es bei einem Risiko weniger um ein Spiel als um eine Weggabelung, an der du entscheiden kannst, ob du auf Sicherheit oder auf Wagnis setzen willst. In Verbindung mit dem Herzchakra verleiht der Aventurin dem Geist entspannte Zuversicht. Seine stimulierenden Schwingungen können eine optimistischere Haltung fördern, die es dir leichter macht, deine Komfortzone zu verlassen.

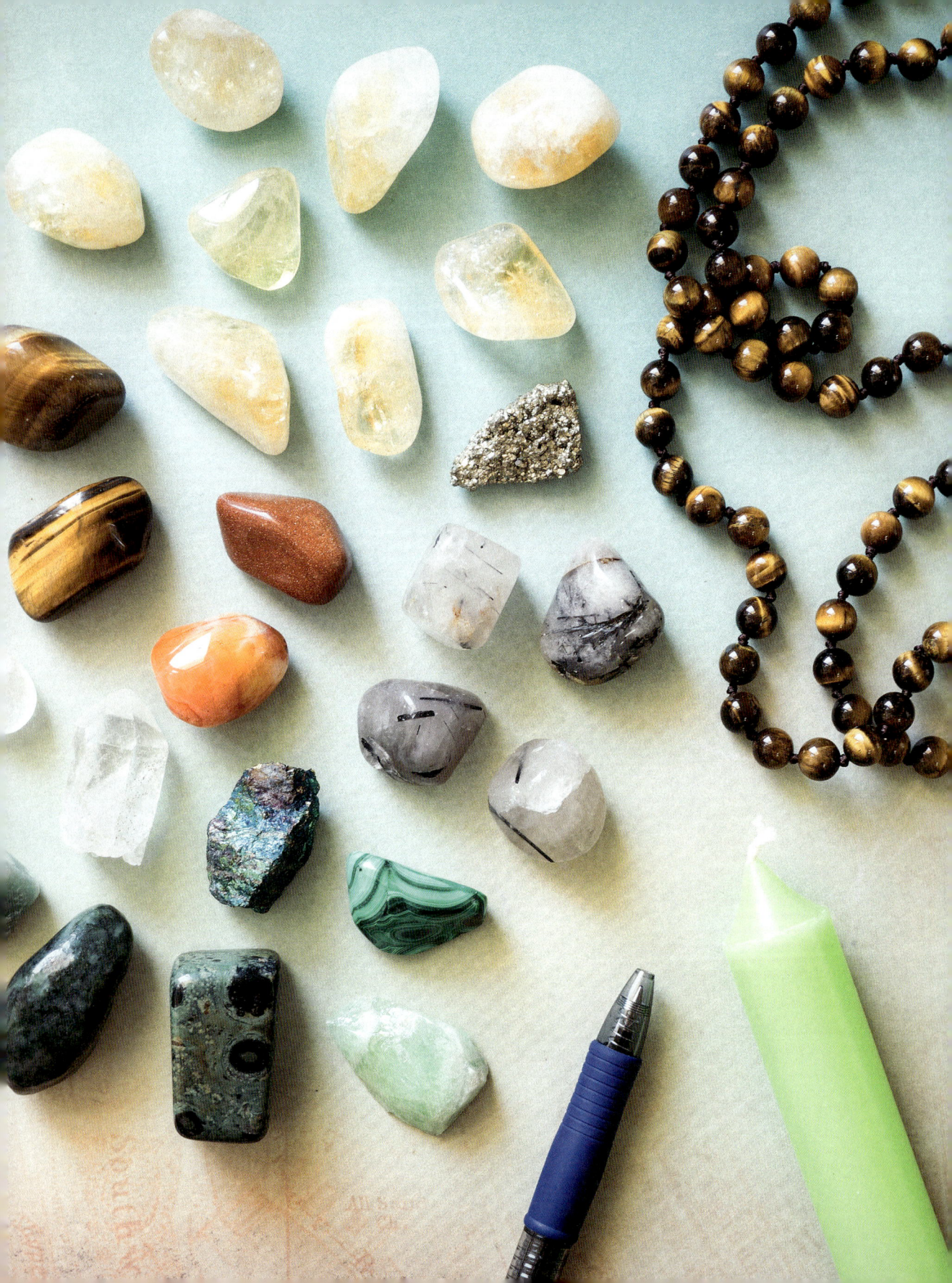

RITUAL:
GELD MAGNETISCH ANZIEHEN

DAUER: *40 Tage*

Das Geldmagnet-Ritual verhilft dir zu einer offenen und ausgeglichenen Geisteshaltung. Mithilfe der abgedruckten Vorlage auf Seite 108 kannst du deine Kristalle richtig platzieren und dir über deine finanziellen Wertvorstellungen klarer werden. Sie unterstützen dich, Geld, Wohlstand und positive Chancen magnetisch anzuziehen.

WAS DU BRAUCHST:

- 8 Citrine für Wohlstand, Licht und eine positive Einstellung
- 4 turmalinierte Quarzsteine zur Lösung von Energieblockaden
- 1 Bornitkristall für Glück und zur Umwandlung von negativer Energie in positive
- 1 Goldfluss für Zuversicht, Fülle und Motivation
- 1 Kambaba-Jaspis für Selbstwertgefühl, Mut und persönliches Wachstum
- 1 Bergkristall für Klarheit, Manifestation und Geldschöpfung
- 1 Jadestein für Weisheit, Harmonie und Reichtum
- 2 Tigeraugen für glückliche Fügungen und gute Entscheidungen
- 1 Pyrit für Innenschau, Schutz und die Darstellung von Goldenergie
- 1 Karneol für Reichtum, neue Wege, Kreativität und Sicherheit
- 1 Malachit für Transformation und emotionale Ausgeglichenheit
- 1 Aventurin für Manifestation, Wohlstand und inneres Gleichgewicht
- 1 grüner Calcit für Stabilität, Heilung und Erfolg
- 2 kleine Bergkristallspitzen, eine zur Aktivierung des Musters, eine als dessen Mittelpunkt
- 1 grüne Kerze
- 1 Mala-Halskette
- 1 Kopie der Geldmagnet-Vorlage auf S. 108
- 1 blauer Stift – Blau ist die Farbe der Wahrheit; wir erwähnten ja bereits, dass Informationen besser gespeichert werden sollen, wenn sie mit blauer Tinte geschrieben sind
- 1 Bund Weißer Salbei
- 1 Feder
- 1 Abalone-Schale oder feuerfestes Gefäß für die Asche

SEI EIN GELDMAGNET

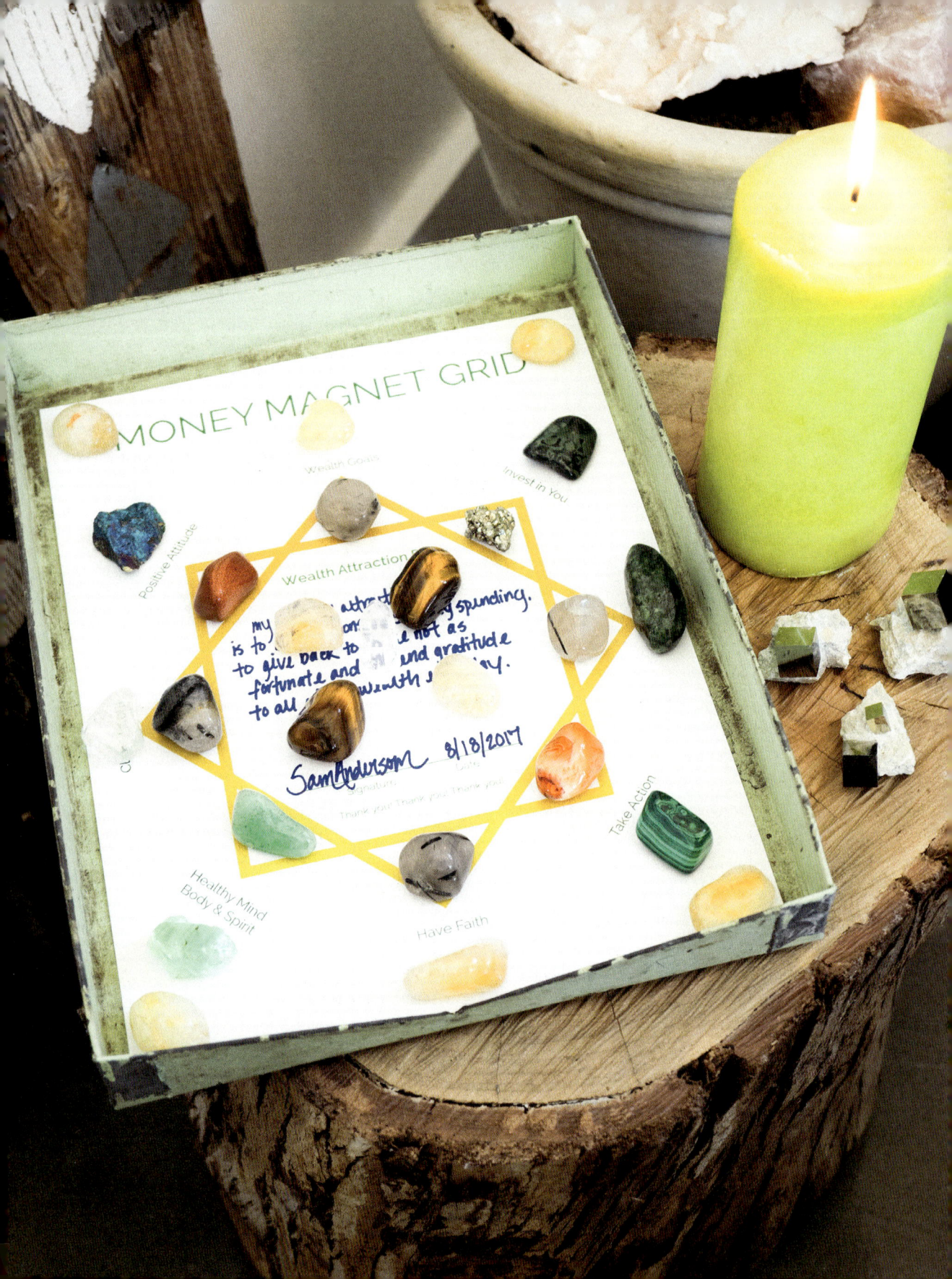

ABLAUF DES RITUALS:

Das Ritual markiert einen symbolischen Neubeginn und sollte deshalb bei Neumond oder innerhalb von drei Tagen davor oder danach starten. Die Daten findest du in jedem Mondkalender.

———

1. Räuchere deine Umgebung mit Salbei und reinige deine Kristalle.
2. Lege alle Kristalle vor dich hin, schließe die Augen und nimm drei tiefe Atemzüge. Sprich laut oder in Gedanken: »*Ich bitte darum, dass sich die höchsten Schwingungen von Liebe und Licht mit meinem höchsten Selbst verbinden, damit alle unerwünschten Energien und bisherigen Programmierungen beseitigt werden. Mögen diese Kristalle folgende Intentionen speichern: Wohlstand, neue Möglichkeiten und Fülle in allen Bereichen meines Lebens. Danke, danke, danke.*«
3. Suche einen Ort, an dem das Geldmagnet-Muster ungestört 40 Tage liegen kann.
4. Zünde die grüne Kerze neben der Vorlage an.
5. Schreibe deinen Plan für Wohlstand und Fülle auf die Vorlage. Betrachte die dreieckigen Spitzen und denke separat über ihre Themen nach. Die acht Spitzen stehen für acht Formen von Reichtum. In die leere Fläche im Zentrum kannst du mit dem blauen Stift das schreiben, was du in deinem Leben manifestieren willst. Verwende die Gegenwartsform. Datiere und unterzeichne das Geschriebene wie bei einem Vertrag. Du schließt einen Vertrag mit dir selbst. Sprich laut: »*Danke, danke, danke.*«
6. Lege von außen nach innen deine Kristalle in dieser Reihenfolge auf die Vorlage:
    a) Lege in jede der vier Ecken einen Citrin.
    b) Lege den fünften Citrin über das Wort »Wohlstandsziele«.
    c) Lege den Kambaba-Jaspis über die Worte »Investiere in dich«.
    d) Lege den Jadestein über die Worte »Sei großzügig«.
    e) Legen den Malachit unter die Worte »Werde aktiv«.
    f) Lege den sechsten Citrin unter die Worte »Habe Vertrauen«.
    g) Lege den grünen Calcit unter die Worte »Gesund an Geist, Körper und Seele«.
    h) Lege den Bergkristall über die Worte »Klare Absicht«.
    i) Lege den Bornitkristall über die Worte »Positive Einstellung«.
    j) Lege einen turmalinierten Quarzstein in das Dreieck unter »Wohlstandsziele«, »Sei Großzügig«, »Habe Vertrauen« und »Klare Absicht«.
    k) Lege den Pyrit in das Dreieck unter »Investiere in dich«.
    l) Lege den Karneol in das Dreieck über »Werde aktiv«.
    m) Lege den Aventurin in das Dreieck über »Gesund an Geist, Körper und Seele«.
    n) Lege den Goldfluss in das Dreieck unter »Positive Einstellung«.
    o) Lege die zwei Tigeraugen unter den Pyrit und über den Aventurin in die zentrale Fläche.

- p) Lege die restlichen beiden Citrine über den Karneol und unter den Goldfluss in die zentrale Fläche (s. Abbildung auf S. 102).
- q) Lege eine Bergkristallspitze in den Mittelpunkt.

7. Nimm den zweiten Bergkristall und ziehe zwischen den Kristallen eine unsichtbare Linie, die sie energetisch miteinander verbindet. Beginne außen bei einem Citrin. Stell dir einfach vor, du malst ein Zahlenbild.

8. Dieser Schritt ist ein sehr wichtiger Teil des Rituals: Nimm die Mala-Kette in die Hand und chante das Mantra (s. u.) mithilfe der 108 Perlen mit lauter Stimme 108 Mal. Tu dies täglich an 40 Tagen, am besten immer zur selben Zeit. Wenn du einen Tag verpasst, musst du das gesamte Ritual von vorne beginnen. Dieser Vorgang hilft dir, dein Gehirn neu zu programmieren. Mantras werden seit Jahrtausenden von Yogis und Mystikern rezitiert. Bei jedem Chanten erschließt du dir einen Rhythmus, eine Sequenz und eine Position, die in Körper und Gehirn eine chemische Reaktion hervorrufen. Durch die Wiederholung erhältst du Zugang zu den inneren Kammern des höheren Bewusstseins.

Ganesha-Mantra: *Dieses Mantra soll zu materiellem und spirituellem Reichtum verhelfen. Lord Ganesha ist die elefantenköpfige Hindu-Gottheit, die als Beseitiger von Hindernissen verehrt wird, bei Neuanfängen gutes Gelingen schenkt und für Geldsegen sorgt. Das folgende Ganesha-Mantra wird seit Jahrhunderten rezitiert, insbesondere vor geschäftlichen Unternehmungen. Es soll Erfolg, Glück, Wohlstand und Frieden bringen und alles Negative abwehren: Om Gam Ganapataye Namaha.*

9. Wenn du das Mantra gechantet hast, beendest du das Ritual durch das Löschen der Kerze.
10. Wiederhole die Schritte 8 und 9 täglich an 40 aufeinanderfolgenden Tagen.

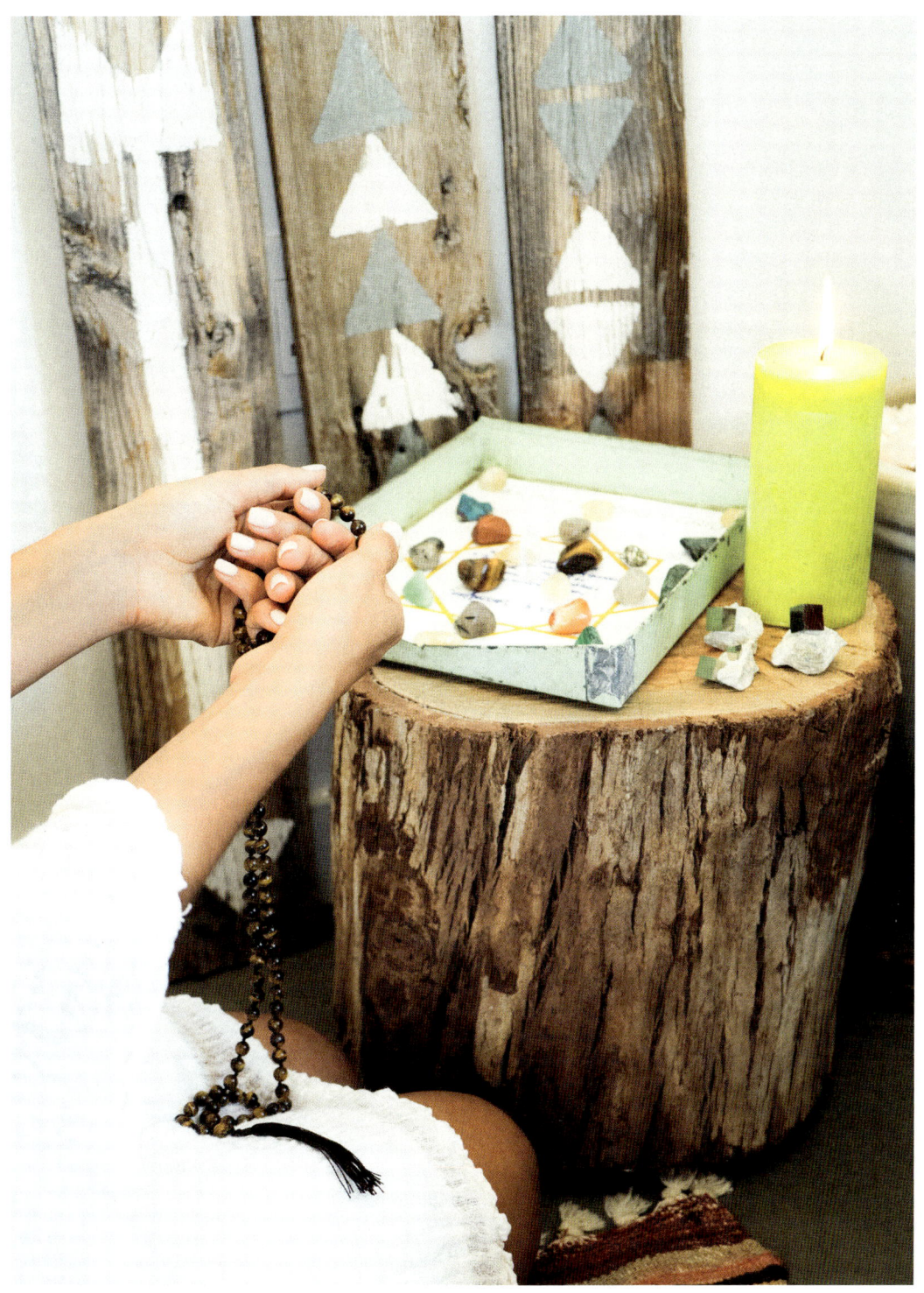

Geldmagnet-Vorlage

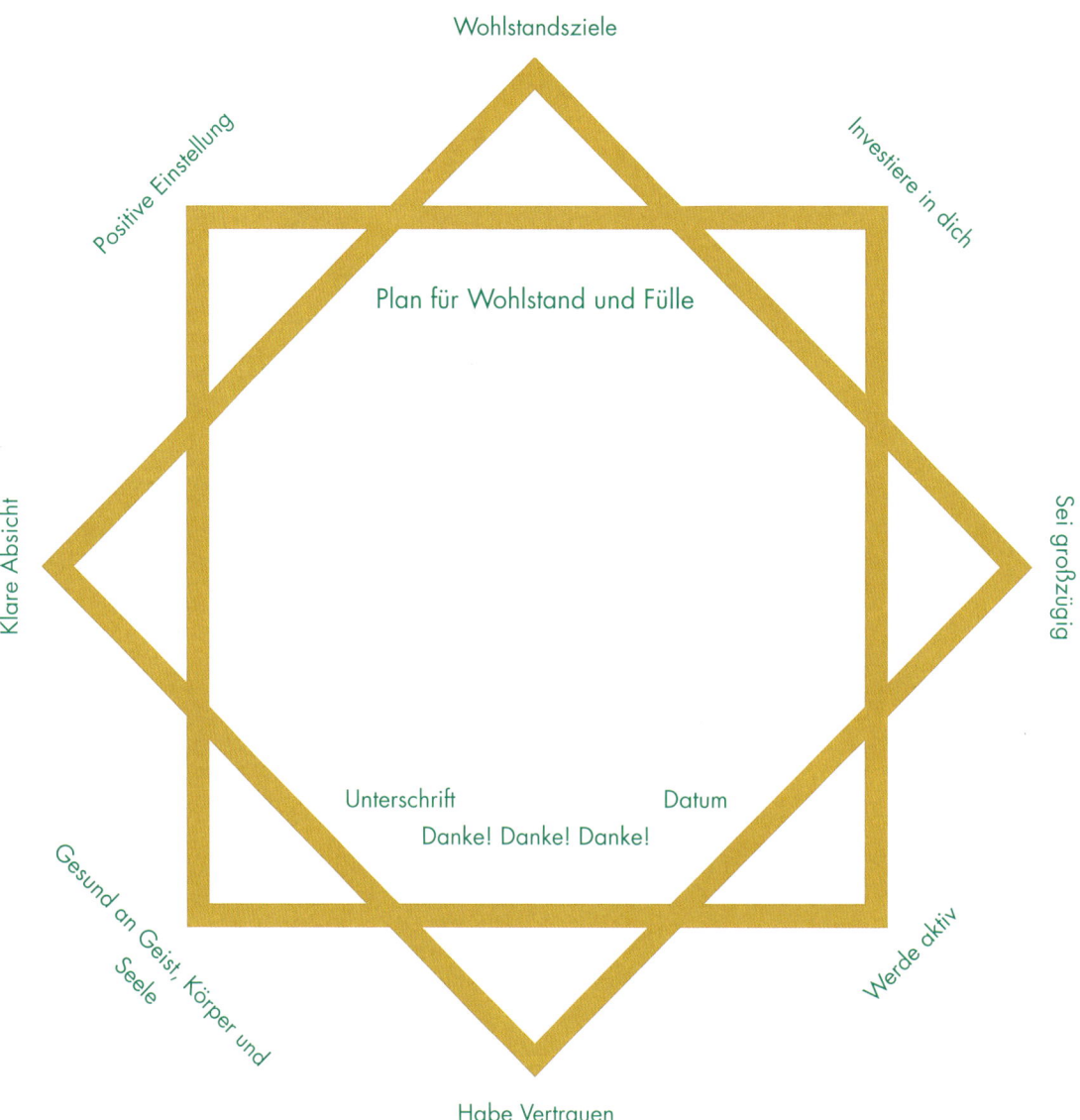

Citrin

WEISHEITSHÜTER:

DER AUFHELLER

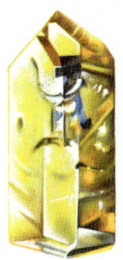

FARBE: Hellgelb oder Goldgelb
VORKOMMEN: U. a. Brasilien, Madagaskar, USA
GESCHICHTE UND ÜBERLIEFERUNG: Der Name erinnert zwar an die Zitrone, doch die Schwingungen dieses Edelsteins sind alles andere als säuerlich. Der Citrin war schon bei den alten Griechen und Römern wegen seiner subtilen Schönheit und Honigfärbung beliebt und wurde in Schmuckstücken verarbeitet. Er gilt als Geldstein, weil er Optimismus und Vitalität versprüht und gute Voraussetzungen für eine entsprechende innere Einstellung schafft.

HEILKRÄFTE: Die sonnige Ausstrahlung des Citrin besteht aus einer Energie, die Wachstum begünstigt. Im Zusammenwirken mit dem Solarplexus-Chakra wärmt er die Körpermitte und verströmt Kraft, Zentriertheit, Vertrauen und Ausdauer. Der Citrin ist einer der Heilsteine, die Negativität absorbieren und neutralisieren können. Er schafft Raum für Glück und Licht und gibt dir die Möglichkeit, dich positiven Entwicklungen zu öffnen. Der strahlende Citrin ist ein Freund, der deinen Tag zuverlässig aufhellt und dich anspornt, als Gewinner vom Platz zu gehen.

GLAUBE AN DEINE MÖGLICHKEITEN!

Manche Geschichten sind so unglaublich, dass sie wie frei erfunden wirken. Vor Jahren wollte ein Mann aus unserer Gegend eine Prosperity-Halskette kaufen, aber er besaß weder ein Bankkonto noch eine Kreditkarte. Dennoch meinte er, er glaube an Wunder und werde die Kette bestellen und uns eine Zahlungsanweisung schicken, sobald er das Geld zusammenhätte. Ab und zu rief er bei uns an und ließ uns wissen, dass er immer noch auf die Kette sparte. Er verlor nie die Hoffnung. Wir telefonierten gerne mit ihm, er war immer so zuversichtlich.

Monate später erhielten wir tatsächlich die Zahlungsanweisung. Ich weiß nicht, wer sich mehr darüber freute, er oder wir. Er hatte uns etwas Wichtiges gelehrt: nie aufgeben und an Wunder glauben.

Im Monat darauf rief er noch einmal an. »Das werdet ihr jetzt nicht glauben! Ich habe die Kette getragen und im Lotto über eine Million Dollar gewonnen!« Wir trauten unseren Ohren nicht und brachen am Telefon in Jubel aus. Bis heute erzählen wir diese Geschichte immer wieder, wenn wir über die oft seltsamen Wege zum Reichtum sprechen.

RITUAL:
DIE GLÜCKLICHE SIEBEN

DAUER: *solange es dir gefällt*

Hier findest du eine amüsante, schnelle und leichte Methode, den Geldfluss in deine Richtung zu lenken! Mit ihr kannst du auch anderen helfen, ein Geldmagnet zu werden.

WAS DU BRAUCHST:

8 Ein-Dollar-Scheine mit dem Zahlzeichen 7 – d. h., auf allen Scheinen muss die Zahl 7 der US-Notenbank stehen (s. Foto auf S. 109)

1 kleiner Bergkristall
1 Pyrit
1 Aventurin

ABLAUF DES RITUALS:

1. Sammle Ein-Dollar-Noten, auf denen die Ziffer 7 abgedruckt ist. Du kannst dir damit Zeit lassen, es gibt kein zeitliches Limit und du solltest Spaß bei der Sache haben.
2. Wir verraten dir ein Geheimnis: Geldbeschaffung gelingt am besten, wenn du deine Barschaft mit anderen teilst. Hast du deine acht Dollarscheine zusammen, gib einen davon an eine andere Person weiter, damit sie ihr eigenes »Spiel« beginnen kann.
3. Nun sind noch sieben Dollarscheine übrig. Es ist wichtig, dass sie zusammenbleiben. Breite sie an einem ungestörten Ort aus und lege die Kristalle darauf, damit die Energie verstärkt wird. Möge das Geld fließen!

»Geld ist ein ganz erstaunlicher Lehrmeister:
Was du mit deinem Geld anfängst, wird zeigen,
ob du wahrhaft mächtig oder ob du machtlos bist.«

Suze Orman,
Autorin und Finanzberaterin

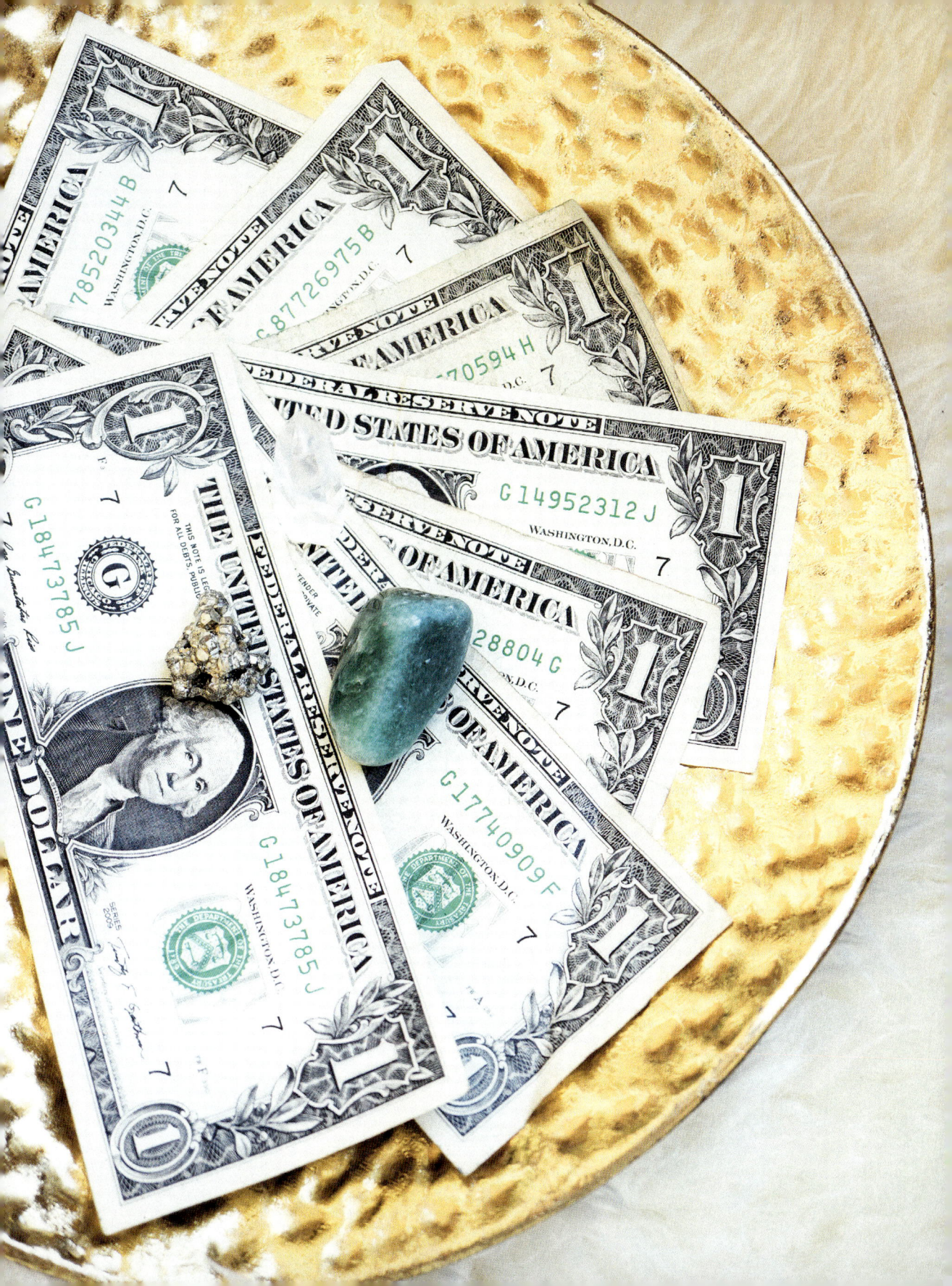

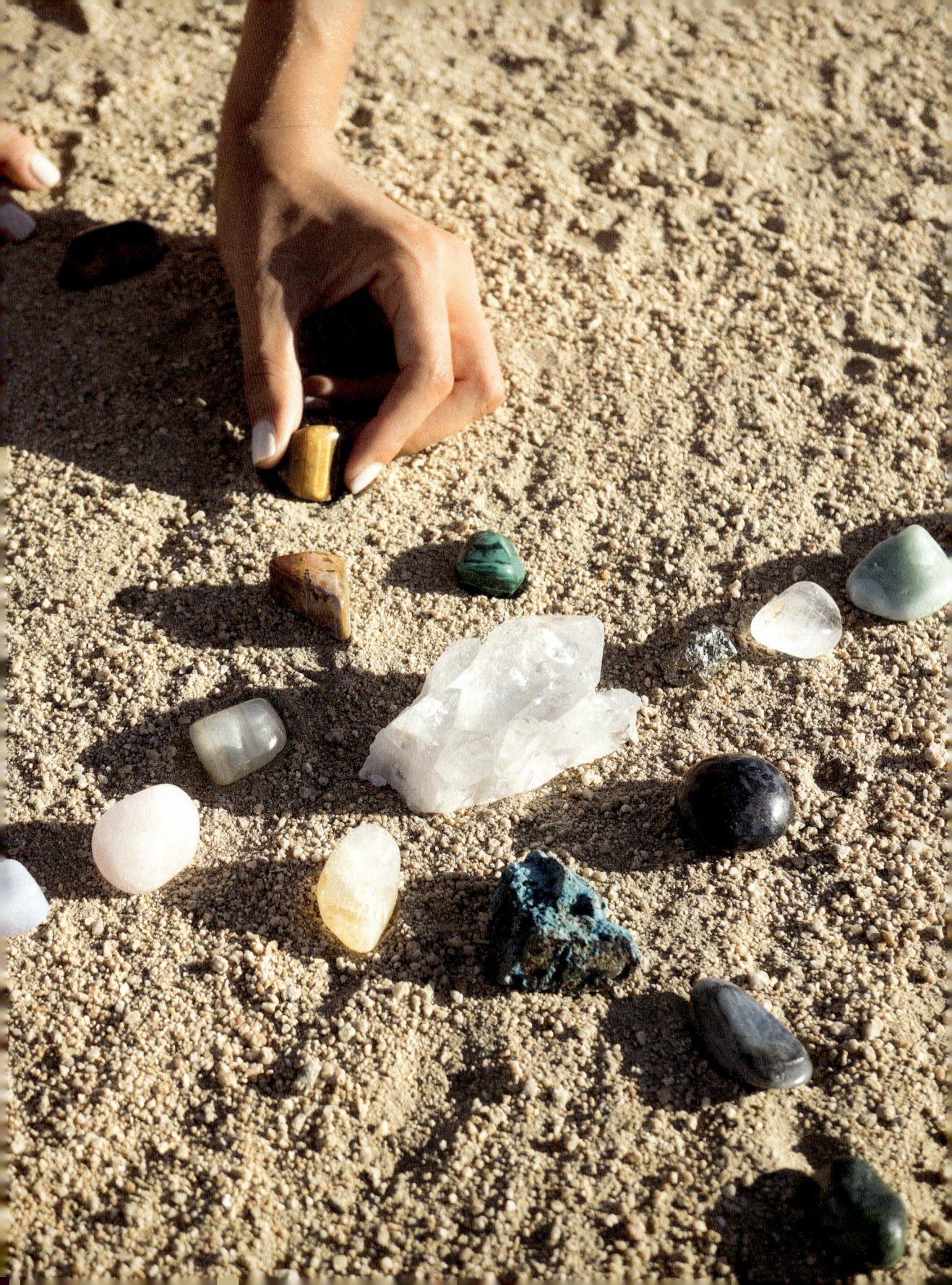

KAPITEL 7

VOM ZUSAMMENBRUCH ZUM DURCHBRUCH

WIE MAN AUS DEN DUNKELSTEN LEBENSPHASEN
LERNEN UND AN IHNEN REIFEN KANN

*»So wurde aus dem Tiefpunkt das solide Fundament,
auf dem ich mein Leben wiederaufbauen konnte.«*

*J. K. Rowling,
Roman- und Drehbuchautorin*

Im fünften Jahr unseres Unternehmens »Energy Muse« erlebten wir etwas, das ich als die »Schule der Nackenschläge« bezeichnen möchte. *Um es ohne Umschweife zu sagen: Wir versanken in Schulden. Energiearbeiter nennen so etwas ein Basischakra-Problem. In der Geschäftswelt heißt es da etwas drastischer: »Du bist geliefert.«*

Wir hatten vor, an einer Wellness-Messe teilzunehmen. Wir waren überzeugt, dass wir genau diese Chance brauchten, um unsere Firma auf dem Markt bekannter zu machen. Nun fand die Messe jedoch im mexikanischen Cancún statt und war für Anbieter ziemlich teuer. Aber aus unserer Sicht war es höchste Zeit, etwas Neues zu versuchen, und so setzten wir auf Cancún, trotz des finanziellen Risikos und der Schulden.

Unser freundlicher Finanzberater, nennen wir ihn Kyle, war entsetzt. Er hatte uns bereits gerügt, weil wir zu viel Geld für Mitarbeiter und Lagerhaltung ausgaben, und nun planten wir noch mehr Ausgaben!

Er hatte offensichtlich die Nase voll von uns. »Könnt ihr mir bitte mal erklären, warum eure Geschäftsräume unbedingt von einem Schamanen gesegnet werden mussten? Und wozu braucht ihr einen 500-Pfund-Amethyst?«

Ich räusperte mich und erklärte mit fester Stimme: »Ich weiß, diese Ausgaben wirken unsinnig, aber wir arbeiten mit Energie. Um Energie zu bewegen, brauchen wir kreative Lösungen. Du weißt doch, dass wir keine Mainstream-Klientinnen sind!«

»Absolut. Das wusste ich seit dem Tag, an dem ich euch begegnet bin!«

»Was den Schamanen angeht: Uns ist bewusst geworden, dass wir unser Geschäft nie offiziell haben weihen lassen, damit Positivität, Segen und Geld fließen können. Und der Amethyst hatte eine ganz unerklärliche Energie. Wir sahen ihn und wussten, dass wir ihn für unsere Räume brauchen. Wir mussten die Schwingungen von Fülle halten, bis Timmi und ich unsere alten Denkmuster zum Thema Armut durchgearbeitet hatten. Für uns hat das alles einen tieferen Sinn, Kyle.«

Timmi war pragmatischer. »Wir wissen, dass dir unsere Entscheidung für Cancún nicht einleuchtet. Das Timing ist nicht ideal, aber wir müssen *Energy Muse* nun mal einem neuen Markt vorstellen.«

Kyle schwieg.

Ich spann den Faden weiter. »Hast du gewusst, dass Geld nur ein Tauschwert für Energie ist? Wir haben Schulden, weil unsere Energie blockiert ist. Wir sind nicht im Fluss, deshalb fließt auch das Geld nicht.«

Schweigen.

»Wir brauchen neue Inspirationen«, fuhr ich unverdrossen fort. »Wir müssen das Leben anders betrachten lernen. Momentan sind wir so starr vor Angst, dass wir unser Ziel aus den Augen verloren haben: Menschen beibringen, wie sie mit Kristallen heilen können. In Mexiko können wir neu durchstarten. Da gibt es eine vorspanische Reinigungszeremonie, sie heißt Temazcal und ist so etwas Ähnliches wie eine Schwitzhütte. Sie reinigt Körper, Geist und Seele, und hinterher fühlt man sich wie neugeboren.«

Timmi nickte. »Vielleicht sind nach dem Temazcal auch unsere Finanzen wie neugeboren!«

Wir lehnten uns zurück und warteten gespannt. Nach einer Weile rückte Kyle seine Krawatte zurecht und legte den Stift auf den Schreibtisch. Dann beugte er sich langsam vor und blaffte mit ungewohnt lauter Stimme: »Seid ihr beide denn völlig plemplem?«

Das hörten wir nicht zum ersten Mal. Familie und Freunde äußerten häufig Zweifel an unseren Geschäftsprinzipien. Als ich meiner Mutter von unserem Plan erzählte, sagte sie: »Kluge Leute fahren nicht weg und geben noch mehr Geld aus, wenn sie schon Schulden haben.«

Timmis Mutter machte ähnliche Bedenken geltend. »Ist es denn nicht möglich, im Inland neue Absatzmärkte zu finden, statt nach Mexiko zu reisen?«

Sie hatten alle nicht unrecht. In Anbetracht unserer finanziellen Lage gab es aus Sicht der Familie nur eine sinnvolle Lösung: Cancún streichen. Timmi und mir dagegen war klar: Wir würden hinfahren, Ende der Diskussion.

Wie die Sache ausging? Die Messe entpuppte sich als kompletter Fehlschlag. Die Leute waren von unseren Kristallen und deren Energie angetan, aber ein Problem hatten wir nicht bedacht – die Einfuhrzölle. Durch die Zusatzkosten wurden unsere Kristalle und der Schmuck zu teuer. Das Wagnis hatte sich nicht ausgezahlt, das Loch im Geldbeutel war größer denn je.

Als wir eines Abends unseren Stand aufräumten, tauchte eine Frau namens Bertha auf und stellte sich vor. Sie war in Cancún in einer Familie von Heilern aufgewachsen und wollte mehr über unsere Mineralien und Kristalle erfahren. Ich fragte sie, ob sie jemanden kenne, der für uns ein Temazcal durchführen könnte. Sie grinste. »Ja, ein guter Freund von mir ist ein berühmter Schamane. Soll ich ihn anrufen?«

Auf einmal lächelten uns die Sterne zu! Bertha führte uns zu heiligen Stätten und organisierte ein Temazcal mit ihrem Freund. Dafür verrieten wir ihr, was wir über den Umgang mit Kristallen wussten.

Am Tag vor der zweistündigen Reinigungszeremonie besuchten wir die Maya-Ruinen. Das schien angebracht, denn auch wir waren so gut wie ruiniert!

Am Tag darauf legten wir Quarzkristalle zu Füßen der alten El-Castillo-Pyramide ab. Wir tauchten in die magischen Meeresfluten von Al Paraiso. Es heißt, dass ein Wunsch, den man unter Wasser äußert, wahr wird. Timmi und ich wussten genau, was wir uns wünschten – ein finanzielles Wunder!

In der Abenddämmerung fuhren wir auf einer langen, einsamen Straße in den Dschungel. Als die Bäume zurückwichen, tauchte ein atemberaubend schönes Naturschutzgebiet vor uns auf. Wir folgten einem Maya-Schamanen namens Gabriel auf einem Pfad an einem Haus vorbei, in dessen Wände Bilder von Maya-Gottheiten geritzt waren. Die Luft vibrierte vor Energie. Wir fühlten uns in die Vergangenheit versetzt.

Am Ende des Pfades sahen wir eine iglu-förmige Temazcal-Hütte – der Schoß von Mutter Erde. Bevor wir die Hütte betraten, reinigte uns Gabriel mit Copal-Rauch und chantete leise. Wir krochen auf den Knien durch einen kleinen Eingang, der nach Süden zeigte, ins Innere.

Drinnen war es dunkel und heiß. Die Zeremonie dauerte anderthalb Stunden. Wir beteten und reinigten uns. Kindheitswunden brachen auf, alte Glaubenssätze und negative Gedanken verflüchtigten sich. In diesem Moment hatten wir keine Schulden, keine Sorgen und keine Zukunftsängste. Sie waren alle nur eine Illusion, aus unserem Verstand geboren.

In der Dunkelheit begriffen wir, dass wir geistige Wesen sind. Wir sind Licht. Wir sind Energie. Wir sind nicht auf unsere menschliche Hülle beschränkt. Wir sind so viel mehr! Unsere Seelen schwingen in immerwährender Resonanz! Diese außerkörperliche Erfahrung gab uns das Gefühl, mit der Erde und dem Kosmos zugleich verbunden zu sein. Wir kannten die Wahrheit und waren von unseren selbst auferlegten Illusionen befreit.

Nach dem Ende der Zeremonie krochen wir aus dem Temazcal und wurden von funkelnden Sternen begrüßt. Wir hatten den Blick nach innen gerichtet und uns unserer Angst gestellt. Wir hatten Ausdauer, Mut, Klarheit und Heilung gefunden.

Wir beendeten den Abend mit einem Bad in einem Cenote, einer heiligen Quelle, die die Maya – wie es heißt – als Pforte zum Reich der Götter betrachteten. Dieser Tag sollte unser Leben für immer verändern.

Am nächsten Tag flogen wir nach Hause und waren wieder mit unserer Finanzmisere konfrontiert. Wir hatten mehr Schulden als zuvor und mussten uns darauf gefasst machen, von allen Seiten ein »Hab ich's nicht gesagt!« zu hören.

HEIMREISE UND ENT-TÄUSCHUNG

Die Kombination aus Geldproblemen und intensiven spirituellen Erlebnissen im Temazcal war hart, und ich hatte das Gefühl, kurz vor einem Nervenzusammenbruch zu stehen. Noch in Mexiko wurde ich sehr krank, mein Kreislauf spielte verrückt, und ich litt ständig unter Durchfall. Ich robbte praktisch ins Flugzeug. Dort brachen meine Emotionen hervor, und ich bekam einen Heulkrampf.

Timmi dagegen ging es blendend. Sie hatte sich ihrer Vergangenheit gestellt und sich von Ängsten befreit – und fühlte sich pudelwohl. Im Flugzeug neckte sie mich und meinte, ich solle mich nicht wie ein Baby anstellen.

Zu Hause wartete meine Familie, die mit mir Muttertag feiern wollte. Ich umarmte flüchtig meine Mutter, rannte ins Badezimmer und legte mich anschließend ins Bett. Ich fühlte mich grauenhaft und hatte Schuldgefühle, weil ich meine Mutter und meine Kinder so enttäuschen musste.

Timmi fuhr direkt zum Haus ihrer Mutter, wo ein großes Muttertagsessen stattfinden sollte. Im Gegensatz zu mir war sie die Ruhe in Person – so glaubte sie jedenfalls. Sie war beschwingt wie seit Jahren nicht mehr. »Hallo zusammen«, begrüßte sie die versammelte Familie gut gelaunt. »Alles Gute zum Muttertag!« Als sie sich zum Essen setzten, fragte sie ihren Mann, ob er an das Geschenk für ihre Oma gedacht hatte. Oh, das habe er ganz vergessen, entschuldigte sich Jim. Und von einer Sekunde auf die andere wurde aus der heiteren, abgeklärten Timmi eine selbstgerechte Göre.

In Anwesenheit aller verdrehte sie die Augen und sagte: »Natürlich, das hätte ich mir ja denken können. Hätte ich mich nur selbst darum gekümmert, dann wäre so etwas nicht passiert.«

Ihre Mutter starrte sie entgeistert an. »Hör mal, Timmi, Jim hat sich um deine Kinder gekümmert, während du in Mexiko deine ›spirituelle Erleuchtung‹ gesucht hast. Mach mal halblang!«

Doch es wurde immer schlimmer. Während des Essens war Timmi von allem genervt, vom Klappern der Gabeln bis zu den ›so gar nicht spirituellen Gesprächen‹. Ihr Kopf dröhnte. *Was mache ich hier bloß?*, fragte sie sich. *Ich fühle mich grässlich.*

Dann wurden Geschenke ausgetauscht. Der Tiefpunkt war erreicht, als Timmi zu ihrer Mutter sagte: »Ich habe das perfekte Geschenk für dich. Dieses Buch hat mir geholfen, mitfühlend, liebevoll und gütig zu werden. Ich glaube, du würdest wirklich davon profitieren.«

Timmis Mutter starrte ihre Tochter ungläubig an und erwiderte: »Und wie wär's, wenn du dich an das hältst, was du liest?«

Timmi sperrte den Mund auf. »Wie bitte?« Ihre Mutter wiederholte den Satz. Es wurde totenstill im Zimmer.

»Das tue ich!«, schrie Timmi. »Ich bin auf dem spirituellen Pfad!« Sie ließ eine wütende Tirade gegen ihre Mutter los und stürmte aus dem Zimmer. Ihre Familie blieb fassungslos zurück. Kein Zweifel, die Temazcal-Zeremonie hatte Timmi eingeholt.

Als sie 17 Stunden später aufwachte, war sie maßlos erschrocken über die für sie so untypische Episode vom Vorabend. Sie rief mich an und beichtete, was passiert war. Ihr war übel vor lauter Schuldgefühlen. Ich riet ihr, aufzulegen und ihrer Mutter einen prächtigen Blumenstrauß zu schicken. Und dazu nur die Sätze: »Es tut mir leid. Ich liebe dich, Mom.«

DIE HERAUSFORDERUNGEN DES SPIRITUELLEN PFADES

Der spirituelle Pfad ist nicht mit Rosen bestreut. Dir werden Knüppel zwischen die Beine geworfen, und du bekommst schmerzhafte Tritte, wenn du es am wenigsten erwartest. Du hast gute und schlechte Phasen. Du wirst nicht immer nur glückselig sein. Warum? Weil du, sobald du die Dinge klarer siehst, auch die Wahrheit erkennst. Klarheit macht das Leben nicht unbedingt leichter. Sie zwingt dich, ehrlich mit dir selbst zu sein und Verantwortung zu übernehmen. Jeder Schritt nach vorne führt dich ins Unbekannte, und wenn du in deine Komfortzone zurückweichen willst, ist die Tür dahin verschlossen. Du *musst* weitergehen, weil der alte Weg nicht mehr existiert.

Nach unseren Zusammenbrüchen folgte der Durchbruch. Wir begriffen, dass wir alle notwendigen Hilfsmittel für einen spirituellen und finanziellen Erfolg in uns trugen. Anstatt uns auf andere zu verlassen, mussten wir Verantwortung übernehmen und die Probleme selbst lösen. Durch einen Perspektivwechsel sahen wir unsere Schulden nicht mehr als Bürde, sondern erkannten in ihnen eine Möglichkeit, uns weiterzuentwickeln. Diese Erkenntnis bewirkte einen Durchbruch, der einen Neubeginn ermöglichte: Am Tag nach unserer Rückkehr wurde David Beckham in der Öffentlichkeit mit unserem Schmuck gesehen. Das Bild verbreitete sich rasend schnell und katapultierte unser Geschäft in ungeahnte Höhen.

Vielleicht war es doch nicht so unklug gewesen, den Segen des Schamanen einzuholen und einen Amethyst in unsere Räume zu stellen? Und ob! Wir sind jedenfalls fest davon überzeugt.

RÜCKKEHR UND ANKOMMEN

Eine der wichtigsten Lektionen unserer Reise war, dass man sich nach Heilungsprozessen, bei denen Energien freigesetzt werden, Zeit zum Verarbeiten nehmen muss. Ein vorübergehender Rückzug kann helfen, wieder ins Gleichgewicht zu kommen. Timmi und ich waren noch nicht wieder »angekommen«, als wir in unseren jeweiligen Alltag zurückkehrten, uns fehlte der wichtige Schritt der Erdung.

Auf dem spirituellen Pfad wird man leicht von neuen Ideen und herzöffnenden Begegnungen mit dem »wahren Ich« verzaubert. Aber wenn dies geschieht, darf man nicht vergessen, dass nicht alle Menschen dieselbe Transformation durchlaufen haben.

Das bedeutet nicht, dass du Menschen meiden solltest, die nicht auf deiner neuen Frequenz schwingen. Es heißt nur, dass du Geduld mit dir selbst haben solltest. Wandel und Heilung brauchen nun einmal ihre Zeit. Wenn man mit der eigenen Wahrheit vertrauter geworden ist, weiß man besser, ob Aktivität oder Rückzug angebracht ist.

Rauchquarz

WEISHEITSHÜTER:
LASS DEIN GEPÄCK ZURÜCK

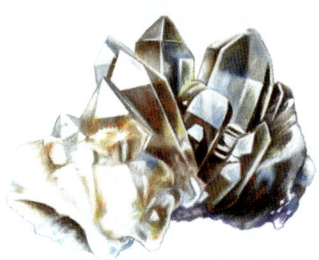

FARBE: Dunkles bis helles Rauchgrau und -braun

VORKOMMEN: U. a. Australien, Brasilien, Madagaskar, Schottland, USA

GESCHICHTE UND ÜBERLIEFERUNG: Wenn Rauchquarz in einen Raum kommt, öffnet er (metaphorisch) alle Fenster und lässt das Licht einfluten. In seiner dunkelbraunen Färbung wird Rauchquarz seit dem 16. Jahrhundert zu Trauerschmuck verarbeitet und war vor allem im viktorianischen England sehr beliebt.

HEILKRÄFTE: Wenn dir etwas nicht länger dient, gibt dir der Rauchquarz die Entschlossenheit, es loszulassen. Die Arbeit mit dem Mineral hilft dir, negative Emotionen wie Stress, Angst, Wut, Eifersucht und sogar Schwermut zu überwinden. Rauchquarz gilt als Stimmungsaufheller und verbindet dich mit den Erdenergien, sodass du fest mit den Füßen auf dem Boden stehst und in jeder Lage gelassen und standfest bleibst. Er hilft, dich grundlegend zu stabilisieren, aber er kann deinen Körper auch von negativen Energien befreien. Beim Meditieren kann Rauchquarz die Gedanken beruhigen. Er ist einer der besten Heilsteine für das Wurzelchakra.

RITUAL: TIEFE ERDUNG

DAUER: *3 bis 5 Minuten täglich oder nach Bedarf*

Spirituelles Erwachen ist kein Kinderspiel. Es ist kein Vorgang, den dir ein anderer abnehmen könnte oder der in ein paar Tagen abgeschlossen ist. Es kann Jahre dauern. Auch geht es nicht um ein Ergebnis, denn tatsächlich gibt es kein Ziel. Der Weg ist das Ziel, oder besser gesagt das, was du unterwegs lernst. Dieses Ritual wird dir helfen, ins Gleichgewicht zu kommen und dich zu erden, wenn es dir vorkommt, als hättest du die Kontrolle über dein Leben verloren.

WAS DU BRAUCHST:

- 2 Hämatitkugeln, die du in den Händen halten kannst, für Erdung, Balance und Fokus
- 1 Rauchquarz für die Zentrierung und Stabilisierung der Energien
- 1 Bund Weißer Salbei
- 1 Feder
- 1 Abalone-Schale oder feuerfestes Gefäß für die Asche

ABLAUF DES RITUALS:

Idealerweise sollte das Ritual im Freien, mit bloßen Füßen auf der Erde durchgeführt werden. Wenn das nicht möglich ist, kannst du es auch nach drinnen verlegen – wichtig ist, es überhaupt zu machen. Es ist leicht und kann täglich wiederholt werden.

1. Räuchere deine Umgebung mit Salbei und reinige deine Kristalle.
2. Breite alle Kristalle vor dir aus, schließe die Augen und nimm drei tiefe Atemzüge. Sprich laut oder in Gedanken: »Ich bitte darum, dass sich die höchsten Schwingungen von Liebe und Licht mit meinem höchsten Selbst verbinden, damit alle unerwünschten Energien und bisherigen Programmierungen beseitigt werden. Mögen diese Kristalle die folgenden Intentionen speichern: Verwurzelung, Ausgeglichenheit und Ausrichtung auf die Erdenergie. Danke, danke, danke.«
3. Stell dich auf den Boden, die Füße etwa hüftbreit nebeneinander (wenn es bequemer ist, kannst du mit fest aufgestellten Füßen auf einem Stuhl sitzen).
4. Lege den Rauchquarz zwischen deine Füße und halte die Hämatitkugeln in den Händen.
5. Atme drei Mal tief durch die Nase ein und durch den Mund aus.

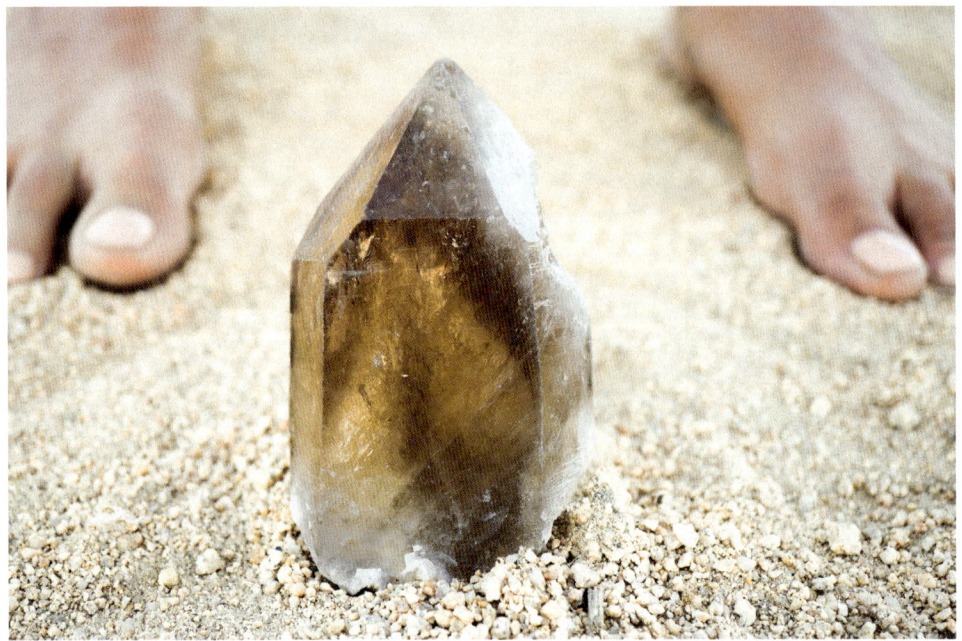

6. Lenke bei jedem Ausatmen deine Aufmerksamkeit auf das erste Chakra (am Steißbein). Sprich in Gedanken: »*Ich verankere meine Energie im Erdkern.*«
7. Visualisiere einen weißen Lichtball, der in deinem Körper zwischen den Hüften kreist. Beobachte, wie sich das Licht ausdehnt und dein erstes Chakra ausfüllt. Visualisiere, wie das Licht von den Hüften über die Knie bis zu den Füßen wandert.
8. Visualisiere ein dickes Seil – mehrere Zentimeter im Durchmesser –, das mit Licht gefüllt ist und von deinen Fußsohlen bis ins Erdinnere hinabwächst. Sieh zu, wie die Seile aus deinen Füßen miteinander verschmelzen, während sie immer tiefer in den Gesteinskern der Erde vordringen.
9. Beobachte, wie sich die Seile in diesem Gesteinskern verwurzeln, und spüre, dass du dich zentriert und verbunden fühlst. Lass all deine Ängste, Lasten, Wutgefühle und ungelösten Probleme durch das Seil in das Licht im Erdkern fließen.
10. Nimm einen tiefen Atemzug. Beobachte, wie sich das verflochtene Seil im Erdkern mit weißem Licht füllt. Visualisiere, wie das Licht durch das Seil zurückfließt und sich in zwei Lichtbälle trennt, während sich das Seil zweiteilt und in deine Fußsohlen eintritt.
11. Visualisiere, wie die beiden Lichtbälle zu deinen Knien hinaufwandern und sich im ersten Chakra vereinen.
12. Öffne am Ende der Visualisierung langsam die Augen. Du bist nun geerdet.

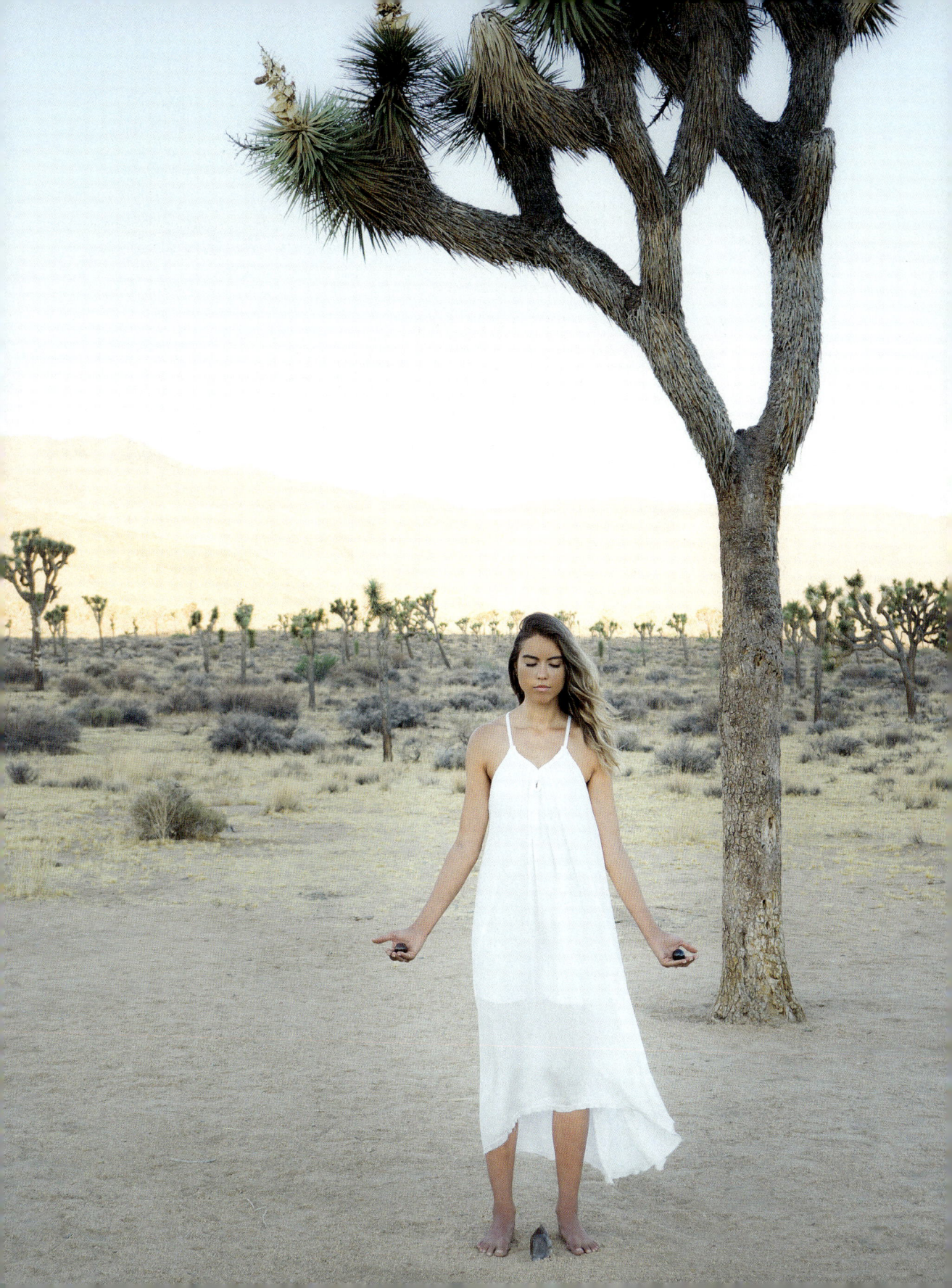

Chrysokoll

WEISHEITSHÜTER:
DAS THEMA HEISST NEUBEGINN

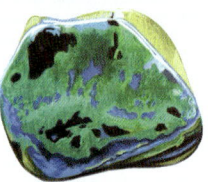

FARBE: Blaugrün

VORKOMMEN: U. a. Australien, England, Israel, Mexiko, USA, Demokratische Republik Kongo

GESCHICHTE UND ÜBERLIEFERUNG: Chrysokoll war der erste Tranquilizer und hilft den Menschen seit Urzeiten, ihre »innere Sanftmut« zu entdecken. Sein Name stammt aus dem Griechischen und bedeutet »Goldleim«. Er wurde von den alten Ägyptern in der Goldschmiedekunst verwendet. Cleopatra soll den Stein wegen seiner beruhigenden, femininen Kraft immer bei sich getragen haben.

HEILKRÄFTE: Der Chrysokoll wirkt auf Herz- und Halschakra und fördert eine rücksichtsvolle Kommunikation und innere Ruhe. Wenn du etwas gegen Stress brauchst, kannst du deine Nerven mit der wohltuenden blauen Energie des Chrysokolls besänftigen. Er lindert Spannungen, auch als Zusatz in einem wohltuenden abendlichen Bad.

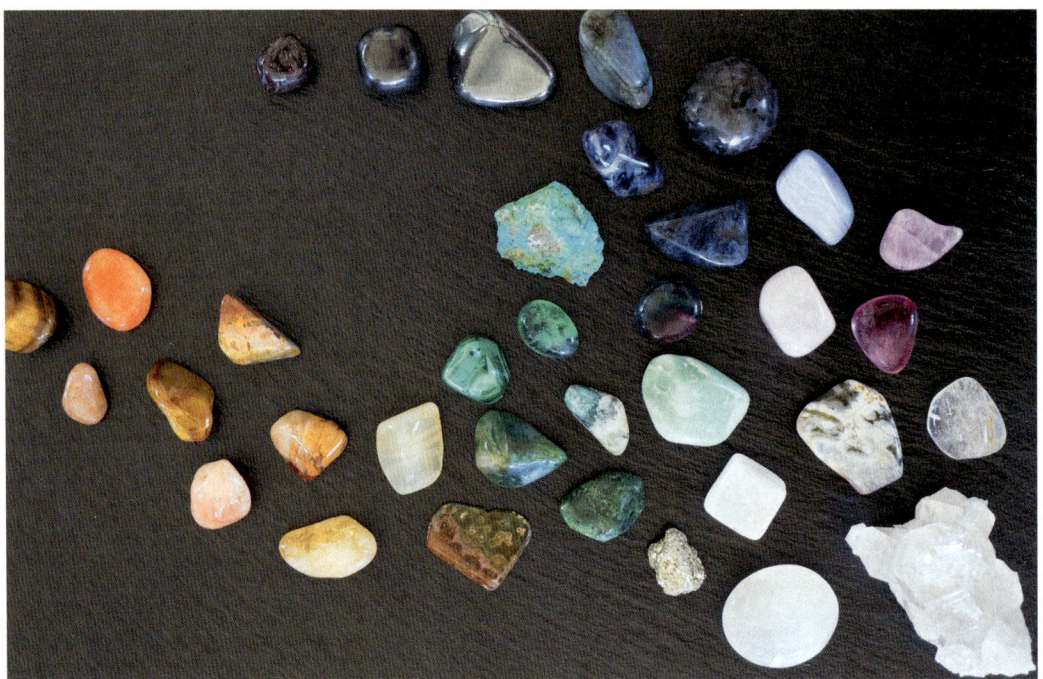

RITUAL:
DAS KRISTALL-MEDIZINRAD

DAUER: *40 Tage*

Schon immer haben Menschen steinerne Bauwerke errichtet, von Stonehenge bis zu den ägyptischen Pyramiden. Die Indianer schufen heilige Medizinräder, indem sie in speziellen Arrangements Steine kreisförmig auf die Erde legten. Medizinräder dienen bei Ritualen zu Heilzwecken, zur Versenkung, zum Feiern, zur Erleuchtung, zur Meditation und zum Gebet. Sie erzeugen Bewegung und Veränderung.

Dieses Ritual zeigt dir, wie du aus Kristallen dein eigenes Medizinrad legen kannst, das dir einen Überblick über Ebbe und Flut in deinem Leben gibt. Die Platzierung eines jeden Kristalls steht symbolisch für die Phasen, Zyklen und Lektionen unserer Existenz. Das Medizinrad führt dich durch diejenigen Lebenszyklen, die du betrachten und durcharbeiten musst, damit du reifen und neu beginnen kannst. Der Zyklus fängt immer wieder von vorne an, immer wieder anders. Jeder Kristall enthüllt dir auf dem Weg durch das Rad seine einzigartige Botschaft.

Während wir uns unserer Lebenszyklen bewusster werden, erkennen wir auch, wie lebensnotwendig es ist, zur Heilung der Erdenergien beizutragen.

WAS DU BRAUCHST:

- 1 mindestens 50 × 50 cm große freie Fläche
- 1 Prise Tabak als Gabe an den Großen Geist
- 1 Medizinrad-Vorlage (S. 122)
- 1 Liste der Kristalle für das Medizinrad (S. 123)
- 1 blauer Stift – Blau ist die Farbe der Wahrheit
- 1 Notizbuch
- die 36 Steine der Liste auf S. 123
- 1 Bergkristallspitze, um das Kristallmuster zu aktivieren
- 1 Bund Weißer Salbei
- 1 Feder
- 1 Abalone-Schale oder feuerfestes Gefäß für die Asche

Vorlage für das Kristall-Medizinrad

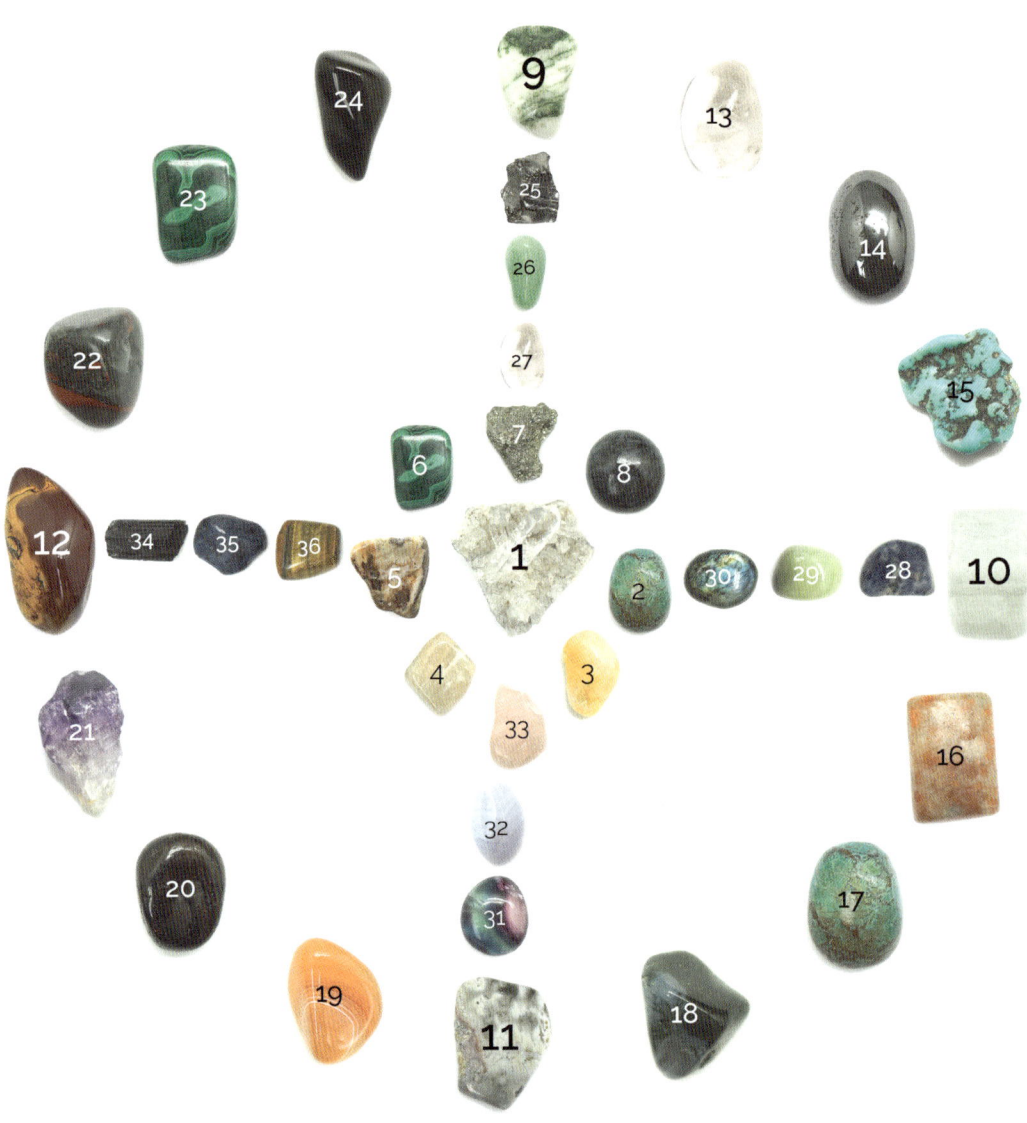

KAPITEL 7

Platzierung und Bedeutung der Kristalle im Medizinrad

POSITION	HEILSTEIN	BEDEUTUNG	POSITION	HEILSTEIN	BEDEUTUNG
1	Bergkristallspitze oder -gruppe	Klarheit, Dankbarkeit, Verbindung zum Göttlichen	19	Karneol	Einbindung, Ahnen, Familie, Beziehungen
2	Chrysokoll	Geduld und Selbstreflexion	20	Granat	Leidenschaft und innere Kraft
3	Citrin	Lebenssinn und Yang-Energie	21	Amethyst	Rationalität und Sinn für Praktisches
4	Mondstein	Innere Rhythmen und Yin-Energie	22	Heliotrop	Ängste und Schatten besiegen
5	Dendrolith	Erdung und Stabilität	23	Malachit	Veränderung anstoßen und Anpassungsfähigkeit
6	Malachit	Reinigung und Transformation	24	Obsidian	Die Gefühle anderer wahrnehmen und spiegeln
7	Pyrit	Manifestion, Vitalität, Tatkraft	25	Schungit	Geist, Körper und Seele heilen und entgiften
8	Indigo Gabbro	Transformation, Öffnung, Initiationsriten	26	Aventurin	Selbstliebe, Freude und Positivität
9	Baumachat	Erdelement – Zentrierung, Verwurzelung	27	Quarz	Reinheit und Klarheit
10	Selenit	Luftelement – höheres Bewusstsein und spirituelles Erwachen	28	Sodalith	Spontaneität und Offenheit
11	Ozeanjaspis	Wasserelement – Fluidität und Wandel	29	Jade	Wohlstand und Weisheit
12	Mookait	Feuerelement – Vergebung und Loslassen	30	Labradorit	Wahrheit und Erleuchtung
13	Bergkristall	Klarheit und Vermehrung	31	Fluorit	Wachstum und gesunde Grenzen
14	Hämatit	Ruhe und Entspannung	32	Blau-weißer Chalcedon	Vertrauen und Ausdruckskraft
15	Blauer Apatit	Heilung und Wahrheit	33	Rosenquarz	Bedingungslose Liebe und Akzeptanz
16	Sonnenstein	Furchtlosigkeit und Mut	34	Schwarzer Turmalin	Fokus und Wissen
17	Chrysokoll	Innere Harmonie und Ausdauer	35	Dumortierit	Meditation, Empowerment und Selbstreflexion
18	Moosachat	Verbindung zur Natur und Beharrlichkeit	36	Tigerauge	Stärke und Durchhaltevermögen

ABLAUF DES RITUALS:

1. Räuchere deine Umgebung mit Salbei und reinige deine Kristalle.
2. Lege alle Kristalle vor dich hin, schließe die Augen und nimm drei tiefe Atemzüge. Sprich laut oder in Gedanken: »*Ich bitte darum, dass sich die höchsten Schwingungen von Liebe und Licht mit meinem höchsten Selbst verbinden, damit alle unerwünschten Energien und bisherigen Programmierungen beseitigt werden. Mögen diese Kristalle folgende Intentionen speichern: Heilung, Bewusstheit und Liebe. Danke, danke, danke.*«
3. Geh ins Freie und biete der Erde eine Opfergabe dar. Es ist wichtig, Mutter Erde etwas zurückzugeben. Nimm den Tabak in die Hand und hebe ihn zum Himmel, während du sagst: »*Dies ist eine Opfergabe an den Himmel. Danke für die Luft, die wir atmen.*«
4. Berühre mit dem Tabak den Erdboden und streue ihn darüber, wobei du sagst: »*Danke, dass du uns eine Heimat gibst, auf der wir leben können.*«
5. Nun bist du bereit für das Medizinrad. Lege es auf eine Fläche, wo es 40 Tage lang ungestört bleiben kann. Der Zweck dieses Rituals ist Reflexion, Wachstum und Klarheit – und das braucht Zeit.
6. Platziere die Steine mithilfe der Vorlage auf Seite 122 und der Übersicht auf Seite 123. Nimm dir Zeit, die Energie jedes einzelnen Kristalls zu spüren, während du ihn auf die für ihn vorgesehene Stelle legst.
7. Wenn alle Steine liegen, aktiviere das Medizinrad mithilfe der Bergkristallspitze. Beginne außen beim Baumachat und ziehe eine unsichtbare Linie zwischen den Kristallen, um sie energetisch zu verbinden. Lass dein gelungenes Werk einen Moment auf dich wirken.
8. Wenn du bereit bist, setze dich mit geschlossenen Augen vor das Medizinrad. Atme drei Mal tief durch die Nase ein und durch den Mund aus.
9. Konzentriere dich an Tag 1 auf Stein 1, den Quarz. Er symbolisiert Klarheit, Dankbarkeit und die Verbindung zum Göttlichen. Was bedeuten diese Worte gerade jetzt in deinem Leben? Überlege, wie du mehr von diesen Energien in dein Leben einladen kannst.
10. Wenn du Antworten auf deine Fragen gefunden hast, schreibe sie in dein Notizbuch. Nimm dir Zeit, konkrete Ideen zu entwickeln, wie du Veränderungen bewerkstelligen willst.
11. Wiederhole die Schritte 8 bis 10 jeden Tag mit einem anderen Stein, bis du an Tag 36 einmal das gesamte Medizinrad umrundet hast.
12. Lies dir an Tag 37 deine Notizen von Tag 1 bis 10 durch. Was hast du über diese Aspekte geschrieben? Musst du deinem Aktionsplan etwas hinzufügen? Welche Erkenntnisse hast du aus deiner bisherigen Erfahrung gewonnen?

13. Lies an Tag 38 die Notizen der Tage 11 bis 20.
14. Lies an Tag 39 die Notizen der Tage 21 bis 30.
15. Lies am letzten Tag, dem Tag 40, was du an den Tagen 31 bis 36 geschrieben hast.
16. Durch den 40-Tage-Prozess wirst du zweifellos viel über dich selbst erfahren. Aber du bleibst dort nicht stehen. Der Prozess entwickelt sich stetig weiter. Der Zyklus mag enden, aber dir ist ein neuer Anfang gewiss.

Blau-weißer Chalcedon

**WEISHEITSHÜTER:
WAHRHEITSSERUM**

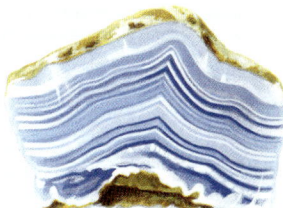

FARBE: Himmelblau mit weißen Streifen
VORKOMMEN: Namibia
GESCHICHTE UND ÜBERLIEFERUNG: Es heißt, wenn einen beim Reden in der Öffentlichkeit die Nervosität überkommt, solle man sich das Publikum nackt vorstellen. Oder man trägt einen blau-weißen Chalcedon bei sich. Er ist nicht so alt wie andere Achate, die schon von den alten Griechen geschätzt wurden. Doch obwohl er ein Neuankömmling ist, hat er sich aufgrund seiner metaphysischen Qualitäten bereits einen Namen gemacht.

HEILKRÄFTE: Der blau-weiße Chalcedon ist dem Halschakra zugeordnet und unterstützt dich beim entspannten Umgang mit der Sprache. Der Stein beseitigt die Blockaden zwischen Kopf und Mund, sodass sich keine unnötigen Gedanken dazwischenschieben. Er gestattet dir, dich authentisch und flüssig auszudrücken. Der blau-weiße Chalcedon ist der prädestinierte Heilstein für Stress- und Angstabbau.

*»Erinnere dich daran,
dass es dir nicht misslingen kann,
du selbst zu sein.«*

*Wayne Dyer,
Bestsellerautor und Motivationsredner*

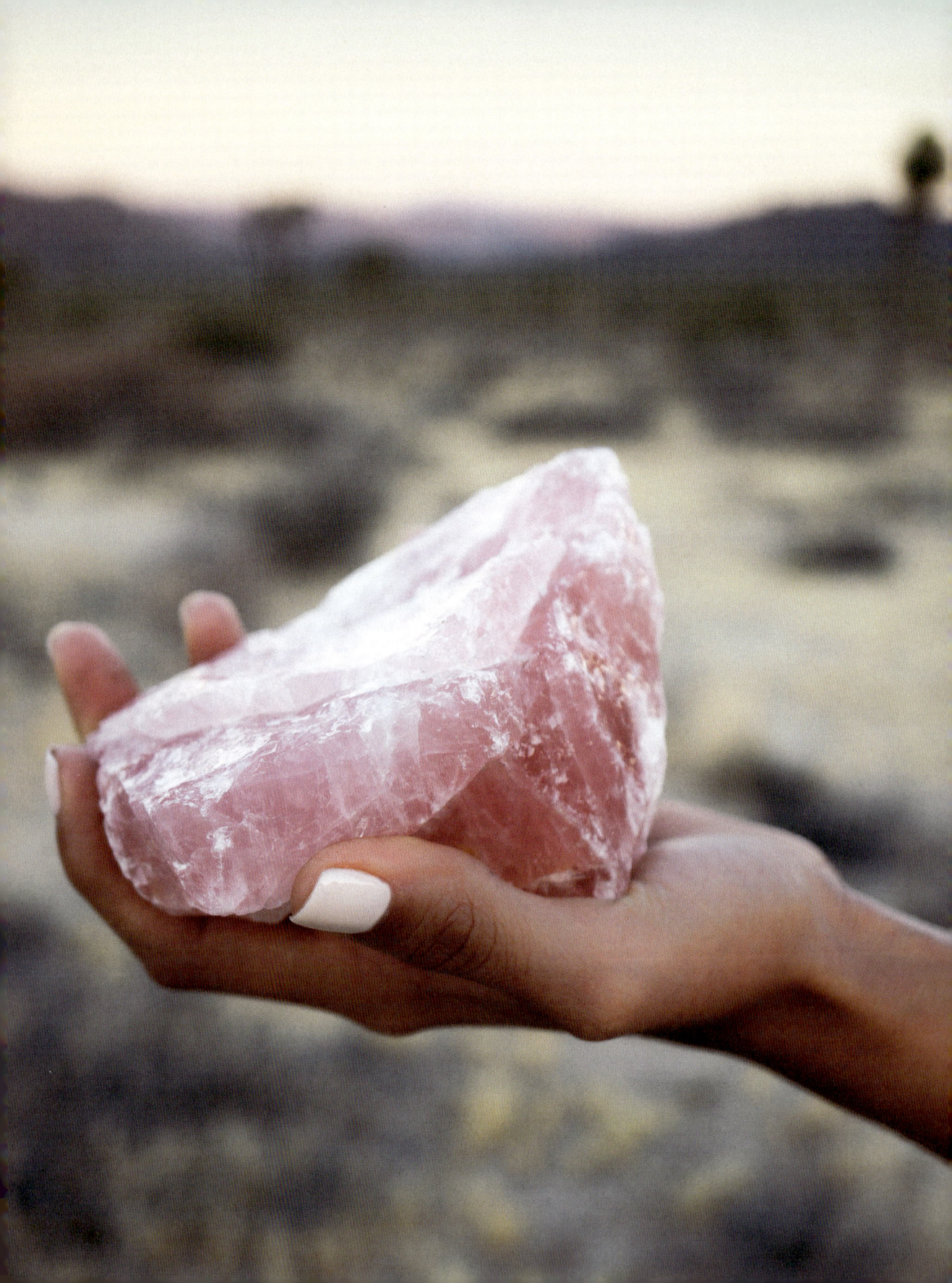

KAPITEL 8

DER LIEBES-GURU

RITUALE FÜR LIEBE, NEU ENTFACHTE LEIDENSCHAFT,
SELBSTAKZEPTANZ UND HEILUNG DES HERZENS

*»Ich bleibe nie lange Single. Ich trage viele Rosenquarze bei mir,
die Männer anlocken. Vielleicht sollte ich ihre Wirkung
mit einem Amethyst ein wenig dämpfen.«*

Katy Perry,
Sängerin und Songwriterin

Warum hast du so eine riesige Pyramide im Wohnzimmer?«, entfuhr es meinem Mann Jason, als er vor Jahren zum ersten Mal meine Wohnung betrat.

»Ich … äh … schlafe darunter«, nuschelte ich verlegen.

Jason und ich hatten uns bei einem Blind Date kennengelernt, und als ich hörte, dass er aus dem konservativen Missouri stammte, wartete ich ein Weilchen, bis ich ihn zu mir nach Hause einlud. Denn dann würde ihm unmissverständlich klar werden, mit wem er sich da eingelassen hatte.

Ich arbeitete zu dieser Zeit nicht mehr als Immobilienmaklerin, sondern als Feng-Shui-Beraterin, und meine Spezialität war Liebe. Meine Wohnung quoll über von Büchern, Kristallen, Zimmerbrunnen, Kupferpyramiden, Aromatherapie-Ölen und anderem energetischem Zubehör. Kristallmuster, Blütenmandalas und Miniatur-Medizinräder bedeckten die Fußböden.

Meine Beratungserfolge waren besser, so schien mir, wenn ich mich an bestimmte Formen und Abläufe hielt, und so versuchte ich herauszufinden, welche das waren. Jeden Monat vertiefte ich mich in ein anderes Thema – zum Beispiel Geld, Gesundheit oder Achtsamkeit – und gruppierte meine Kristalle und Muster entsprechend um.

In einem Monat war Liebe das Thema, also verwandelte ich meine Wohnung in einen Liebestempel, auf den Aphrodite neidisch gewesen wäre. Pinkfarbene und rote Pfingstrosen (*die* Liebesblume) füllten die Vasen, ein gerahmtes Bild von einem Schwanenpaar (Symbol für langlebige Beziehungen) hing an der Wand.

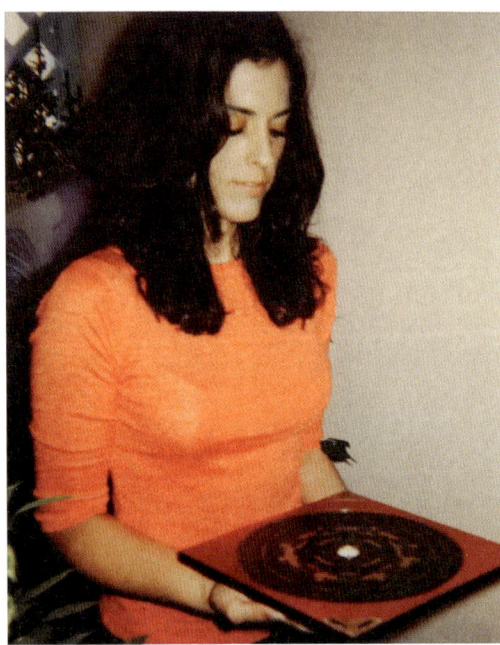

Heathers erste Feng-Shui-Beratung

Im südwestlichen Teil des Schlafzimmers (der Himmelsrichtung für harmonische Beziehungen) befanden sich zwei Mandarinenten, die das Liebesglück verkörpern, zwei Rosenquarzherzen und zwei rote Kerzen.

Damals experimentierte ich aus rein beruflichen Gründen mit der Liebesenergie, ich war selbst gar nicht auf der Suche nach einer Beziehung. Zwei Wochen später änderte sich mein Leben gründlich, denn ich war mit Jason »verkuppelt« worden.

Nachdem wir uns ein paar Wochen kannten, konnte ich ihm meine Wohnung nicht länger vorenthalten. Es war ein Test, das wusste ich: Dieser Besuch würde darüber entscheiden, ob wir uns weiter treffen konnten oder damit aufhören mussten.

Zuerst sagte er kein Wort. Ich hielt den Atem an, während seine Blicke durch die Wohnung schweiften. Nachdem ich ihm die Pyramide erklärt hatte, fragte er: »Wenn du darunter schläfst, warum steht sie dann nicht im Schlafzimmer?«

»Die Energie ist besser im Wohnzimmer, weißt du, und da Kupfer ein Verstärker ist, will ich die gute Energie verstärken.«

Er schien über die Antwort nachzudenken. Dann wollte er wissen: »Und warum genau schläfst du unter der Kupferpyramide?«

»Es ist wirklich faszinierend«, sagte ich. »Ich habe gehört, dass sie das bewahrt, was unter ihr ist. Die Ägypter haben ihre Heilungs- und Verjüngungsrituale in den Pyramiden vollzogen, und ich dachte, vielleicht wäre ich morgens frischer und hätte mehr Energie, wenn ich unter einer schlafe. Ich glaube, es hat funktioniert.«

Zum Glück machte Jason nicht auf dem Absatz kehrt. Ich konnte nur spekulieren, ob er mich für völlig durchgeknallt hielt. Doch er sagte: »Das ist cool! Kann ich mich daruntersetzen?« Ich war erleichtert. Und das war erst der Anfang.

Kaum ein Jahr später waren Jason und ich verheiratet. Mein Liebesritual war mir gelungen, obwohl ich es gar nicht für mich durchgeführt hatte. So kraftvoll wirkte es! Und ich habe später viele Male erlebt, wie es auch anderen Menschen zu mehr Liebe verholfen hat – zu Selbstliebe, einer neuen Beziehung oder einem Seelenpartner.

FENG-SHUI-LIEBESKILLER

Dieses Buch handelt zwar nicht von Feng-Shui, aber ein paar Tipps aus dieser Richtung können nicht schaden. Es gibt einige »Liebeskiller«, die es aus der Sicht des Feng-Shui zu vermeiden gilt. Sie können nämlich verhindern, dass Liebe in dein Leben einfließt. Nicht alle Punkte sind in jedem Fall umsetzbar, aber wer nach Liebe sucht, ob Frau oder Mann, kann sie als Faustregel betrachten.

- Verwelkte Pflanzen vor der Haustür machen keinen guten Eindruck. Abhilfe: Immer gleich entsorgen.
- Kunstwerke im Schlafzimmer, die nur eine Person zeigen, führen meist dazu, dass nachts eine Person allein im Bett liegt. Abhilfe: Kunstwerke sollten zwei Menschen zeigen, die eine liebevolle Partnerschaft symbolisieren.
- Spiegel im Schlafzimmer, in denen das Bett zu sehen ist, schaffen ein Potenzial für Untreue oder die Störung der Beziehung durch eine dritte Person. Das kann auch ein angeheiratetes oder eigenes Familienmitglied sein. Abhilfe: Spiegel im Schlafzimmer mit einem Vorhang oder dünnen Tuch verhüllen.
- Ein seitlich an der Wand stehendes Bett symbolisiert, dass du in deinem Leben einer zweiten Person keinen Raum gibst. Abhilfe: Stell das Bett in die Zimmermitte, wo es von beiden Seiten zugänglich ist.
- Ein Deckenbalken, der das Bett der Länge nach optisch trennt, birgt die Gefahr von Trennung oder mangelnder Verbundenheit. Abhilfe: Verhülle den Balken mit einer Stoffbahn oder einem Tuch.
- Viel Schwarzes im Kleiderschrank blockiert die Energie im Herzchakra. Gegenmittel: Trage auf dem Oberkörper 40 Tage lang keine schwarze Kleidung. Du kannst schwarze Hosen oder Jacken tragen, aber nichts Schwarzes über der Brust. Farben wie Pink, Grün, Korallenrot, Rosarot, Weiß und Blau heben deine Energie merklich.

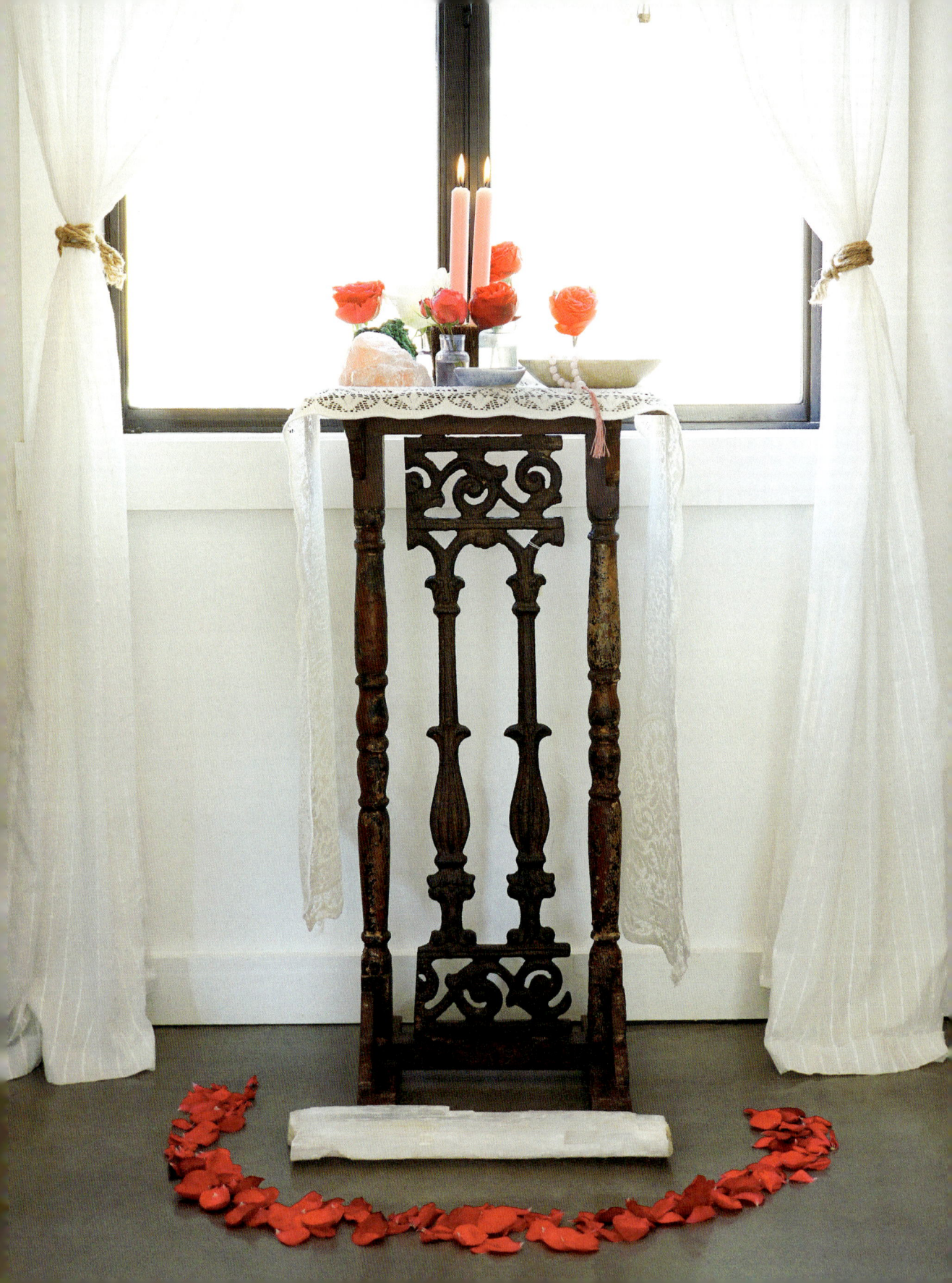

RITUAL: LIEBE ANLOCKEN

DAUER: *40 Tage + 3 Tage Vorbereitung*

Dieses Ritual, das über 40 Tage ausgeführt wird, sollte bei Neumond beginnen. Die Vorbereitungen dafür setzen drei Tage früher ein. An jedem dieser drei Tage warten Aufgaben auf dich, die Geist, Körper, Seele und Räume auf die Reise einstimmen, die du bald antreten wirst. Wenn du für einen Durchbruch in Sachen Liebe bereit bist, nimm jede Sekunde des folgenden Rituals ernst!

Auch unsere Freundin Sally Lyndlay, eine erfolgreiche Modedesignerin aus Los Angeles, war auf der Suche nach Liebe. Mir war schon bald klar, dass so gut wie alle Feng-Shui-Killer gegen sie arbeiteten – sie trug praktisch nur Schwarz, ihr Bett stand an der Wand, Fotos von einzelnen Frauen hingen an den Wänden, und ihr Schreibtisch stand in einer Ecke des Schlafzimmers, sodass ihr erster Blick am Morgen auf ihre Arbeit fiel.

Bereitwillig ließ sich Sally auf das Liebesritual ein. Sie malte sogar ihren schwarzen Kleiderschrank rosarot an, um dem Universum zu melden, dass sie für eine Partnerschaft offen war.

Am 15. Tag stellte das Ritual sie auf die Probe, als es einen Ex-Freund herbeizauberte, damit sie herausfand, ob sie noch interessiert war. Sie war es nicht. Am 24. Tag tauchte ihr romantisches Ideal auf, der »böse Junge«, der sie zu einer Beziehung ohne Zukunft verführen wollte. Sie widerstand der Versuchung und setzte das Ritual fort.

Was dann kam, erzählte Sally so: »Am 36. Tag traf ich meinen Freund, den ich heute als meinen Lebenspartner betrachte – und auch davor hatte ich viele neue Freunde gewonnen! Die Probleme von früher treten in der neuen Partnerschaft nicht auf, weil wir offen kommunizieren und uns gegenseitig respektieren.«

Auch ihre Selbstliebe erhielt durch das Ritual großen Auftrieb. »Als ich fertig war, sah ich mich selbst mit viel mehr Mitgefühl und Liebe, als mir das früher jemals möglich war.«

Willst du nun auch einen Versuch wagen?

VORBEREITUNG

Drei Tage bis Neumond: das Schlafzimmer

Für die Durchführung des Liebesrituals ist ein wenig Vorarbeit erforderlich. Den Anfang machst du in deinem Schlafzimmer. Umgestaltet nach den Prinzipien des Feng-Shui, öffnet sich dein Raum der Liebesenergie.

WAS DU BRAUCHST:

- 1 Plastikwanne
- 5 Zitronen
- 1 Tasse destillierter Essig (ca. 236,5 ml, Anm.d.R.)
- 1 Bund Weißer Salbei
- 1 Feder
- 1 Abalone-Schale/feuerfestes Gefäß für die Asche
- Palo-Santo-Räucherstäbchen

ABLAUF DER VORBEREITUNG:

1. Räume alle Bilder oder Geschenke von früheren Partnern weg. Du kannst sie verschenken oder vorübergehend in einem Karton aufbewahren. Stelle den Karton in die Garage, auf den Speicher oder in einen Schrank, der nicht im Schlafzimmer steht.

2. Entferne alle Spiegel aus dem Schlafzimmer. Wenn das nicht möglich ist, verhänge sie mit einem Tuch oder Vorhang. Verhülle den Fernseher mit einem Tuch oder, noch besser, bringe ihn in ein anderes Zimmer. Hänge alle Fotos oder Gemälde ab, die einzelne Personen zeigen. Entferne auch alle Bilder von Freunden und Verwandten.

3. Reinige das Schlafzimmer. Räume alte Zeitungen weg, wische glatte Flächen ab, sauge Staub, beziehe das Bett neu und putze alle Fenster.

4. Reinige den Raum energetisch. Fülle eine Plastikwanne mit Wasser. Gieße den Saft aus fünf Zitronen in das Wasser und füge eine Tasse destillierten Essig hinzu. Wische mit einem sauberen Tuch die Türklinken und alle Türen in der Wohnung von beiden Seiten ab.

5. Räuchere die Räume mit Salbei, beginnend an der Eingangstür und danach gegen den Uhrzeigersinn alle anderen Räume. Das nimmt ihnen ihre negativen Energien. Bitte den Geist des Salbeis, alle unerwünschten energetischen Rückstände zu lösen. Öffne die Fenster, damit der Rauch entweichen kann (zur Verwendung von Salbei s. S. 35/36).

6. Zünde die Palo-Santo-Räucherstäbchen an. Beginne an der Vordertür und geh im Uhrzeigersinn durch alle Räume. So werden sie mit positiver Energie angefüllt. Bitte den Geist des Palo Santo, deinen Raum zu segnen und Wunder in dein Leben zu bringen (zu Palo Santo s. S. 37).

VORBEREITUNG

Zwei Tage bis Neumond: Reinigungsbad

Nachdem deine Räume gründlich gereinigt sind, ist es an der Zeit, dich selbst mit einem Bad vorzubereiten.

WAS DU BRAUCHST:

- 1 kleine Dose Backpulver, um deinen Energiekörper von unerwünschten Energien zu befreien
- 1 Tasse Meersalz, um alle negativen Energien deines Energiekörpers zu absorbieren
- 2 Kaffeepads, um deinen Energiekörper zu neutralisieren
- 2 Tassen organischer Apfelessig, um deinen Energiekörper zu reinigen
- 1 weiße Kerze als Symbol für deinen Wunsch nach Kontakt zum spirituellen Bereich
- 1 Bund Weißer Salbei
- 1 Feder
- 1 Abalone-Schale oder feuerfestes Gefäß für die Asche

ABLAUF DER VORBEREITUNG:

1. Räuchere vor deinem Bad das Badezimmer.
2. Fülle die Badewanne mit warmem Wasser sowie Backpulver, Meersalz, Kaffeepads und Apfelessig.
3. Verteile mit den Händen die Zusätze im Wasser und sprich dazu laut:
   »Ich programmiere dieses Wasser für die Reinigung von Körper, Geist und Seele.«
4. Zünde die weiße Kerze an und stell sie im Badezimmer an einen sicheren Ort.
5. Nimm ein Bad, Dauer 11 bis 21 Minuten.
6. Stell dir dabei Situationen vor, die in früheren Beziehungen Trauer, Schmerz und Verletzungen verursacht haben. Tauche mindestens neun Mal wie bei einer Taufe ganz im Wasser unter – 9 symbolisiert das Ende eines Zyklus. Stell dir vor, dass du nun von deiner Vergangenheit befreit bist.
7. Lass das Wasser abfließen, während du noch in der Wanne sitzt. Visualisiere, wie alle Verletzungen und Schmerzen mit abfließen und in deinem Leben keinen Raum mehr einnehmen (wirf die Kaffeepads in den Abfall).
8. Nimm nach dem Bad noch einmal das Salbeibündel und reinige das Bad von allem, was energetisch freigesetzt wurde.

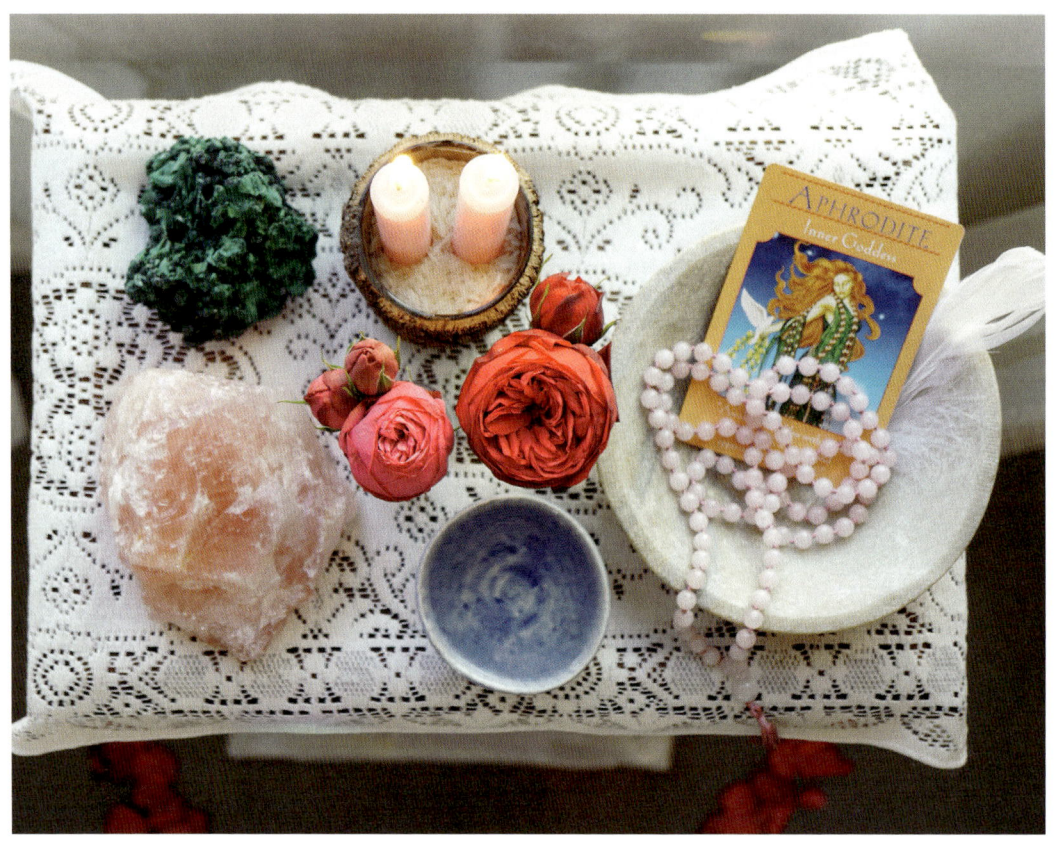

VORBEREITUNG

Ein Tag bis Neumond: der Liebesaltar

Am Tag vor Neumond gestaltest du deinen Liebesaltar – ein Tischchen mit Gegenständen, die deine feste Absicht repräsentieren, Liebe in dein Leben zu bringen. Er stärkt deine Wünsche und hilft dir, dich selbst besser zu verstehen und zu lieben. Der Altar kann so schlicht oder so aufwendig sein, wie du willst. Sorge nur dafür, dass er immer sauber und staubfrei ist.

WAS DU BRAUCHST:

- 1 kleiner Tisch (Altar)
- 1 weißes Spitzen- oder Tischtuch
- 1 Mala-Kette aus Rosenquarz oder Malachit – was auf dich anziehender wirkt
- 2 pinkfarbene Kerzen, die die Energie von zwei Menschen in einer Beziehung symbolisieren
- 1 Feder (zu der du eine spirituelle Verbindung verspürst)
- 1 kleine Wasserschüssel
- 1 rosaroter Stein (Rosenquarz, Rhodonit oder Rhodochrosit) für die Intention, Liebe zu empfangen
- 1 grüner Stein (Aventurin, Malachit oder Jade) für die Intention, Liebe zu geben
- Schreibpapier oder Notizbuch
- 1 blauer Stift – Blau ist die Farbe der Wahrheit
- 1 Bild oder 1 Statue, die Liebe symbolisiert, z. B. Aphrodite oder Eros, ein entsprechendes Schmuckstück oder ein Bild von Turteltauben

Die Gestaltung des Liebesaltars:

1. Füge weitere Gegenstände hinzu, die für dich Liebe symbolisieren, zum Beispiel Weihrauch oder Blumen, und richte den Altar so her, dass er sich für dich passend anfühlt.
2. Denke daran, vorher deine Kristalle zu programmieren. Halte sie in den Händen und nimm drei tiefe Atemzüge. Sage laut oder in Gedanken: »*Ich bitte darum, dass sich die höchsten Schwingungen von Liebe und Licht mit meinem höchsten Selbst verbinden, damit alle unerwünschten Energien und bisherigen Programmierungen beseitigt werden. Mögen diese Kristalle folgende Intentionen speichern: Liebe, Selbstakzeptanz und Anziehung. Danke, danke, danke.*«

Ablauf des Rituals am Morgen des Neumondtages:

1. Schreibe alle Eigenschaften deines idealen Partners auf, und zwar handschriftlich, nicht mit dem Computer! Nimm dir Zeit und sei präzise. Nenne fünf, die für dich nicht verhandelbar sind. Dann liste zehn oder mehr Qualitäten auf, die du dir von einem neuen Partner wünschst.
2. Wenn du dir überlegst, was du wirklich willst und wobei du keine Kompromisse eingehen möchtest, erkennst du genau, welche Person du anziehen willst. Schreibe unten auf das Blatt das Datum und deinen Namen und darunter die Worte »Danke, danke, danke«.
3. Falte das Blatt zwei Mal zusammen, sodass es ein Viereck ergibt, und lege es beim Schlafen unter deine Matratze.

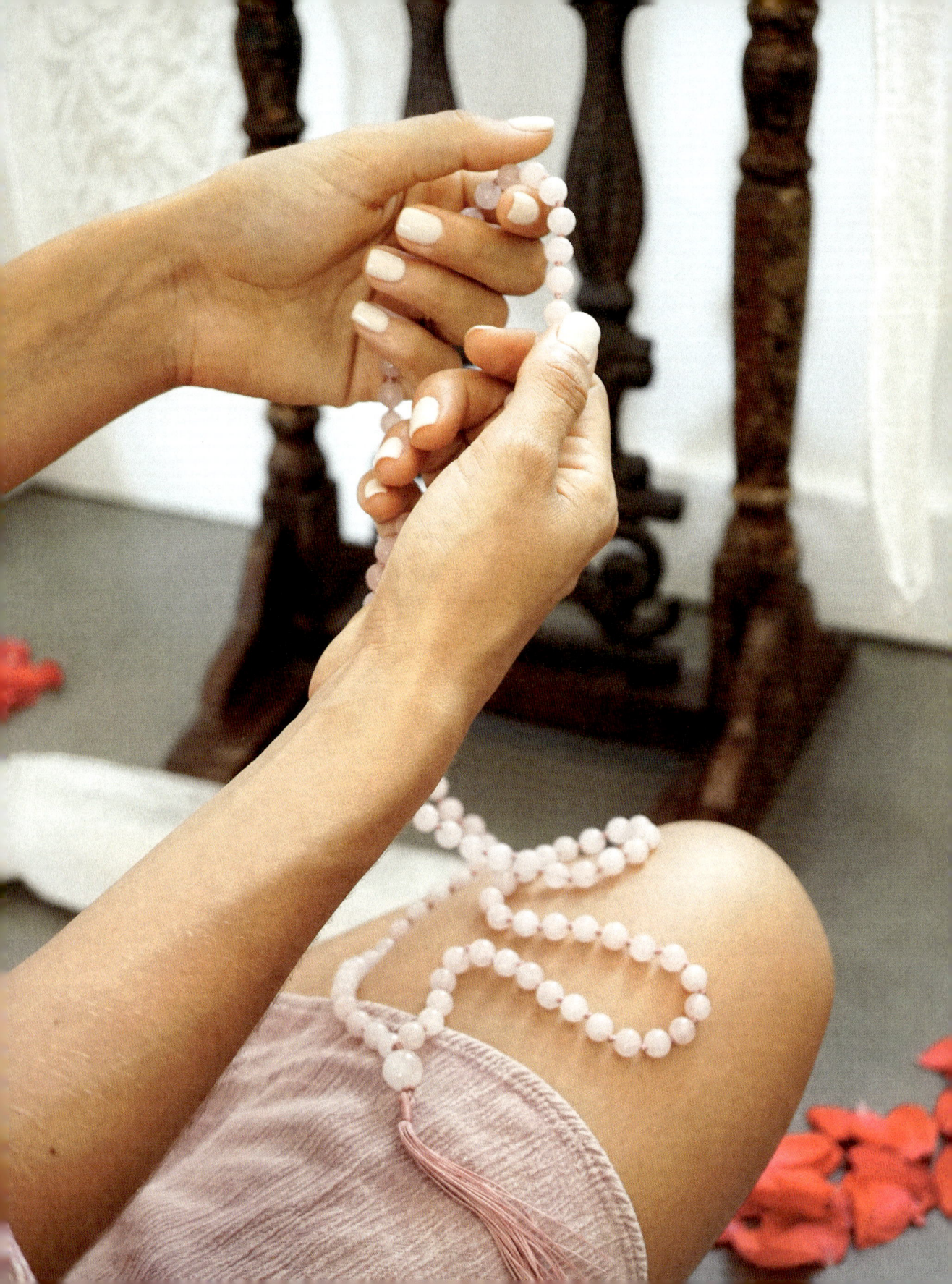

RITUAL:
LIEBE IN 40 TAGEN

Der Zeitraum von 40 Tagen soll alle Probleme in puncto Liebe ans Tageslicht bringen und beginnt bei Neumond. Vielleicht kehrt eine alte Liebe zurück – eine Person, mit der du seit Jahren keinen Kontakt mehr hattest. Das geschieht oft, wenn Probleme nicht bereinigt sind, und gibt dir die Chance, die Beziehung abzuschließen. Manchmal brechen alte Wunden, Zorn oder Trauer wieder auf. Zugleich treten Hoffnung, Glück und Freude in neuer Form in dein Leben.

Wie können 40 Tage dein Liebesleben verändern? Die Liebesenergie fließt neu, wenn du dich bewusst zu ihr bekennst und dich verpflichtest, dich selbst mehr zu akzeptieren. Am Ende der 40 Tage wirst du einen Durchbruch erleben. Wie das konkret geschieht, lässt sich nicht voraussagen, aber das Ergebnis sehr wohl: Du wirst dich selbst mehr lieben, und dadurch, dass du in einer höheren Frequenz schwingst, geschieht das auf einer feinstofflichen Ebene auch mit denjenigen, die sich zu dir hingezogen fühlen.

ABLAUF DES 40-TAGE-RITUALS:

1. Räuchere an Tag 1 des Rituals bei Neumond deine Umgebung (das kannst du nach Bedarf an den anderen 39 Tagen wiederholen).
2. Setze dich vor deinen Liebesaltar.
3. Zünde die Kerzen und den Weihrauch an.
4. Nimm deine Mala-Kette in die Hand und chante 108 Mal (je nach Geschlecht, das du rufen willst) eines der unten genannten Mantras. Die Mala besteht aus 108 Perlen, die zum Zählen von Mantras verwendet werden (s. S. 279). Das Chanten muss einmal am Tag erfolgen, im Abstand von maximal 24 Stunden. Wenn du einen Tag aussetzt, musst du wieder bei Tag 1 beginnen. Dieser Teil des Rituals ist sehr wichtig und muss an 40 aufeinanderfolgenden Tagen durchgeführt werden.

Willst du einen Mann zu dir rufen, chante: *Sat Patim Dehi Parameshwara.*
Willst du eine Frau zu dir rufen, chante: *Om Shrim Shriyei Namaha.*

5. Lege danach die Mala auf den Altar zurück. Nimm den grünen und den rosafarbenen Stein und halte beide in den Händen. Schließe die Augen und sage laut: »*Ich bin Liebe. Ich bin liebenswert. Ich bin wertvoll.*« Ergänze andere positive Aussagen über dich selbst.
6. Lösche abschließend die Kerzen.

In der Neumondnacht: das Liebesbad

WAS DU BRAUCHST:

- Räucherstäbchen (Rose oder Jasmin)
- 1 rote Kerze
- 1 rosarote Kerze
- die Blütenblätter von 12 frischen rosafarbenen oder roten Rosen
- 1 Fläschchen Rosenöl
- 1 Fläschchen Jasminöl
- rosarote und grüne Heilsteine von deinem Liebesaltar
- 1 Bund Weißer Salbei
- 1 Feder
- 1 Abalone-Schale oder feuerfestes Gefäß für die Asche

ABLAUF DES LIEBESBADES:

1. Räuchere das Badezimmer mit Salbei.
2. Zünde neben der Badewanne die Räucherstäbchen an.
3. Entzünde zwei Kerzen, eine rot, eine rosafarben.
4. Streue Blüten von zwölf rosaroten oder roten Rosen in das Badewasser.
5. Gib sechs Tropfen Rosenöl und sechs Tropfen Jasminöl ins Badewasser.
6. Lege die rosaroten und grünen Steine vom Liebesaltar in die gefüllte Badewanne.
7. Visualisiere dich während des Bades in einer liebevollen Beziehung und lege die Heilsteine auf dein Herz.
8. Bleibe 20 Minuten im Badewasser liegen.
9. Lege die Steine zurück auf den Altar und gib die Rosenblüten an die Erde zurück, streue sie auf Gras oder vergrabe sie in der Erde. Wirf sie nicht in den Abfall!

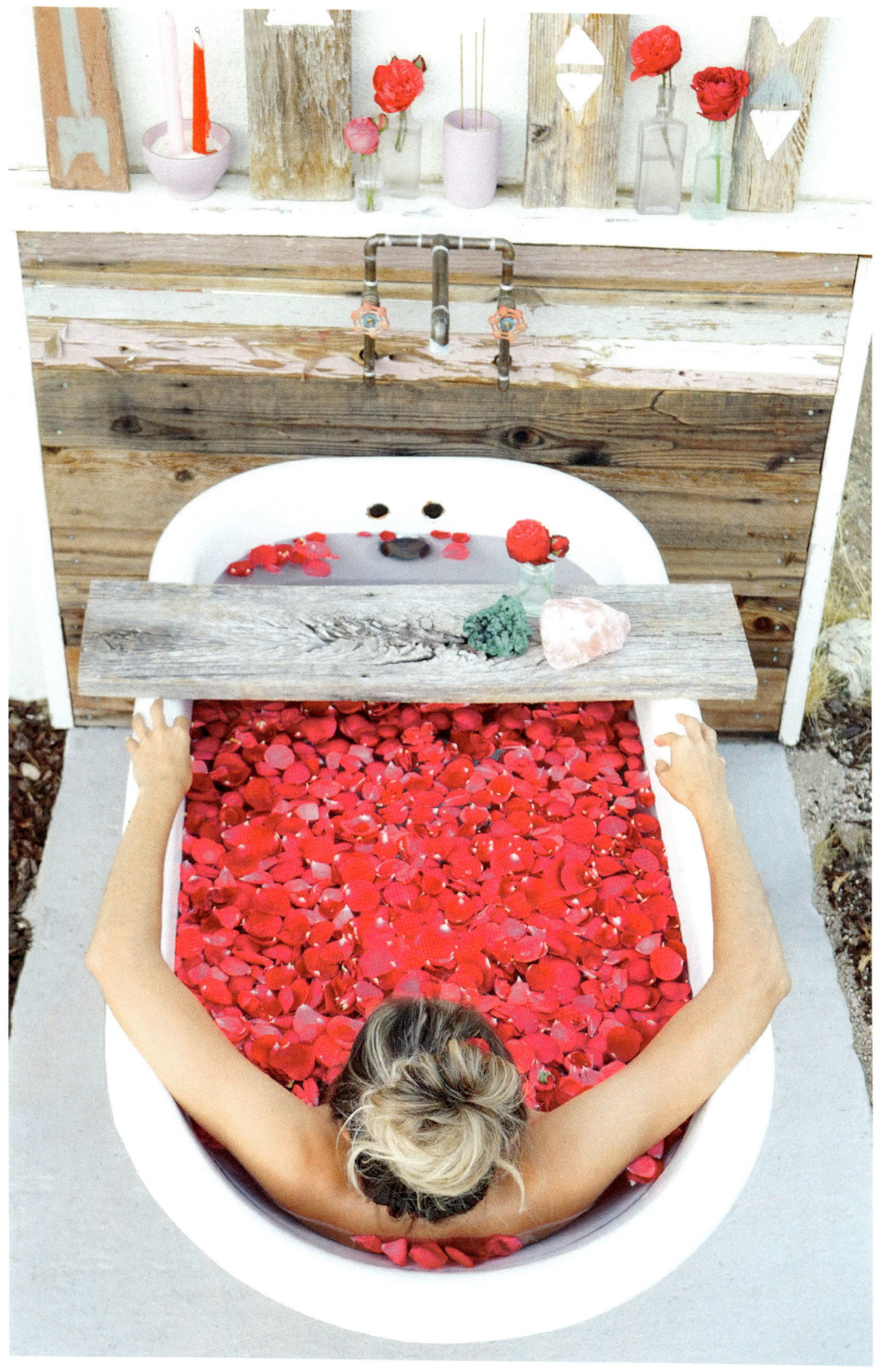

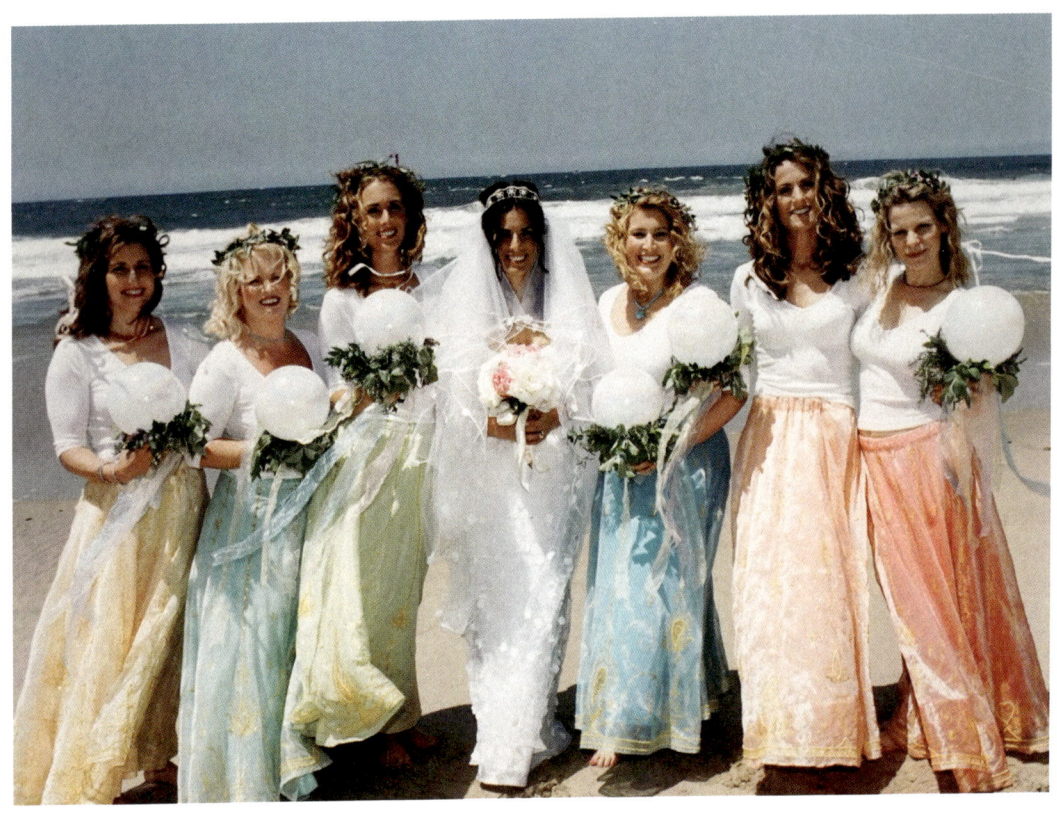

ZUERST KOMMT LIEBE, DANN FOLGT HEIRAT

Meine Hochzeit wurde im Rahmen einer Hochzeitsshow von einem Fernsehsender übertragen. Die Produzenten wollten zeigen, dass eine Hochzeitsfeier spirituell und religiös zugleich sein und Riten aus verschiedenen Traditionen enthalten kann, der christlichen, der jüdischen und der indianischen. Die Show wurde ein voller Erfolg.

Wie lief sie ab? Ich schenkte jeder meiner Brautjungfern einen Rosenquarz als Zeichen für die Liebe und Dankbarkeit, die ich allen Frauen in meinem Leben schulde. Als sie zum Altar schritten, hielt jede eine Kristallkugel statt eines Blumenstraußes in der Hand. Die Kugelform, ein Sinnbild für immerwährende Liebe, sollte bedeuten, dass es keinen Anfang und kein Ende gibt.

Die Hochzeitszeremonie fand in der Mitte eines Medizinrads statt; die Stühle der Gäste standen in den vier Himmelsrichtungen Norden, Süden, Osten und Westen. Trommler und Flötenspieler aus Peru spielten alte Weisen zu Ehren ihrer Ahnen. Die Gäste bekamen Seifenblasen, mit denen sie nach der Feier ihre guten Wünsche und Gebete in den Himmel schicken konnten. Nach unserem Kuss wurden wir in eine indianische Decke gehüllt. Bis heute schlafen wir jede Nacht unter ihr.

Malachit

WEISHEITSHÜTER:
DER UMWANDLER

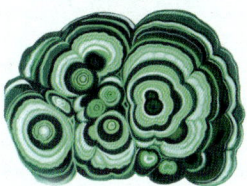

FARBE: Grün

VORKOMMEN: Australien, Marokko, USA und Demokratische Republik Kongo

GESCHICHTE UND ÜBERLIEFERUNG: Malachit ist ein Weisheitsstein. Im alten Ägypten trugen ihn die Pharaonen unter ihrem Kopfschmuck, weil man glaubte, dass er ihnen zu einem gerechten und klugen Herrschaftsstil verhelfen würde. Schon 3000 v. Chr. wurden Malachite zu grünem Pulver zerstoßen und als Augenschminke benutzt.

HEILKRÄFTE: Der Malachit ist der ideale Heilstein für alle, die ihren Partner noch nicht gefunden haben. Er kann die Chakren klären und dir helfen zu erkennen, was in deinem Leben noch nicht stimmt. Er ist einer der mächtigsten Wandlersteine für das Herz. Die Seelenruhe, die er verbreitet, hilft dir, alles Nötige für die Auflösung negativer Muster und die Stärkung der für Veränderungen erforderlichen Energien zu unternehmen.

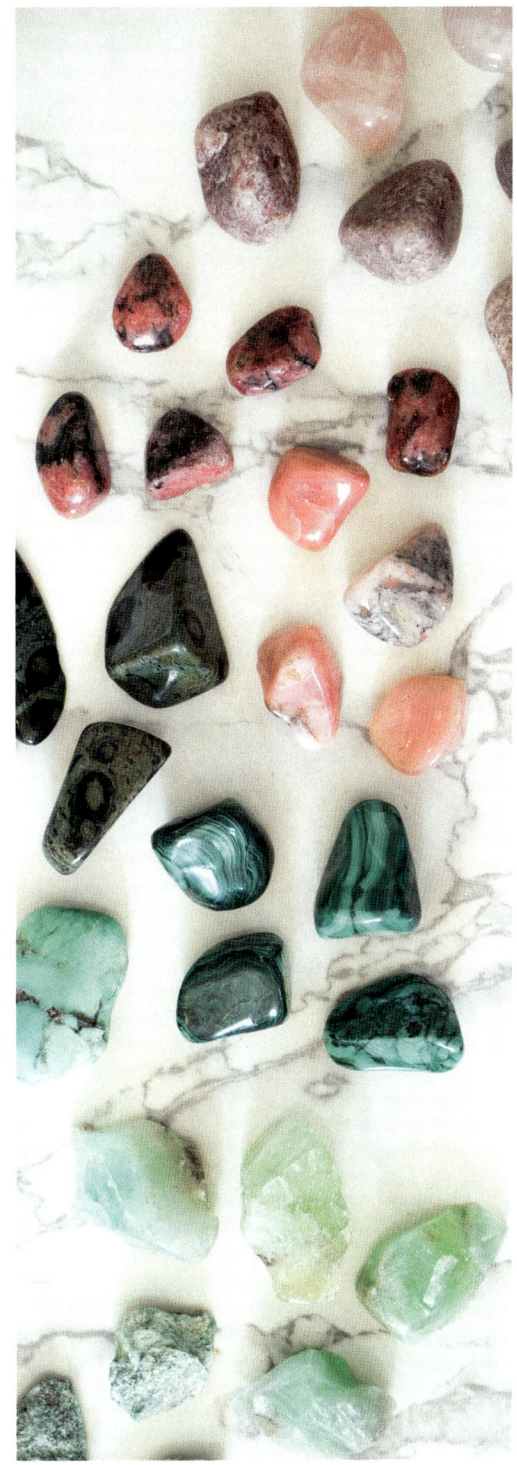

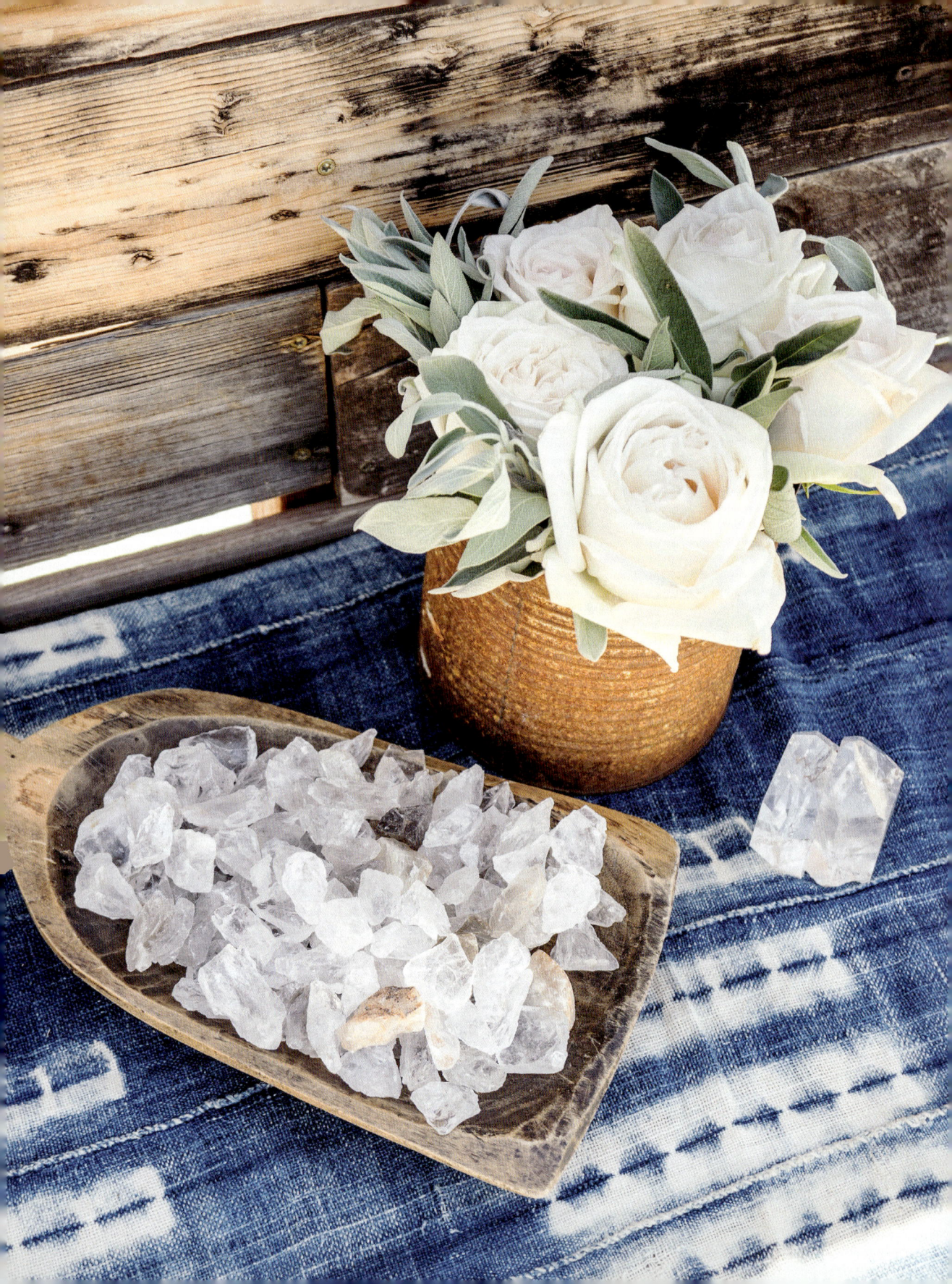

RITUAL: LIEBEVOLLE WÜNSCHE VOR DER HOCHZEIT

DAUER: *beliebig, je nach Teilnehmerzahl*

Dieses Liebeswünsche-Ritual ist eines der intensivsten, die du mit den Menschen, die dir nahestehen, vor dem großen Tag durchführen kannst. Es gibt deinen Gästen die Gelegenheit, laut auszusprechen, was sie dir und deinem Partner oder deiner Partnerin wünschen. Wir empfehlen es allen Paaren, die ihre Ehe mit einer zusätzlichen Hülle aus Liebe, Glück und Freude umgeben wollen.

WAS DU BRAUCHST:

1 Schüssel für die Heilsteine ausreichend Bergkristall für alle Teilnehmer (1 pro Person)

1 Bund Weißer Salbei
1 Feder

1 Abalone-Schale oder feuerfestes Gefäß für die Asche

ABLAUF DES RITUALS:

1. Reinige an den Tagen vor der Feier alle Heilsteine und lade sie auf. Am besten legst du sie für mindestens eine Stunde tagsüber in die Sonne und über Nacht ins Mondlicht.
2. Wenn möglich, führe vor der Zeremonie eine Raumreinigung mit Salbei durch.
3. Gib jedem Gast bei der Ankunft einen Bergkristall.
4. Bitte alle, sich im Kreis aufzustellen, und stelle die Schüssel in die Mitte.
5. Bitte alle, ihren Kristall in der Hand zu halten und sich einen Wunsch oder Segensspruch für das Paar zu überlegen.
6. Bitte alle, nacheinander ihre Wünsche auszusprechen und ihren Kristall in die Schüssel zu legen.
7. Die Kristalle sind nun energetisiert und mit den Wünschen der Gäste programmiert. Du kannst die Schüssel ins Schlafzimmer, ins Wohnzimmer oder an einen anderen geeigneten Ort in deiner Wohnung stellen, damit du ihre Liebe immer spüren kannst.

SELBSTLIEBE

Timmi ist eine unverbesserliche Romantikerin, und deshalb hat sie wohl auch mit 22 Jahren geheiratet. Sie hatte schon immer den »amerikanischen Traum« geträumt, und ich wusste, was sie sich wünschte: ein großes Haus, einen Golden Retriever und vier Kinder. Nach ihrer Heirat stand sie jeden Morgen sehr früh auf und buk aus Hafer, Rosinen und Datteln Brot in ihrem liebsten Hochzeitsgeschenk, der Brotbackmaschine. Nach einer Stunde im Fitnessstudio fuhr sie zu ihrem anspruchsvollen Job in der Bekleidungsindustrie und war um 18 Uhr wieder zu Hause, um ihrem Mann sein Essen zu kochen. Sie mochte diese Art von Leben. Es war so, wie sie es sich immer erträumt hatte. Dann kam das verflixte siebte Jahr – nur leider zwei Jahre zu früh.

Eines schönen Abends traf sie die Erkenntnis wie ein Schlag ins Gesicht. Als sie durch die Tür trat, fühlte sich irgendetwas nicht richtig an. Sie schnitt das Brot, goss Wein in zwei Gläser und setzte sich zu ihrem Mann an den Tisch. Aber sie hatten sich nichts mehr zu sagen, und das ging im Grunde schon über ein Jahr so. Auf einmal begriff Timmi, dass sie eine Rolle gespielt und eine Lüge gelebt hatte. Der Traum, mit dem sie aufgewachsen war, war nicht ihr eigener. Der Mann, der vor ihr saß, kam ihr vor wie ein Fremder. *Wessen Leben lebe ich hier eigentlich?*, fragte sie sich. Sie hielt es keinen Tag länger aus und verließ Jim.

An diesem Punkt erwachte ihre Zwillings-Natur. Nach dem Ende ihrer Ehe konzentrierte sich Timmi auf ihre Karriere und lebte als erfolgreiche, finanziell unabhängige Frau. Nachts dagegen kam ihre wilde Seite zum Vorschein. Das Leben hatte viel zu bieten, und sie wollte alles, sofort. Sie trank zu viel, übertrieb ihr Fitnesstraining, ging zwanghaft shoppen und lernte einen neuen Mann kennen.

Plötzlich war sie verliebt, und das ganze Leben war eine Party, die möglichst nie zu Ende gehen sollte. Timmi hatte alles, was sie wollte, aber sie wollte immer noch mehr. Ein Jahr lang führte sie ihren exzessiven Lebensstil weiter, aber auch diese Phase ging zu Ende. Eines Tages sah sie sich selbst im Spiegel beim Zähneputzen zu und erkannte sich nicht wieder. Ihre Eltern redeten kaum noch mit ihr, sie trank und feierte hemmungslos, und allmählich forderte dieser Lebenswandel seinen Tribut. Sie fühlte sich leer und einsam. Es war höchste Zeit, dass die echte Timmi wiederkam. Aber wer war die echte Timmi? Diese Frage war der Beginn ihrer Rückkehr zu sich selbst.

RITUAL:
DAS RAD DER SELBSTLIEBE

DAUER: *1 bis 8 Wochen*

Freie Zeit, in der wir die Liebe zu uns selbst zelebrieren, ist das größte Geschenk, das wir uns machen können, und sie ist die Voraussetzung für eine liebevolle Partnerschaft mit einem anderen Menschen.

Entscheide dich, der Mensch zu sein, den du gern in deinem Leben haben willst! Das Selbstliebe-Ritual zeigt dir einen Weg, wie du die Liebe findest, die du verdienst.

Sprich eine Person aus der Familie oder deinem Freundeskreis an, der du vertraust, und erzähle ihr von dem Ritual und deinen Zielen. Diese Person wird dich Woche für Woche unterstützen, ermutigen und nach deinen Fortschritten fragen.

Manche Menschen entschuldigen sich damit, dass ihnen die Zeit fehlt, ihren guten Vorsätzen treu zu bleiben. Wer Selbstliebe fest in seinem Leben verankern und die ersehnten Veränderungen umsetzen will, muss möglicherweise auf etwas verzichten, zum Beispiel auf die Lieblingsserie im Fernsehen oder die ständige Verfügbarkeit in den sozialen Medien. Aber schließlich bist du selbst deine beste Investition!

WAS DU BRAUCHST:

- 1 Kopie des Selbstliebe-Rads (S. 148)
- 1 Rosenquarz (Trommelstein)
- 1 Amazonit (Trommelstein)
- 1 blauer Apatit (Trommelstein)
- 1 Karneol (Trommelstein)
- 1 roter Jaspis (Trommelstein)
- 1 Mondstein (Trommelstein)
- 1 Bergkristall (Trommelstein)
- 1 Heliotrop (Trommelstein)
- 1 blauer Stift – Blau ist die Farbe der Wahrheit
- 1 Bund Weißer Salbei
- 1 Feder
- 1 Abalone-Schale oder feuerfestes Gefäß für die Asche

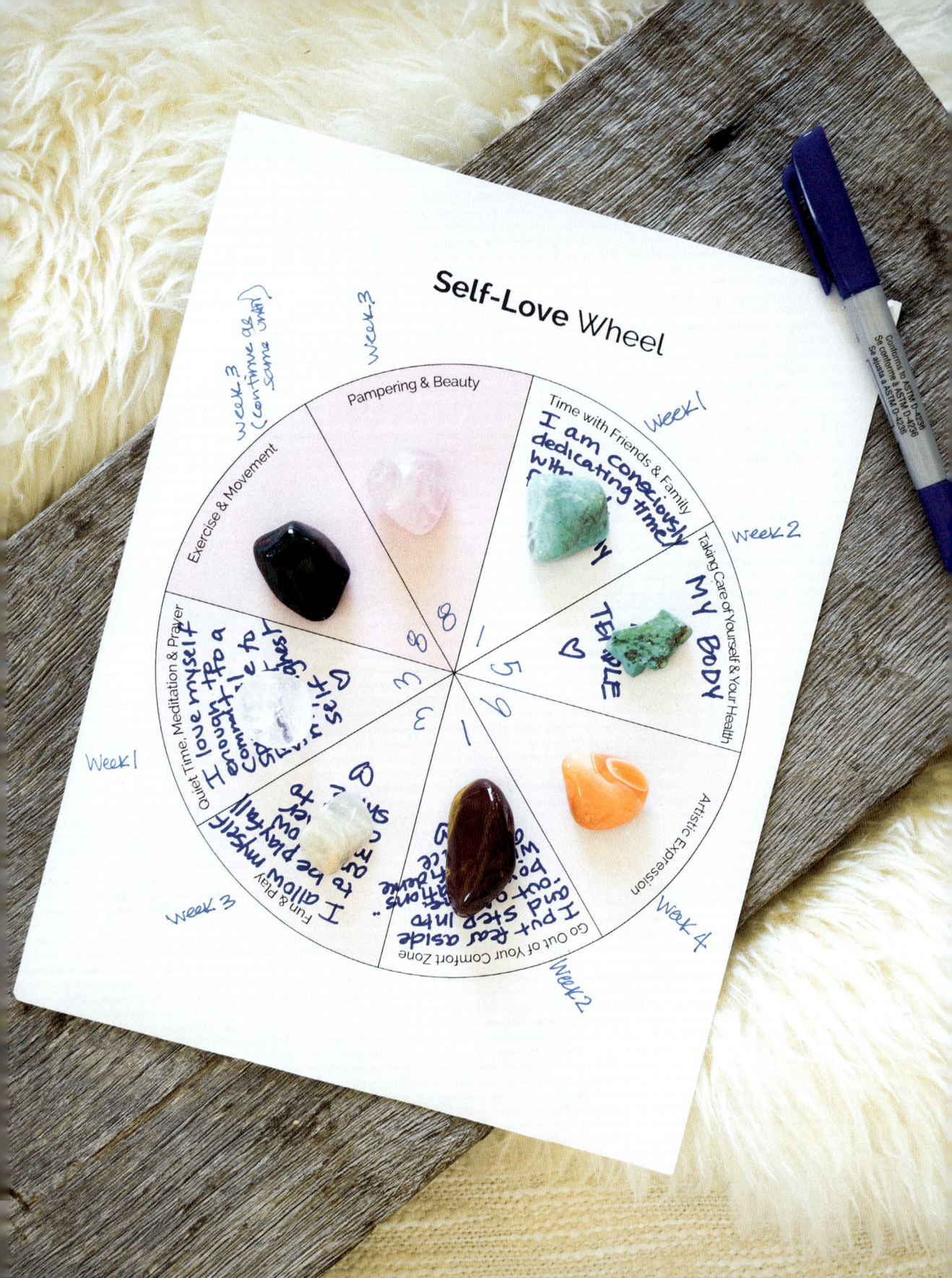

ABLAUF DES RITUALS:

1. Räuchere deine Umgebung mit Salbei und reinige deine Kristalle.
2. Halte die Kristalle in den Händen, schließe die Augen und nimm drei tiefe Atemzüge. Sprich laut oder in Gedanken: »*Ich bitte darum, dass sich die höchsten Schwingungen von Liebe und Licht mit meinem höchsten Selbst verbinden, damit alle unerwünschten Energien und bisherigen Programmierungen beseitigt werden. Mögen diese Kristalle folgende Intentionen speichern: bedingungslose Selbstliebe, Selbstachtung und Freiheit von Urteilen. Danke, danke, danke.*«
3. Suche einen ruhigen Platz, an dem dein Selbstliebe-Rad während des Rituals ungestört liegen kann.
4. Das Ziel ist, eine engere Beziehung zu dir selbst aufzubauen. Setze dich vor das Rad. Jeder seiner Sektoren steht für einen Bereich, der von mehr Selbstakzeptanz erfüllt sein könnte. Lies dir die Überschriften laut vor.
5. Entscheide, wie viel Zeit du jedem Bereich widmen willst. Verwende dazu eine Skala von 1 bis 10; 1 für ein Minimum an Zeit, 10 für ein Maximum.
6. Konzentriere dich auf die Bereiche mit 5 oder darüber. Schreibe eine Intention oder Handlung auf, die in diesem Bereich zu einer Veränderung führen soll. Bei »Sport und Bewegung« könntest du zum Beispiel schreiben: »Ich werde montags, mittwochs und sonntags je 10 Minuten spazieren gehen.«
7. Platziere nun die Trommelsteine. Damit verankerst du die Energie deiner Intention in der Wirklichkeit.
    a) Rosenquarz in »Verwöhnen und Schönheit«
    b) Amazonit in »Zeit mit Freunden und Familie«
    c) Blauer Apatit in »Gesundheit und Selbstfürsorge«
    d) Karneol in »Künstlerischer Ausdruck«
    e) Roter Jaspis in »Verlasse deine Komfortzone«
    f) Mondstein in »Spaß und Spiel«
    g) Bergkristall in »Stille Zeit, Meditation, Gebet«
    h) Heliotrop in »Sport und Bewegung«
8. Entscheide, worauf du dich als Erstes konzentrieren willst, und setze eine Woche lang deine Vorsätze in die Tat um. Am besten beginnst du an einem Montag und endest an einem Sonntag.
9. Das Ritual kann eine bis acht Wochen dauern. Es hängt davon ab, mit wie vielen Bereichen du arbeiten willst.

Selbstliebe-Rad

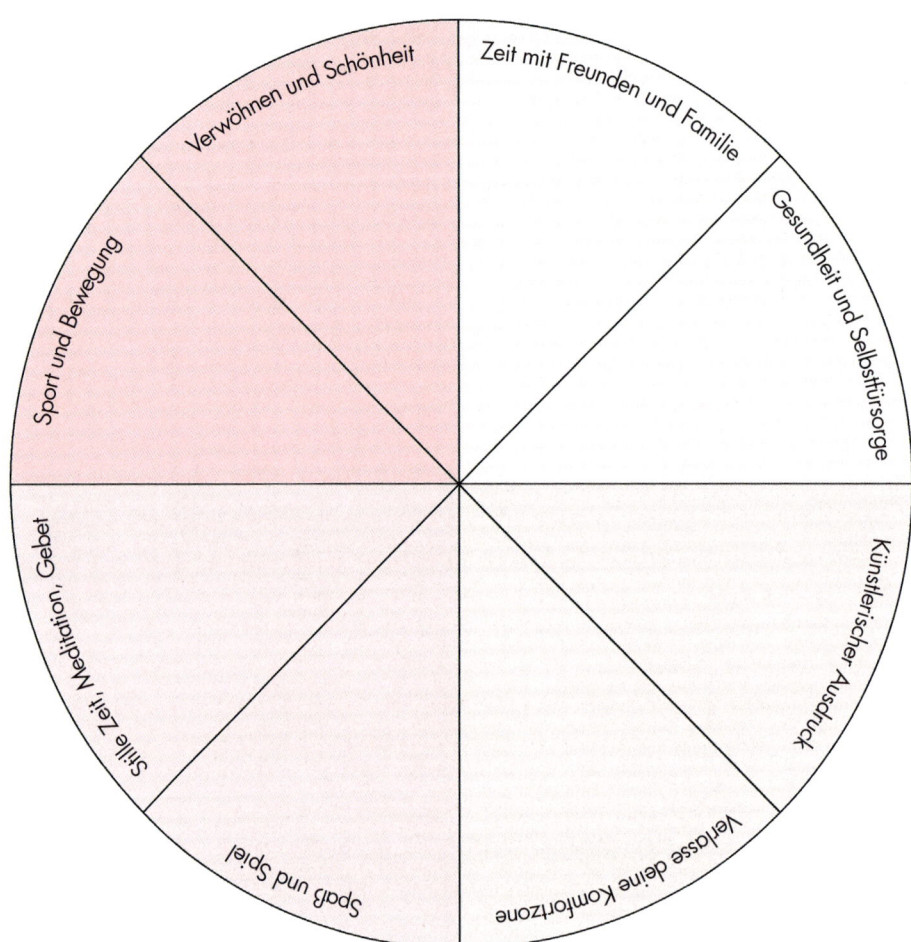

Rosenquarz

WEISHEITSHÜTER:
DER LIEBESMAGNET

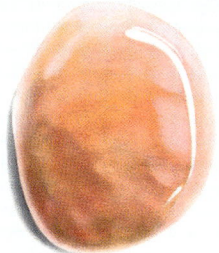

FARBE: Rosarot
VORKOMMEN: U. a. Brasilien, Indien, Madagaskar und USA
GESCHICHTE UND ÜBERLIEFERUNG: Schon für die alten Griechen war der Rosenquarz der Stein der bedingungslosen Liebe. Cupido, der römische Gott der Begierde und Zuneigung, soll das Mineral der Erde geschenkt haben, um Leidenschaft und Glück zu spenden. Nach der Mythologie erschien Ares in Gestalt eines Ebers auf der Erde und tötete Aphrodites Liebhaber Adonis. Bei dem Versuch, Adonis zu retten, schnitt sich Aphrodite an einer Brombeerhecke. Ihr Blut tropfte auf einen Bergkristall und färbte ihn rosarot. Doch Zeus erbarmte sich der Liebenden und gab Aphrodite jedes Jahr ihren geliebten Adonis für sechs Monate zurück. Seither gilt der Rosenquarz auch als Stein der Versöhnung.

HEILKRÄFTE: Ein Rosenquarz, den du in der Hand hältst oder auf dem Körper trägst, wirkt sich heilsam auf alle Aspekte des Herzens aus. Der Stein strahlt starke Liebesschwingungen aus und ist ein guter Verbündeter auf der Suche nach einer neuen Beziehung, nach mehr Selbstakzeptanz oder der Überwindung von Liebeskummer.

WIE DIE LIEBE LEBENDIG BLEIBT

Die Zeit heilt Wunden. Als Timmi sich selbst wieder mehr lieben und annehmen konnte, lebte auch die Beziehung zu ihrem Mann wieder auf. Statt sich auf seine Schwächen zu konzentrieren, verstand sie, dass sie beide unvollkommene Menschen waren, die sich immer noch liebten. Aber wie sollten sie mit ihrem Zorn und ihrem Misstrauen umgehen? Würden sie sich je gegenseitig verzeihen können? Als Erstes führten sie viele Gespräche und stellten sich ihren Dämonen.

Sie nahmen sich Zeit, ehrlich über ihre Gefühle zu sprechen, und bald schrumpften die Dämonen, die sie so lange verfolgt hatten. Das geschah natürlich nicht über Nacht, es brauchte viel Geduld, und der Prozess ist auch heute noch nicht ganz abgeschlossen. Aber das ist das Geheimnis langer, geglückter Beziehungen: Man wächst zusammen und entscheidet sich immer wieder neu füreinander.

RITUAL: DAMIT DIE LIEBE LEBENDIG BLEIBT

DAUER: *10 Tage oder die Zeit, die beide Partner brauchen, um ihre Gefühle äußern zu können*

In Beziehungen geschieht es häufig, dass wir uns voneinander entfremden, weil wir unsere Gefühle für uns behalten und sie nicht äußern. Wie kann man eine ausgelaugte Beziehung wieder mit Liebe erfüllen und interessant gestalten? Ein großes Geheimnis lautet: Akzeptiere den Partner so, wie er ist. Das ist nicht leicht, aber diese Haltung ist der Schlüssel zu einem lebendigen Kontakt.

Wenn man seine eigene Wahrheit authentisch, mitfühlend und liebevoll ausdrückt und sich dabei gegenseitig respektvoll behandelt, kann einen das anderen Menschen wieder näherbringen. Das Ritual für lebendige Liebe ermöglicht es dir, ehrlich zu sein, reinen Tisch zu machen und deinem Partner zu sagen, was du am meisten an ihm schätzt. Und es hilft dir, dich wahrgenommen und wertgeschätzt zu fühlen.

Führe das Ritual 10 Tage lang täglich durch mit der Absicht, die Voraussetzung für eine tiefere Verbindung zu deinem Partner zu schaffen. Einer von euch sollte den Rhodonit halten, der andere den Kambaba-Jaspis. Rosa und Grün sind die Farben des Herzchakras. Die Farben sind nicht geschlechtsspezifisch und können frei gewählt werden; sie repräsentieren die Yin- und Yang-Energien, die Bestandteil einer jeden Liebesbeziehung sind.

WAS DU BRAUCHST:

- 1 Rhodonit, der in den Handteller passt, für Vergebung, Mitgefühl und Befreiung von Angst
- 1 Kambaba-Jaspis, der in den Handteller passt, für Überwindung von Ängsten, Herzöffnung und Ausgeglichenheit
- 1 Bund Weißer Salbei
- 1 Feder
- 1 Abalone-Schale oder feuerfestes Gefäß für die Asche

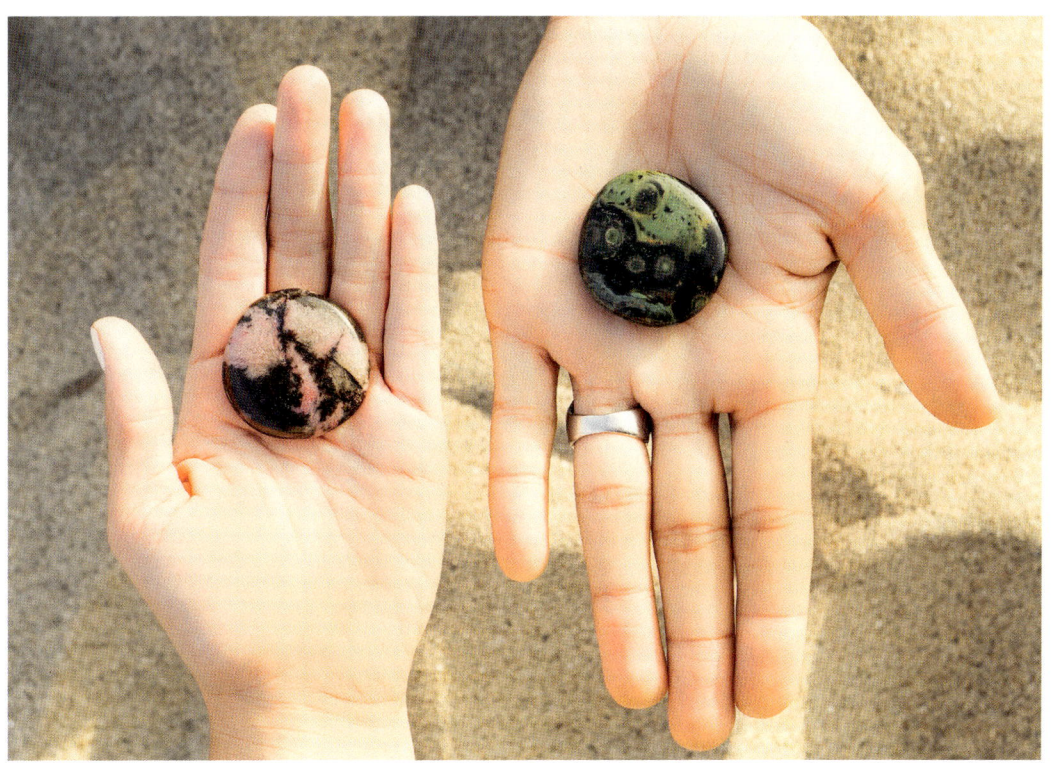

ABLAUF DES RITUALS:

1. Räuchere deine Umgebung mit Salbei und reinige deine Kristalle.
2. Suche einen bequemen Ort, an dem ihr zu zweit (du und dein Partner/deine Partnerin) Rücken an Rücken sitzen könnt. So eröffnest du einen geschützten Raum, in dem ihr euch beide verletzlich zeigen und in Berührung bleiben könnt, ohne dass ihr zu direktem Blickkontakt gezwungen seid.
3. Jeder hält seinen Kristall in der geschlossenen Hand über dem Herzen. Schließt die Augen und nehmt drei tiefe Atemzüge. Sprecht laut oder in Gedanken: *»Ich bitte darum, dass sich die höchsten Schwingungen von Liebe und Licht mit meinem höchsten Selbst verbinden, damit alle unerwünschten Energien und bisherigen Programmierungen beseitigt werden. Mögen diese Kristalle folgende Intentionen speichern: Aufrichtigkeit, Respekt und Wertschätzung. Danke, danke, danke.«*
4. Sprecht jeder mit den Kristallen in der Hand abwechselnd drei Punkte an, die ihr frustrierend, ärgerlich oder enttäuschend an der Beziehung findet. Bemüht euch um einen achtsamen Umgang mit den Worten. Teilt mit, wie ihr euch fühlt, wenn etwas Bestimmtes in der Beziehung geschieht – oder nicht geschieht.

DER LIEBES-GURU

Vermeidet Vorwürfe. Übernehmt Verantwortung für eure eigenen Gefühle, indem ihr mit den Worten »Ich fühle« beginnt. Verwendet eher »ich« als »du«. Wenn jede und jeder ausschließlich ihre/seine Gefühle in Bezug auf eine Situation schildert, kann das verhindern, dass sich der jeweils andere angegriffen fühlt und defensiv wird oder abblockt.

5. Wenn ihr beide damit fertig seid, lasst einander wissen, dass ihr euch gegenseitig zugehört habt. Das kann mit den einfachen Worten »Ich höre dich« geschehen.
6. Spüre nach, wie sich das anfühlt, was dein Partner sagt. Es kann schwer sein, ihn nicht zu unterbrechen. Bedenke, dass dies wirklich die Gefühle deines Partners sind, dass sie tatsächlich existieren, unabhängig davon, welche Gefühle sie bei dir ungewollt oder gewollt auslösen. Höre ihm oder ihr einfach zu.
7. Wenn ihr so weit seid, wendet euch einander zu und blickt euch in die Augen. Konzentriert euch auf das Gute in eurem Gegenüber. Nennt abwechselnd drei Dinge, die ihr aneinander liebt und schätzt. Wenn man sehr wütend ist, kann es schwerfallen, auch nur einen positiven Satz zu sagen. Achtet darauf, dass ihr ehrlich und authentisch bleibt. Nichts ist zu alltäglich oder zu banal, um gesagt zu werden. Besinne dich auf das, was dein Partner zu deinem Glück beiträgt. Das wird dich daran erinnern, warum du dich in ihn verliebt hast. Nimm das, was du hörst, als Ermunterung, ihm häufiger nette Dinge zu sagen.
8. Räuchere den Raum noch einmal, um ihn energetisch zu reinigen, nachdem jeder seine Wahrheit ausgesprochen hat.
9. Während der Nacht legt jeder von euch seinen Kristall auf seinen Nachttisch.
10. Ladet am Morgen eines jeden Ritual-Tags eure Kristalle auf, indem ihr sie für mindestens vier Stunden in die Sonne legt.
11. Wenn ihr das nächste Mal das Ritual durchführt, tauscht die Steine. Wer den Kambaba-Jaspis hatte, bekommt nun den Rhodonit und umgekehrt.

WIE EIN GEBROCHENES HERZ HEILT

Innere Wunden heilen oft sehr langsam, aber mit einem Regenbogen-Obsidian kannst du den Prozess behutsam beschleunigen. Lege einen herzförmigen Obsidian auf deine Brust, schließe die Augen und lass den Atem tief in dich einströmen. Dieser Kristall fordert dich auf, in den Spiegel zu blicken und zu erkennen, welche Teile von dir du auf andere projiziert hast. Du wirst nicht mehr anderen Menschen die Schuld an Beziehungsproblemen geben können und stattdessen herausfinden, was deinen Herzschmerz verursacht.

Denke an die zu Ende gegangene Beziehung und frage dich: Welche Lektion sollte mich dieser Mensch lehren? Forsche gründlich nach. Vielleicht ging es um Grenzen, Unabhängigkeit oder Zuversicht. Wie hast du dich seit dem Ende der Beziehung entwickelt? Sobald du entdeckt hast, was der betreffende Mensch dich lehren sollte, wirst du ihn anders wahrnehmen. Vergebung wird dir leichter fallen, und du kannst loslassen und dich deinem eigenen Potenzial und dem für dich am besten geeigneten Partner öffnen.

*»Liebe ist nicht etwas, das wir geben oder bekommen.
Sie ist etwas, das wir entwickeln und wachsen lassen.«*

*Brené Brown,
Wissenschaftlerin und Bestsellerautorin*

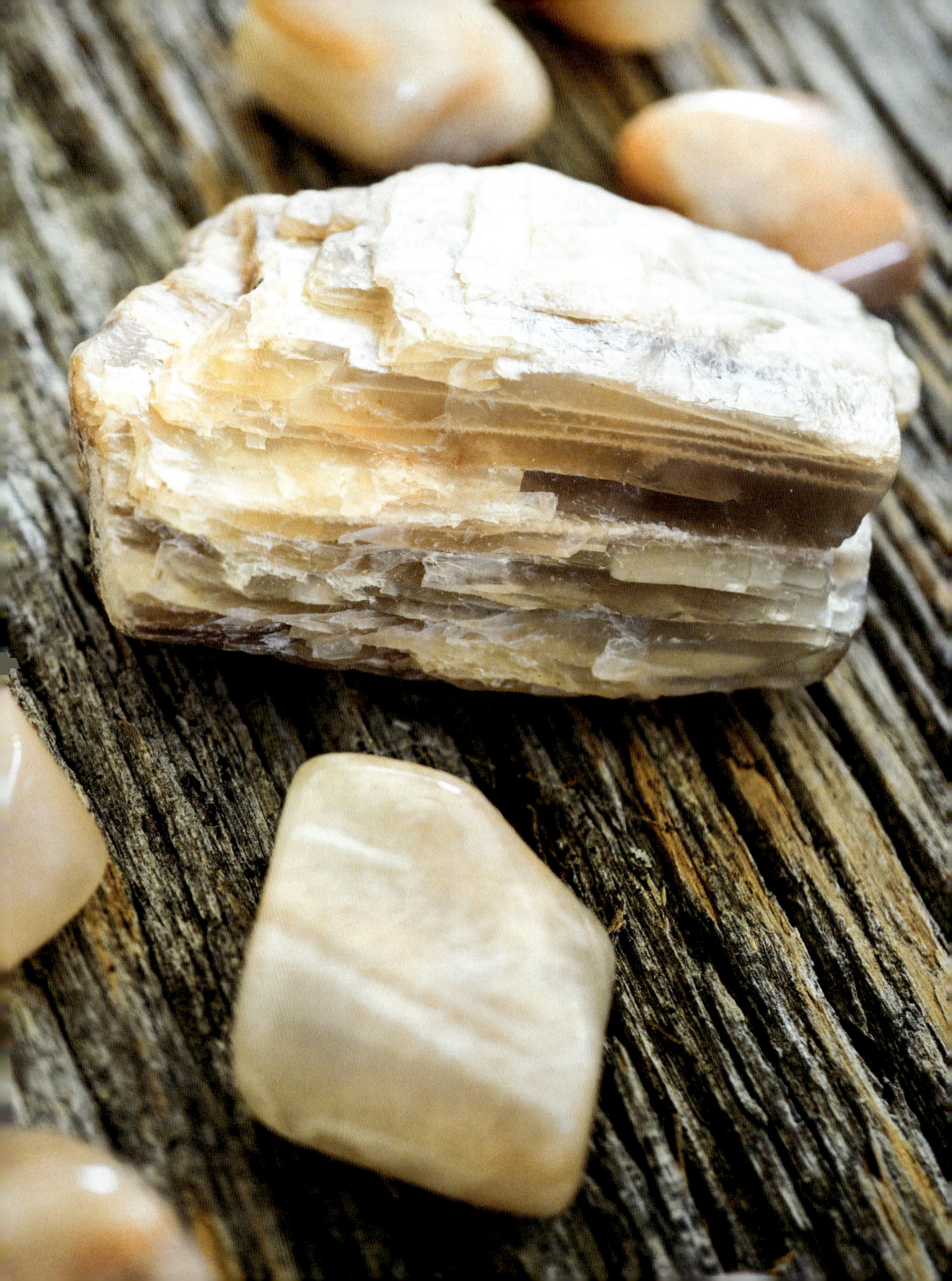

KAPITEL 9

ZWEI UND EINS SIND DREI

KRISTALLE FÜR FRUCHTBARKEIT, SCHWANGERSCHAFT, FEHLGEBURT UND GEBURT

*»Keine zwei Schwangerschaften, Geburten oder Babys sind gleich.
Jede Reise in die Mutterschaft ist vollkommen einzigartig und unverwechselbar.«*

*Lori Bregman,
Doula, Life Coach und Autorin von »The Mindful Mom-to-Be«*

Ich wurde in der Hochzeitsnacht schwanger. Meine Mutter wollte Großmutter werden, und da ich schon 33 war, als ich mich »endlich traute«, beschloss sie, die Dinge selbst in die Hand zu nehmen. Sie war von Beruf Schneiderin und hatte mich gefragt, ob sie mein Brautkleid nähen dürfe. Ich war einverstanden, und sie nähte Hunderte kleiner Mondsteine und anderer Kristalle ein, angeblich um dem Kleid eine magische, »funkelnde« Energie zu verleihen. Ich durchschaute ihre Absichten erst, als ich herausfand, dass ich schwanger war. Sie hatte die Mondsteine ausgesucht, weil sie die weibliche Fruchtbarkeit fördern.

Zu allem Überfluss war mein Ehering mit elf winzigen Kristallen aus verschiedenen Teilen der Welt besetzt. Als mein Mann ihn vom Juwelier holte, wurde er gewarnt, dass wir aufpassen müssten, wenn wir nicht schwanger werden wollten. Der Ring war unter einem kraftvollen Vollmond geschmiedet worden, was ebenfalls einen positiven Einfluss auf die Fruchtbarkeit hat. Mein Schicksal war besiegelt! Neun Monate später brachte ich meinen Sohn Orion zur Welt.

Bei meiner zweiten Schwangerschaft hatte das Universum anderes für mich im Sinn. Mit Mondsteinen war es diesmal nicht getan. Ich unternahm alles Mögliche, um schwanger zu werden, aber nichts hatte Erfolg.

Unter anderem ging ich zu einer Heilerin, die mir Ernährungstipps gab und mich zweimal monatlich mit Heilenergie behandelte. Ich nahm rituelle Kräuterbäder und fertigte drei Kristall-Gürtel an, die ich abwechselnd trug, einen mit Mondsteinen und Larimaren, einen

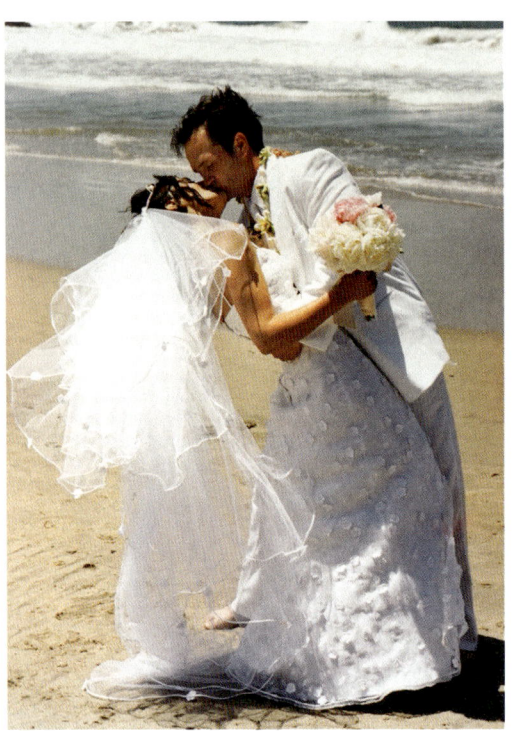 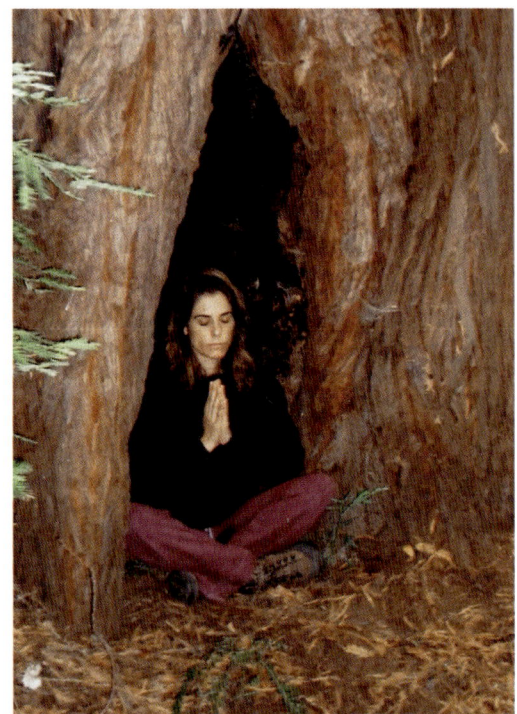

mit Mondsteinen, Rubinen und Chrysoprasen und einen mit Karneolen, Granaten und Türkisen. Von ihnen erhoffte ich mir Hilfestellung für meinen Kinderwunsch.

Mein tägliches Mantra handelte von Geduld und dem richtigen Zeitpunkt, aber ich fragte mich allmählich doch, ob ich je ein zweites Kind bekommen würde.

Der Durchbruch kam, als mein Mann und ich ins Esalen-Institut nach Big Sur fuhren, wo wir uns als Paar ganz aufeinander einstellen konnten und uns bewusst die Zeit, den Raum und die liebevolle Zuwendung gönnten, die es für eine Empfängnis braucht. In Big Sur sagte uns eine weise Frau, wir sollten einen Kreis aus Redwood-Bäumen suchen, uns in deren Mitte stellen und ein Gebet sprechen. Auf einem unserer Spaziergänge lenkte uns ein Lichtstrahl an die richtige Stelle, und wir fanden einen natürlichen Baumkreis.

In Big Sur gestalteten wir auch gemeinsam ein *Baby Vision Board*, bei dem wir aus Bildern und Texten eine Collage von unserem Wunsch zusammenstellten. Dafür mussten wir uns die Frage stellen, welche neue Energie wir eigentlich in unserer Beziehung wollten, und sie ehrlich beantworten. Nach der Reise fühlte ich mich leichter und freier, weil ich losgelassen hatte. Ich war hundertprozentig einverstanden mit allem, was Gott mit mir vorhaben mochte.

Fünf Tage später erfuhr ich, dass ich schwanger war. Mein Körper und mein Geist waren geheilt und meine Gebete erhört worden. Diesmal brachte ich eine Tochter zur Welt, wir nannten sie Sofia Rose.

RITUAL:
BEWUSSTE EMPFÄNGNIS

DAUER: *5 bis 10 Minuten täglich,
15 Tage lang, Beginn bei Neumond*

Eine weise Frau sagte einmal zu mir, unsere Kinder seien unsere Lehrer. Sie suchen *uns* aus, nicht umgekehrt. Wir müssen die Energie verkörpern, die ein Baby in seinem künftigen Leben will und braucht. Eine bewusste Empfängnis – ob durch die Vereinigung mit einem Partner oder durch Adoption oder Leihmutterschaft – ist eine der heiligsten Erfahrungen des Lebens. Um bewusst Raum für neues Leben zu schaffen, müssen deine Intentionen und Handlungen harmonisch zusammenwirken.

Neues Leben herbeizurufen und zu erschaffen ist ein wunderbar spiritueller und kreativer Vorgang, den man nicht übereilen oder schematisch betrachten darf. Entscheidend ist die bedingungslose Liebe, die ein Kind braucht, um in dein Leben zu kommen.

Wenn ihr – du und dein Partner – bereit seid, könnt ihr dieses Ritual durchführen, um eine besonders intensive Nähe zueinander zu finden. Da es darum geht, die fruchtbare Energie des Mondes zu nutzen, beginnst du das Ritual am besten bei Neumond, der die Geburt von etwas Neuem symbolisiert. Es ist die ideale Zeit zum Anpflanzen und Setzen von Intentionen. Danach nimmt der Mond etwa 14 Tage lang zu, bis er sich als Vollmond in seiner vollendeten Anmut präsentiert.

Nach unserer Erfahrung erzielen Paare, die bei Neumond ihr Ritual beginnen und es bis Vollmond fortführen, die besten Ergebnisse. Jeder erlebt den Prozess anders; ihr könnt das Ritual als Ausgangspunkt betrachten und all das hinzufügen, was euch als Paar sinnvoll erscheint – einen Urlaub, ein romantisches Wochenende oder einfach achtsame Zeit füreinander.

Natürlich können wir nicht versprechen, dass das Ritual Erfolg haben wird. Sein Zweck ist es, eure Intentionen zu verknüpfen und einen heiligen Raum für eine Empfängnis zu schaffen. Häufig stören uneingestandene Ängste, das Bedürfnis nach schnellen Ergebnissen oder ein allzu systematisches Vorgehen den Prozess und verhindern eine Empfängnis.

Das Ritual kann helfen, derartige emotionale Blockaden zu lösen und eine liebevolle, fürsorgliche Atmosphäre zu schaffen, in der die Liebe frei fließen kann.

WAS DU BRAUCHST:

1 Mondstein, der in die Handfläche passt, für eine empfangsbereite Energie

1 Karneol, der in die Handfläche passt, für eine tatkräftige, handlungsbereite Energie
1 Bund Weißer Salbei

1 Feder
1 Abalone-Schale oder feuerfestes Gefäß für die Asche

ABLAUF DES RITUALS:

1. Räuchert eure Umgebung mit Salbei und reinigt eure Kristalle.
2. Nehmt die Heilsteine in die Hand – ein Partner den Mondstein, der andere den Karneol; wählt den, der euch stärker anspricht. Sucht einen bequemen Platz, an dem ihr zusammensitzen könnt, entweder im Freien im Mondlicht oder im Haus an einem Ort, der euch beiden heilig ist.
3. Haltet die Kristalle in den Händen, schließt die Augen und nehmt drei tiefe Atemzüge. Sprecht laut oder in Gedanken: »*Wir bitten darum, dass sich die höchsten Schwingungen von Liebe und Licht mit unserem höchsten Selbst verbinden, damit alle unerwünschten Energien und bisherigen Programmierungen beseitigt werden. Mögen diese Kristalle die Intention speichern, dass wir mit einem gesunden Baby gesegnet werden. Wir sind bereit, bewusste, liebevolle und fürsorgliche Eltern zu sein. Danke, danke, danke.*«
4. Nachdem ihr eure Steine programmiert habt, nehmt euch Zeit, miteinander zu sprechen. Wie wird sich das Leben anfühlen und verändern, wenn ihr ein Kind habt? Welche Gefühle steigen auf? Freudige und ängstliche? Sprecht alles aus, was euch dazu einfällt.
5. Schließt die Augen und visualisiert, wie eure Intention zum Leben erweckt wird. Stellt euch möglichst konkret vor, wie es sich anfühlen wird, ein Baby im Arm zu halten.
6. Legt nach der Visualisierung eure Kristalle zusammen auf einen Nachttisch. Sie enthalten jetzt die Energie eurer gemeinsamen Intention.
7. Wiederholt an den folgenden 14 Tagen bis Vollmond die Schritte 2 bis 6.

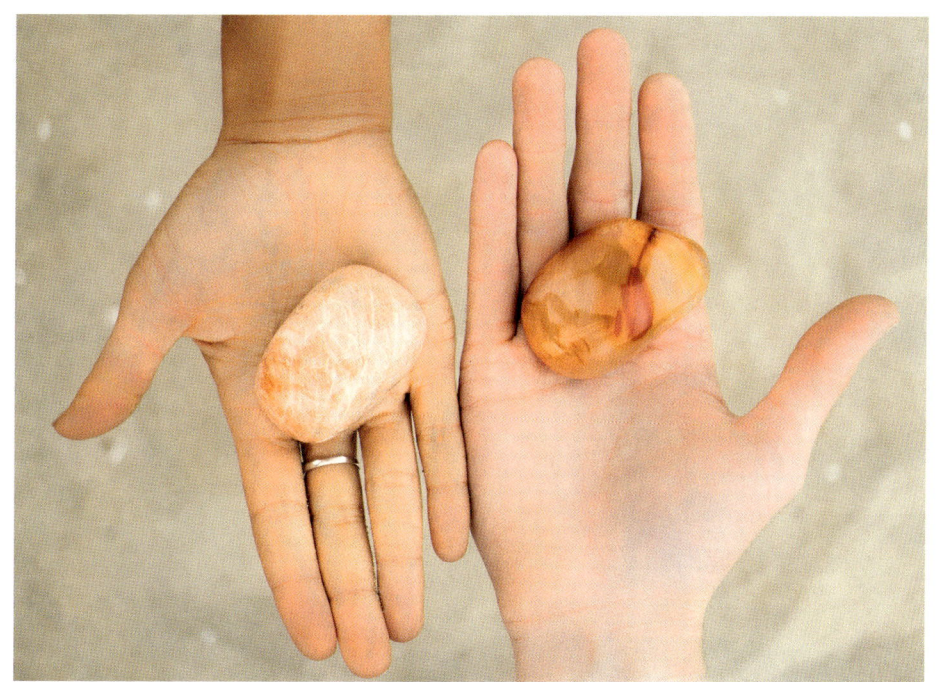

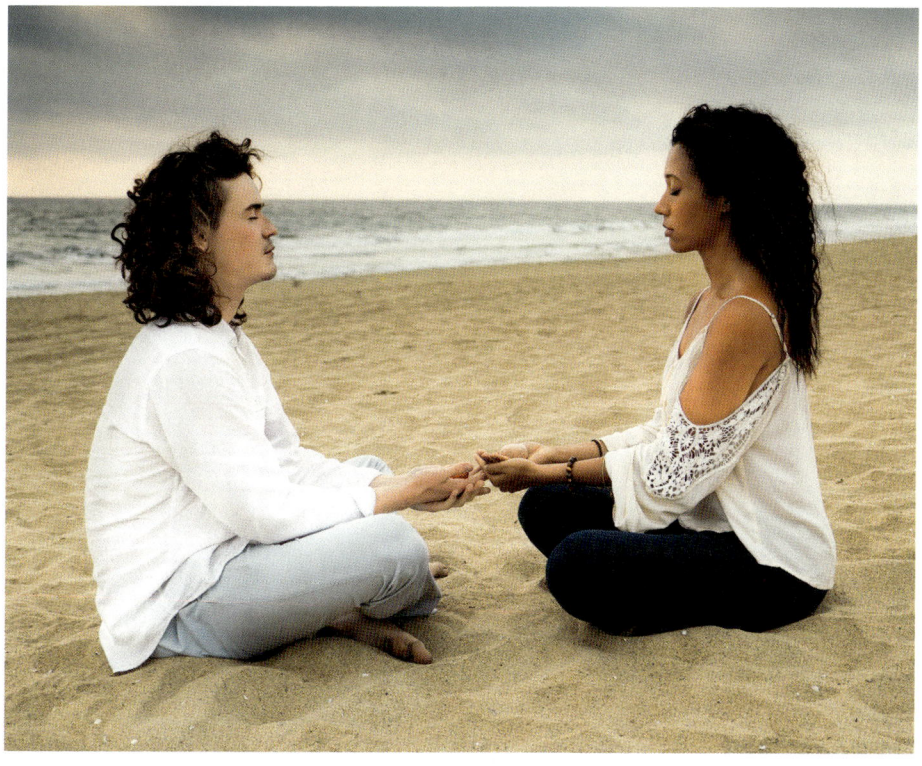

ZWEI UND EINS SIND DREI

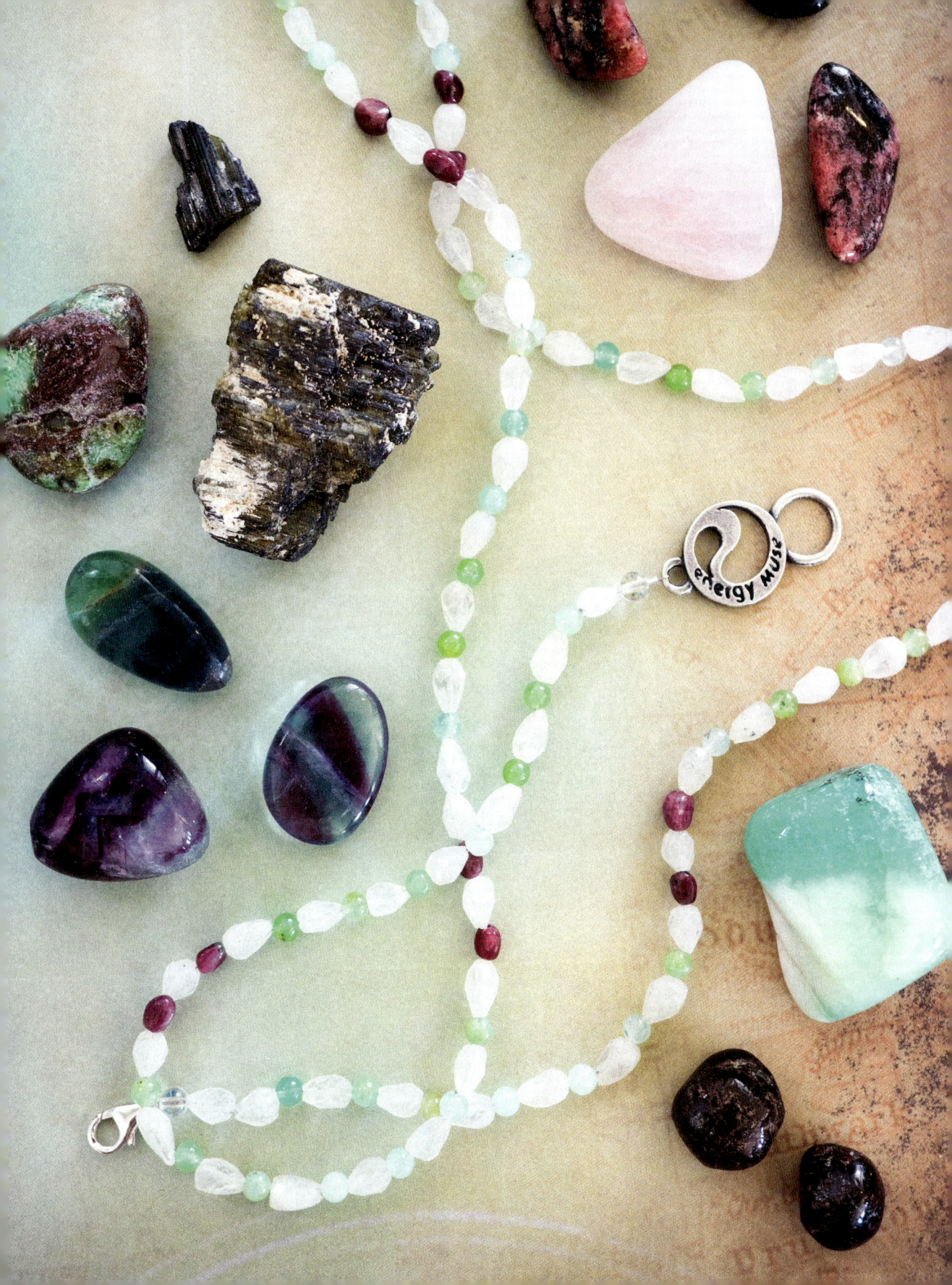

KRISTALLE FÜR EINE BEWUSSTE EMPFÄNGNIS

Um den Energiefluss zu verstärken, könnt ihr eurem Ritual noch weitere Steine hinzufügen. Sie fördern die Fruchtbarkeit, indem sie emotionale Blockaden lösen.

- Granat zur Stimulierung des Energieflusses
- Fluorit zur Steigerung der Libido
- Rosenquarz für bedingungslose Liebe und Selbstliebe
- Rhodonit zur Heilung seelischer Verletzungen
- Chrysopras für die grundsätzliche Empfänglichkeit

GEHEIMNIS DER FRUCHTBARKEIT

Um die Fruchtbarkeit weiter zu fördern, kannst du unter der Kleidung einen Kristall-Gürtel um die Taille tragen. Verwende dazu flache Mondsteine, Rubine, Karneole, Citrine und Chrysoprase.

Mondstein

WEISHEITSHÜTER:
SCHICKSALSBOTE

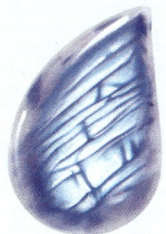

FARBE: Opalisierend, von Farblos bis Weiß
VORKOMMEN: U. a. Australien, Brasilien, Birma, Indien, Madagaskar, Mexiko, Sri Lanka und USA
GESCHICHTE UND ÜBERLIEFERUNG: Der Mondstein gilt als Fruchtbarkeitsstein. Er ist auf die Mondenergie eingestimmt und deshalb mit dem weiblichen Zyklus verbunden. Indische Astronomen glaubten, man könne sich mit ihm den Mond zum Freund machen. Schon im Mittelalter sah man im Mondstein ein Symbol für Liebe und geistige Klarheit. Wer bei Vollmond Mondsteine trägt, soll in der Lage sein, mit den universellen Rhythmen des Lebens in Kontakt zu kommen.
HEILKRÄFTE: Der milde Glanz des Mondsteins repräsentiert Zärtlichkeit und soll Liebende einander näherbringen. Der Mondstein verbindet dich mit der inneren Göttin, dem Göttlich-Weiblichen in dir, und bringt dich in eine harmonische Verfassung.

DER SCHMERZ EINER FEHLGEBURT

Zwischen der Geburt von Orion und dem Versuch, Sofia Rose zu empfangen, wurde ich schwanger und verlor das Baby nach drei Monaten. Ich schämte mich, gab mir selbst die Schuld und weinte jeden Tag heimlich. Ich warf mir vor, das Baby nicht in meinem Körper halten zu können. Ich stellte alles infrage, von meiner Ernährung bis zu meinem Geisteszustand. Von Tag zu Tag wurde ich deprimierter, es war, als hätte sich eine dunkle Wolke auf mein Gemüt gesenkt.

Nach mehreren Monaten sah mir meine Mutter eines Tages in die Augen und sagte: »Weißt du noch, wie ich nach Omas Tod monatelang von Kummer überwältigt war und geweint habe? Irgendwann hast du zu mir gesagt: ›Mom, wenn du nicht aufhörst, um Oma zu trauern, wird sie nie zur Ruhe kommen und Frieden finden. Sie muss wissen, dass du stark genug bist, sie gehen zu lassen.‹« Meine Mom schwieg einen Moment. »Das war der beste Rat, den mir je ein Mensch gegeben hat.«

Und es war genau der Satz, den ich hören musste, damit bei mir der Heilungsprozess einsetzen konnte. Ich brauchte zusätzlich aber etwas Greifbares und griff nach einem großen Karneol. Ich hielt ihn lange in der Hand. Es war, als würde er zu mir sagen: »Ich habe die ganze Zeit auf dich gewartet. Jetzt holen wir dir deine Lebensfreude zurück!«

Wenn ich meinen Sohn in die Schule gebracht hatte, fuhr ich nach Santa Monica zur Yoga-Klasse, wo ich einen Karneol auf meine Matte legte, während ich atmete, schwitzte und Tränen vergoss. Ich hatte niemandem von meiner Fehlgeburt erzählt und mich völlig abgekapselt. Mein ganzer Körper fühlte sich schwer an, aber die Arbeit mit dem Karneol half mir, die Trauer loszulassen. So ging das fünf Mal pro Woche, dann hatte ich alle Tränen aus mir herausgeweint.

Zu diesem Zeitpunkt war ich so dünnhäutig, dass ich auf die Frage nach meinem Befinden schließlich doch von der Fehlgeburt erzählte. Ich ließ die gestaute Energie frei, und die Heilung konnte beginnen. Ich lernte andere Frauen kennen, die eine ähnliche Erfahrung gemacht hatten, und erlebte mich als Teil einer Gruppe von Menschen, die mich verstanden und unterstützten.

RITUAL:
NACH EINER FEHLGEBURT

DAUER: *21 Minuten täglich, 40 Tage lang*

Wenn wir trauern, lassen wir die Dinge schleifen. Wir vernachlässigen oft genau das, was uns eigentlich guttun würde. Es dauerte Monate, bis ich einen Kristall auch nur in die Hand nahm, obwohl ich wusste, dass ich die Heilsteine brauchte. Mein Weckruf war der Satz, den ich einmal zu meiner Mutter gesagt hatte und den sie mir nun in Erinnerung rief.

Wenn du eine Fehlgeburt oder Totgeburt erlitten hast und noch nicht darüber hinweg bist, kannst du diese Zeilen als Weckruf nutzen und dir selbst gestatten, wieder heil zu werden.

Es ist wichtig, das Ritual 40 Tage ohne Unterbrechung durchzuführen. Wenn du einen Tag auslässt, musst du von vorne anfangen. Du investierst nur 21 Minuten täglich. Das ist dir zu viel? Wie kannst du dann Heilung erwarten? Niemand kann sie dir abnehmen. Die Entscheidung liegt bei dir, und du hast die Kraft, den Heilungsprozess einzuleiten. Du bist es wert!

WAS DU BRAUCHST:

- 1 Karneol zur Neubelebung von Freude und Lebenslust
- 1 schwarzer Onyx zur Befreiung von Trauer und Schmerz
- 1 Rauchquarz zur Lösung von der Vergangenheit und Wahrnehmung deines Selbst
- 1 Regenbogen-Obsidian für das Einverständnis, die Wahrheit ans Licht zu bringen
- 1 Timer
- 1 Notizbuch
- 1 Stift
- 1 Stück Lavendelseife
- 1 Bund Weißer Salbei
- 1 Feder
- 1 Abalone-Schale oder feuerfestes Gefäß für die Asche

ABLAUF DES RITUALS:

1. Räuchere deine Umgebung mit Salbei und reinige deine Kristalle.
2. Halte die Steine in den Händen, schließe die Augen und nimm drei tiefe Atemzüge. Sprich laut oder in Gedanken: *»Ich bitte darum, dass sich die höchsten*

Schwingungen von Liebe und Licht mit meinem höchsten Selbst verbinden, damit alle unerwünschten Energien und bisherigen Programmierungen beseitigt werden. Mögen diese Kristalle folgende Intentionen speichern: Loslassen, Heilung und Befreiung. Danke, danke, danke.«

3. Strecke dich bequem auf dem Rücken aus. Lege den schwarzen Onyx und den Rauchquarz rechts und links auf deinen Unterbauch und den Karneol auf den Nabel, sodass ein energetisches Dreieck entsteht.

4. Lege dich jeden Abend vor dem Einschlafen für 15 Minuten mit diesem Dreieck bequem hin. Heilung ist ein Auf und Ab; an manchen Tagen fühlst du vielleicht nichts, an anderen wirst du von Gefühlen überwältigt sein. Hab Geduld.

5. Nimm morgens als Erstes einen Regenbogen-Obsidian in die nicht dominante Hand. Stell den Timer auf fünf Minuten und schreibe in dein Notizbuch, was dir durch den Kopf geht. Lass deine dunkelsten Gedanken auf die Seiten fließen: »Warum ist das passiert? Warum mir?« Lass zu, dass Schmerz, Trauer, Kummer, Selbsthass, Enttäuschung und Zorn aus dir herausfließen. Hör auf zu schreiben, wenn der Timer klingelt.

6. Stell nun den Timer auf eine Minute. Steh auf und bring dein Energiefeld in Bewegung, indem du nacheinander Hände, Füße und Beine ausschüttelst. Danach hüpfst du auf und ab. Damit schüttelst du alle hinderlichen Emotionen in deiner Aura ab. Bewege dich so temperamentvoll wie nur möglich, bis der Timer klingelt.

7. Trage den Karneol jeden Tag bei dir. Stimme dich auf ihn ein, wenn Gefühle aufsteigen. Seine Energie wird dir erkennen helfen, was jeweils zu tun ist.

8. Wasche dich täglich mit einem Stück Lavendelseife. Dies reinigt die energetischen Bänder und fördert die geistige Klarheit.

9. Reiße nach Ende der 40 Tage alle beschriebenen Seiten aus dem Notizbuch und verbrenne sie in einem Kamin, Grill oder Metalleimer. Sieh zu, wie dein Kummer und deine Trauer in Flammen aufgehen und zu Asche verbrennen. Du musst nicht länger daran festhalten.

10. Fege die abgekühlte Asche zusammen und begrabe sie zusammen mit dem Regenbogen-Obsidian, dem Rauchquarz, dem schwarzen Onyx und dem Karneol in der Erde. Bitte deine höhere Macht um Hilfe, damit du deinen Schmerz darbringen und dir selbst all das verzeihen kannst, wofür du dich verantwortlich fühlst. Mutter Erde wird zusammen mit den Kristallen deinen Schmerz in sich aufnehmen.

11. Beglückwünsche dich dazu, dass du auf dem Weg der Heilung bleibst.

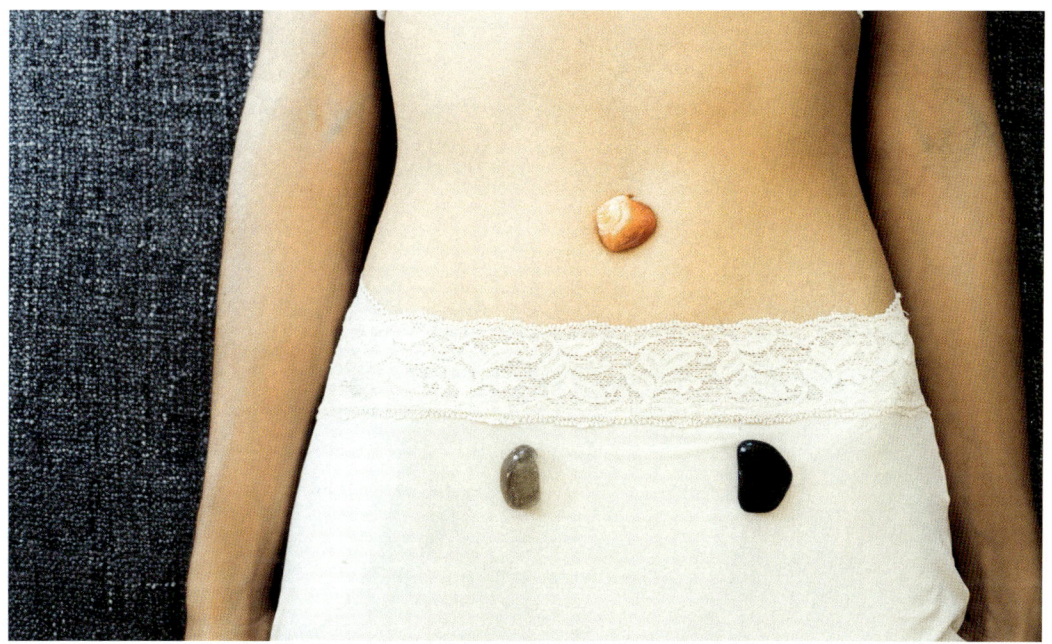

DIE BESCHWERDEN DER SCHWANGERSCHAFT

Als Timmi ihr erstes Kind – JB – erwartete, hatte sie den Eindruck, alles andere zu sein als eine »strahlende Schwangere«. Eines Tages war sie zum Lunch mit Freundinnen verabredet und quetschte ihren Bauch in einen trendigen Overall, den sie auch trug, wenn sie nicht schwanger war. Sie gab sich alle Mühe, sich nicht wie ein Ballon vorzukommen, aber sie musste immerzu dasselbe denken: *Ich fühle mich einfach nicht mehr wohl in meiner Haut.*

Beim Lunch sah sie zu, wie ihre Freundinnen an Cocktails nippten, während sie selbst Zitronenwasser trank. Ihre Gedanken überschlugen sich: *Warum sind meine Knöchel so dick? Muss ich wirklich bis zum Ende der Schwangerschaft auf jeden Spaß verzichten?* Sie konnte sich selbst nicht leiden, alles fühlte sich falsch an. Viele Frauen fühlen sich während der Schwangerschaft großartig, Timmi dagegen machte sich große Sorgen und zweifelte an sich: *Wie soll ich gerne Mutter sein,* dachte sie, *wenn ich schon meine Schwangerschaft nicht ertrage?*

Leider kommen bei den meisten Frauen irgendwann während der Schwangerschaft Zweifel, Nervosität und Ängste auf. In den ersten drei Monaten verschweigen viele Frauen die große Neuigkeit, weil sie befürchten, das Baby zu verlieren. Danach brechen plötzlich alle Ängste und Zweifel auf einmal massiv hervor: *Werde ich eine gute Mutter sein? Kann ich das Kind gut versorgen? Werde ich je wieder freie Zeit für mich oder meine Partnerschaft haben?*

Solche Gefühle sind normal, aber sie verunsichern sehr. Bei dem Ritual »In Liebe baden« kannst du dich ganz entspannt auf dein Baby, deinen Körper und deine Gefühle einstellen.

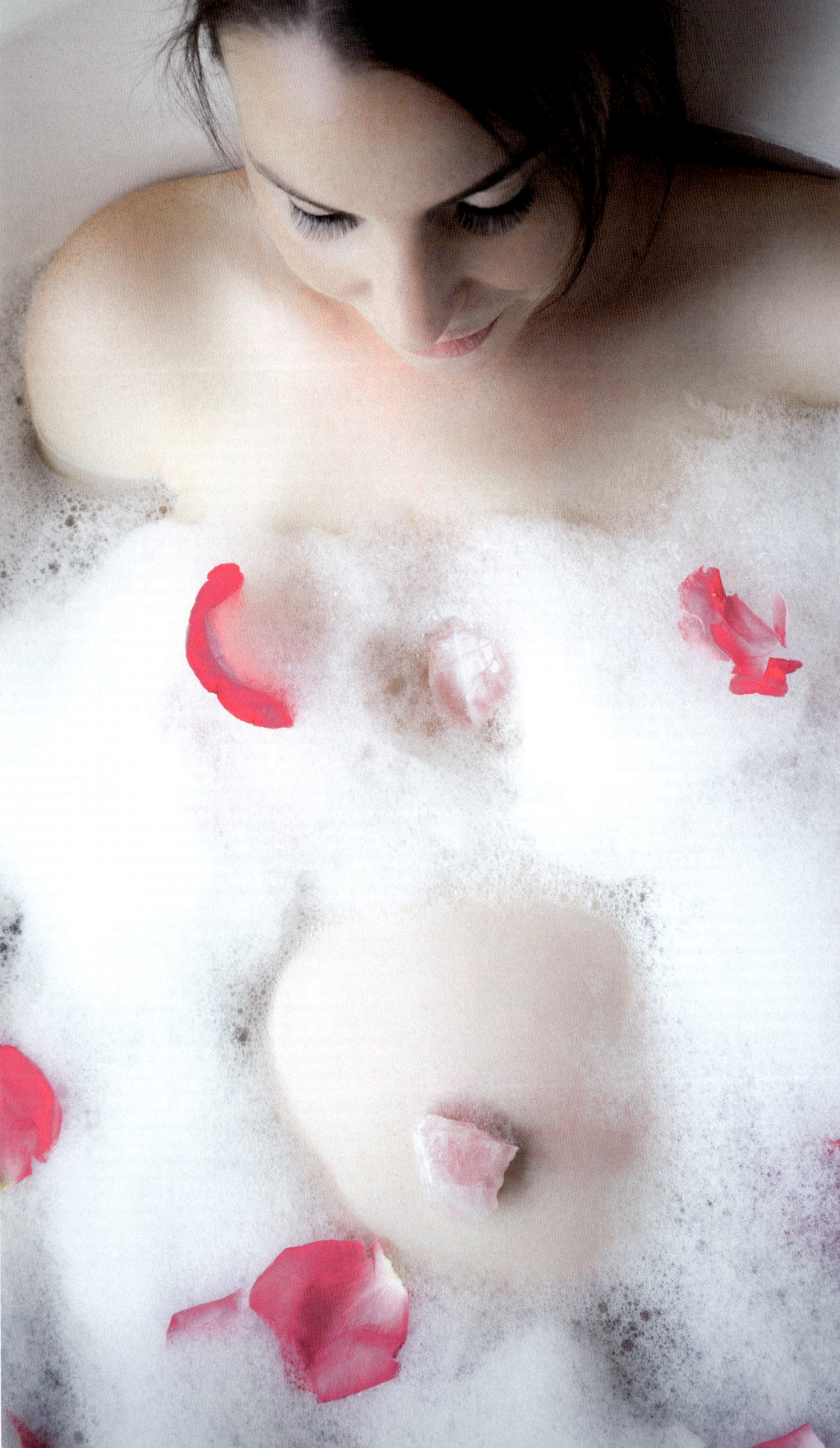

RITUAL: IN LIEBE BADEN – FÜR MAMA UND BABY

DAUER: *10 bis 20 Minuten, nach Belieben*

WAS DU BRAUCHST:

2 Rosenquarzkristalle für bedingungslose Liebe

1 Tasse duftfreier Badeschaum

1 Handvoll frische Rosenblüten

OPTIONAL: 1 Kerze, entspannende Musik, Epsom-Salz, Aromaöle

ABLAUF DES RITUALS:

Wir empfehlen vorsorglich, während der Schwangerschaft nicht mit Salbei zu räuchern.

1. Lade deine Kristalle auf, indem du sie mindestens vier Stunden in die Sonne legst.
2. Halte die Kristalle in den Händen, schließe die Augen und nimm drei tiefe Atemzüge. Sprich laut oder in Gedanken: *»Ich bitte darum, dass sich die höchsten Schwingungen von Liebe und Licht mit meinem höchsten Selbst verbinden, damit alle unerwünschten Energien und bisherigen Programmierungen beseitigt werden. Mögen diese Kristalle folgende Intentionen speichern: Liebe, Segen und Glück. Danke, danke, danke.«*
3. Lege die Rosenquarze in eine mit warmem Wasser gefüllte Badewanne.
4. Gib den Badeschaum und die Rosenblüten hinzu sowie alles andere, was du für ein perfektes Bad brauchst.
5. Wenn du in der Badewanne sitzt, lege einen Rosenquarz auf dein Herz und einen auf deinen Bauch. Atme tief ein und visualisiere, wie du dich von Herz zu Herz mit dem Baby verbindest.
6. Schließe die Augen. Atme Selbstliebe ein. Atme Angst, Urteile und Perfektionismus aus. Atme Zuversicht, Vertrauen und Liebe ein. Atme Zweifel, Sorgen und Unsicherheit aus. Atme Vorfreude, Segen und Glück ein. Setze diesen Vorgang 10 bis 20 Minuten fort, bis du zufrieden, entspannt und ruhig bist.
7. Streue anschließend die Rosenblätter im Freien auf die Erde, damit sie zu ihr zurückkehren. Lade den Rosenquarz vor dem nächsten Baderitual in der Sonne mehrere Stunden auf.

GEBURT IM LICHT DER KRISTALLE

Als meine Tochter zwölf Stunden alt war, kam mein Arzt ins Zimmer, um mich zu untersuchen. Bei dem Anblick, der ihn erwartete, erstarrte er auf der Schwelle und stotterte: »Äh, ist es okay, wenn ich hereinkomme?«

Ich lag im Bett, auf allen Seiten von kleinen Kristallen umgeben. Ich hatte große Exemplare von Rosenquarz, Citrin und Karneol im Raum verteilt. Überall standen Rosen. Mein Aromaöl-Spray erfüllte das Zimmer mit Lavendelduft, und aus dem CD-Player tönte das Om-Mantra. Meine Tochter lag auf meiner Brust, und über mich gebeugt stand eine Frau, die mit den Händen Energie durch unsere Körper strömen ließ. »Aber sicher«, sagte ich. »Das ist meine Reiki-Lehrerin. Sie heißt meine Tochter durch ihre erste Behandlung auf der Erde willkommen.«

Das Gesicht des Arztes sprach Bände. Er traute offensichtlich seinen Ohren nicht.

Die meisten Frauen packen ein kleines Köfferchen für die Klinik. So eines hatte ich auch, aber darüber hinaus eine Tasche für meine Kristalle und alles, was ich sonst noch brauchte, damit ich den Geburtsraum zu einem schönen und liebevollen Ort für mein Kind gestalten konnte.

Und das war noch nicht alles. Ich hatte auch eine Kühltasche mit Eis mitgebracht, in der ich nach der Geburt die Plazenta aufbewahren wollte. Timmi sollte sie nach der Geburt aus der Klinik holen und meinem Akupunkteur bringen. Aus ihr sollten Kapseln hergestellt werden, die meinen Hormonhaushalt stabilisieren und eine postnatale Depression verhindern würden. Wir konnten unseren Plan erfolgreich umsetzen, aber dann sah Timmis Sohn den Mutterkuchen im Kühlschrank liegen und fragte: »Mom, was ist das?«

»Das ist Heathers Plazenta«, antwortete Timmi. »Rühr sie nicht an!« Das musste sie ihm nicht zweimal sagen.

RITUAL:
EINE GESEGNETE GEBURT

DAUER: *variabel, je nach Dauer der Wehen*

Auch wenn du nicht einen solchen Aufwand betreiben willst wie ich, möchtest du sicher den Raum für das große Ereignis vorbereiten und die Heiligkeit des Geburtsvorgangs würdigen. Die Kristalle bei diesem Ritual sorgen dafür, dass für Mutter und Kind ein Raum voller hoher Schwingungen entsteht. Lege dir alles zurecht, was du brauchst, damit du es parat hast, wenn die Wehen einsetzen.

WAS DU BRAUCHST:

- 4 Schungitwürfel zum Schutz des Raumes
- 1 Selenitstab, um die Schwingungsfrequenz zu erhöhen
- 2 schwarze Turmaline, die bequem in die Hände passen, gegen Ängste, Zweifel und Schmerzen
- 1 kleiner Rosenquarz als Symbol für Liebe
- 1 Hämatit zur Erdung
- 1 Amethyst für Frieden und Schutz

ABLAUF DES RITUALS:

Wir empfehlen vorsorglich, während der Schwangerschaft nicht mit Salbei zu räuchern.

1. Reinige die Kristalle und lade sie auf, indem du sie vor dem Geburtstermin für mindestens vier Stunden in die Sonne legst.
2. Lege alle Steine vor dich hin, schließe die Augen und nimm drei tiefe Atemzüge. Sprich laut oder in Gedanken: »*Ich bitte darum, dass sich die höchsten Schwingungen von Liebe und Licht mit meinem höchsten Selbst verbinden, damit alle unerwünschten Energien und bisherigen Programmierungen beseitigt werden. Mögen diese Kristalle folgende Intentionen speichern: Stabilität, Erdung überschüssiger Energie und inneren Frieden. Danke, danke, danke.*«
3. Lege in jede Zimmerecke einen schützenden Schungitwürfel.
4. Lege den Amethyst unter dein Entbindungsbett, er gibt dem Raum Schutz und Frieden.

ZWEI UND EINS SIND DREI

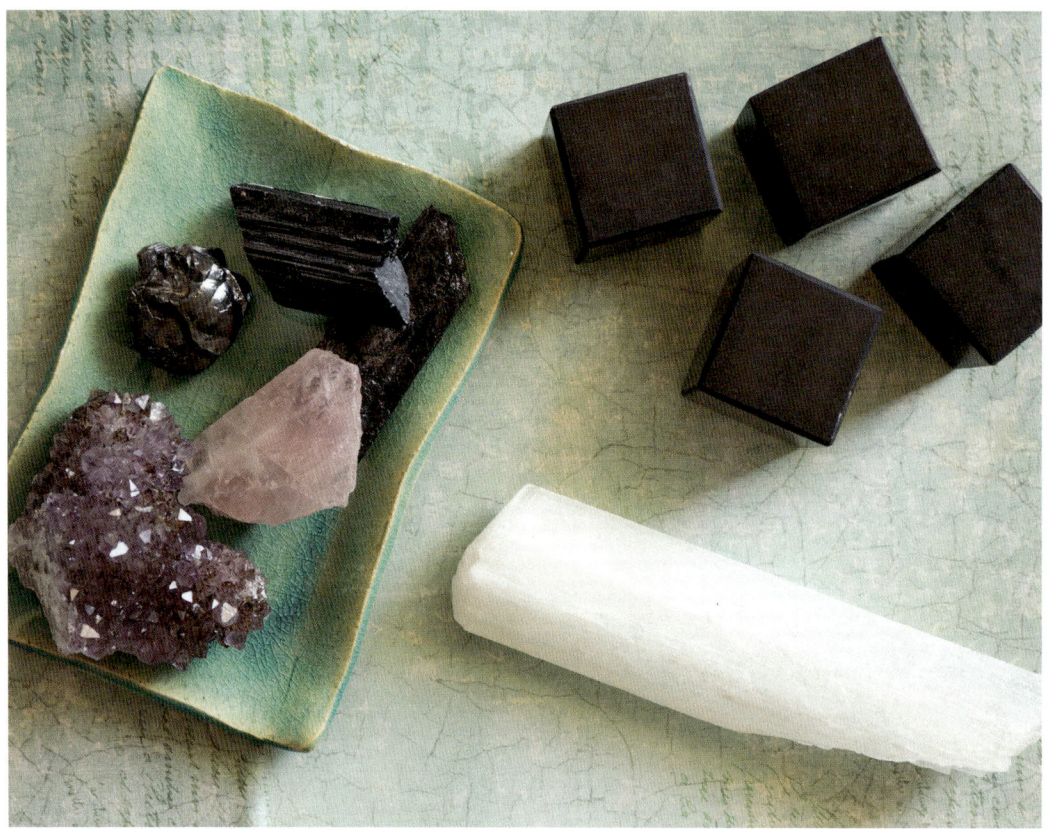

5. Lege den Selenit auf den Tisch vor dir; so wird das Baby in die Welt geleitet. Lori Bregman, unsere Freundin und Doula, hat festgestellt, dass Babys von einer positiven hohen Schwingungsenergie angezogen werden.
6. Lege während der Wehen den Rosenquarz an einen sicheren Ort neben das Bett, damit du dich der bedingungslosen Liebe öffnen kannst.
7. Nimm in jede Hand einen schwarzen Turmalin. Visualisiere, wie die Kristalle Ängste, Zweifel und körperliche Schmerzen aus dir herausziehen.
8. Lege den Hämatit zur energetischen Erdung an deine Füße.
9. Bring weitere Lieblingsgegenstände mit, zum Beispiel Aromaöle, ein Vision Board, eine bestimmte Playlist, Fotos von lieben Menschen, Figuren oder Bilder, die deinen Glauben symbolisieren.

NEUANFÄNGE

Timmi hatte gerade ihren zweiten Sohn Will geboren und brachte ihn aus der Klinik nach Hause. Ihr älterer Sohn JB spielte in seinem Zimmer, und sie beugte sich mit dem winzigen Baby im Arm zu ihm hinunter, damit JB ihn sehen konnte. In der nächsten Sekunde hatte JB den Arm gehoben und Will ins Gesicht geschlagen.

Timmi brach in Tränen aus. Sie war völlig entsetzt, dass ihr gerade mal zwei Tage alter Sohn von seinem älteren Bruder geschlagen worden war. Folglich drückte sie ihr weinendes Baby noch enger an die Brust.

Aber sie begriff auch, dass JB nicht verstand, was da vor sich ging. Immerhin war er zweieinhalb Jahre lang das einzige Kind gewesen. Sie war froh, dass ihre Mutter und Großmutter gekommen waren und sie unterstützten. Vier Generationen standen die schwierige Zeit gemeinsam durch.

In solchen Momenten wird uns Müttern besonders deutlich bewusst, was für eine einzigartige Zeit das erste Lebensjahr eines Babys ist. In ihm liegt der Anfang einer Beziehung, die nie wieder endet. Dein Herz lebt gewissermaßen außerhalb deines Körpers, weil du dein Baby so sehr liebst und es vor Schaden bewahren willst. In dieser Zeit besitzt du die Fähigkeit, eine spirituelle Verbindung zu ihm zu entwickeln.

Du wirst dein Kind nicht immer vor Leid bewahren können, aber du kannst ihm zeigen, wie sich bedingungslose Liebe anfühlt, und ein starkes Band knüpfen, das euch trotz aller Umbrüche ein Leben lang miteinander verbindet.

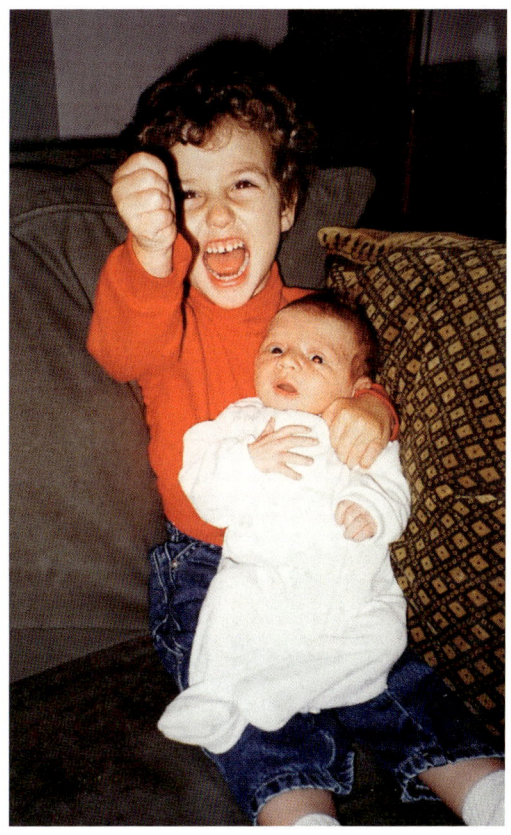

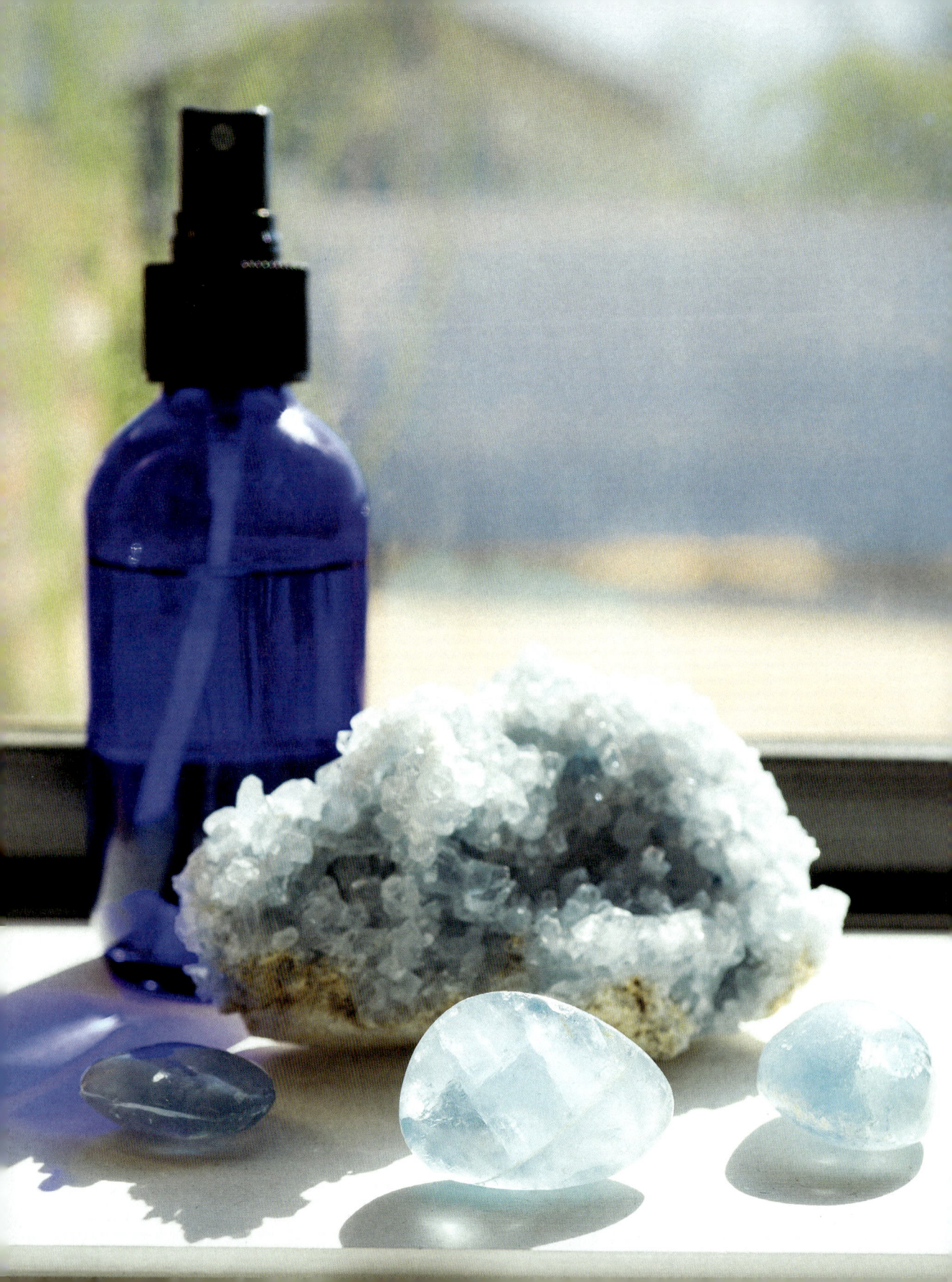

RITUAL: NEUANFÄNGE

DAUER: *40 Tage, nach Bedarf*

Eine Geburt ist eine tief greifende und intensive Erfahrung, die das Leben verändert. Es ist wichtig, sich in Ruhe an das neue Leben anzupassen, damit du eine Bindung zu dem Baby entstehen lassen kannst. Viele alte Kulturen glauben, dass die ersten 40 Tage die Zeit sind, in der die Mutter eine sichere Umgebung für ihr Kind schaffen muss, damit es sich außerhalb des Mutterschoßes wohlfühlt.

Dieses Ritual hilft dir, deine Umgebung übersichtlich und harmonisch zu gestalten, sodass du dich auf dein Baby konzentrieren und gleichzeitig im Jetzt präsent und mit deinen anderen Kindern verbunden bleiben kannst.

Dabei helfen eine hohe Schwingungsenergie und eine geschützte Umgebung, in der sich deine Familie neu zusammenfindet. Bitte Partner, Angehörige und Freunde, dir ein wenig Arbeit abzunehmen, indem sie für Essen sorgen oder Haushaltspflichten übernehmen. Du solltest abgeben, was möglich ist, damit du dich ganz dem neuen Baby widmen kannst. Wenn du noch mehr Kinder hast, denke daran, dass auch sie sich in die neue Situation einfinden müssen. Besinne dich auf deine Geduld und sage dir immer wieder: *Ich bin im Atem und lebe einen Tag nach dem anderen.*

WAS DU BRAUCHST:

- 1 kleiner Jaspis zur energetischen Erdung (so klein, dass er in eine Glas-Sprühflasche passt)
- 1 kleiner schwarzer Onyx (der in eine Glas-Sprühflasche passt)
- 1 kleiner blau-weißer Chalcedon (der in eine Glas-Sprühflasche passt)
- 3 Coelestine pro Fensterbrett für alle Räume, die für eine hohe, beruhigende, stärkende Schwingungsenergie sorgen
- 1 Sprühflasche aus blauem oder braunem Glas (kein Plastik, weil der Inhalt der Flasche Gifte aus dem Plastik aufnehmen könnte)
- stilles oder destilliertes Wasser

ABLAUF DES RITUALS:

1. Lade die Kristalle auf, indem du sie für mindestens vier Stunden in die Sonne legst.
2. Halte die Kristalle in den Händen, schließe die Augen und nimm drei tiefe Atemzüge. Sprich laut oder in Gedanken: »*Ich bitte darum, dass sich die höchsten Schwingungen von Liebe und Licht mit meinem höchsten Selbst verbinden, damit alle unerwünschten Energien und bisherigen Programmierungen beseitigt werden. Mögen diese Kristalle folgende Intentionen speichern: Harmonie, Bonding und familiäre Verbundenheit. Danke, danke, danke.*«
3. Lege die Coelestine auf die Fensterbretter der Zimmer, in denen du die meiste Zeit verbringst, ins Kinderzimmer und die Geschwisterzimmer. Platziere sie so, dass die Sonne sie bescheint und ihre Energie in den Raum schickt. Coelestine verströmen Friedensenergie und ziehen Engel an.
4. Stelle ein Raumspray zur energetischen Reinigung her. Dazu legst du die Heilsteine in die Glasflasche: den Jaspis für die Erdung, den schwarzen Onyx für die Reinigung, den blau-weißen Chalcedon für Harmonie und Freude.
5. Fülle die Flasche bis zum Rand mit Wasser.
6. Besprühe tagsüber die Räume immer wieder mit dem Spray, wenn sich niemand in ihnen aufhält.

»*Der Schritt in die Mutterschaft kann eine der heilsamsten, befreiendsten, lehrreichsten und spirituellsten Erfahrungen des Lebens sein. Sie ist der größte Dienst.*«

Sophie Jaffe,
Wellness-Guru, Gründerin von »Philosophie« und
Mutter von Kai und Leo

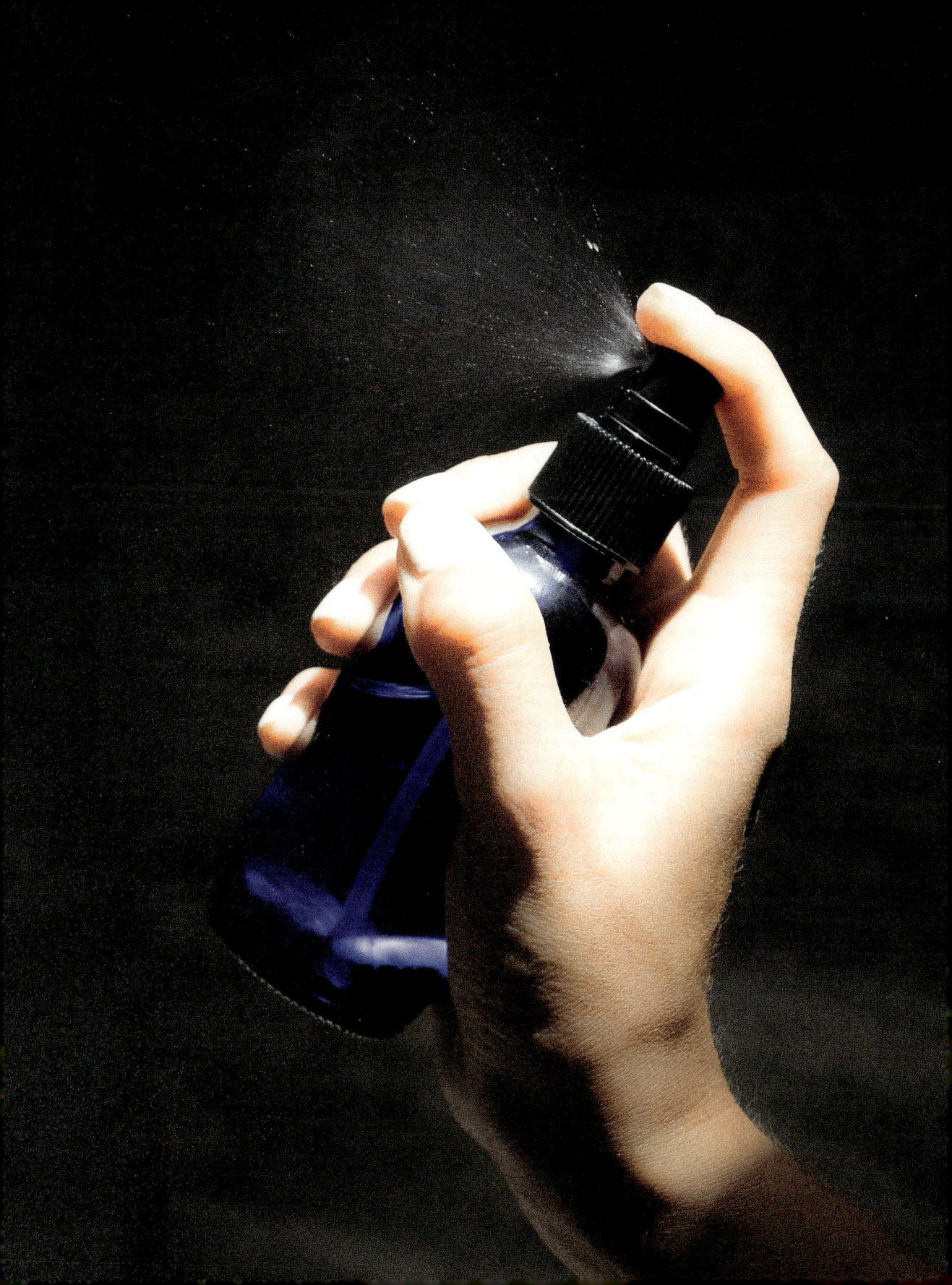

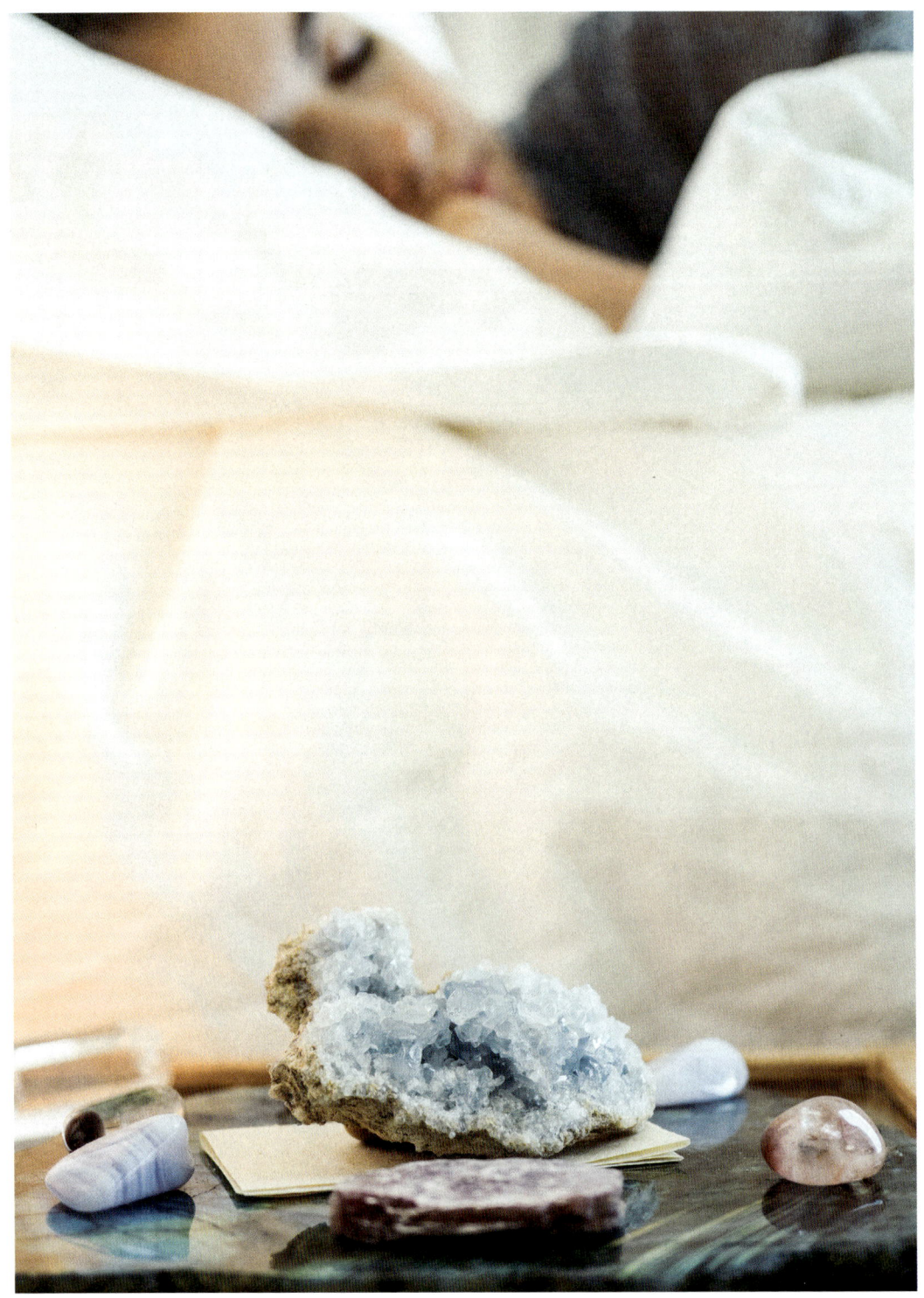

KAPITEL 10

SÜSSE TRÄUME

TIPPS UND TRICKS FÜR EINEN BESSEREN SCHLAF

»Schlaf ist die gründlichste Reinigung.«

Kelly Leveque,
Ernährungs- und Gesundheitsberaterin

Oft werde ich gefragt: »Welche Mineralien und Kristalle helfen eigentlich am besten bei Schlaflosigkeit und innerer Unruhe?« Dann stelle ich, noch bevor ich auf Heilsteine zu sprechen komme, immer die folgende Frage: »Hast du einen Spiegel, Fernseher oder Computer in deinem Schlafzimmer?«

Mit dem Schlafen hatte ich zugegebenermaßen nie große Probleme. Es gibt aber ein paar Kniffe, die mir dabei geholfen haben. Ohne Spiegel, Fernsehgerät und Computer wirkt mein Schlafzimmer fast befremdlich kahl, vor allem verglichen mit den anderen Räumen im Haus. Mein Bett steht nach den Prinzipien des Feng-Shui in der optimalen Schlafrichtung und ist durch eine solide Stützmauer geschützt.

Jeden Morgen führe ich eine energetische Reinigung durch. Ich weiß, das klingt zeitraubend, aber mir ist es sehr wichtig, gut zu schlafen. Wenn ich den Raum nicht täglich reinige, fühlt er sich schwer und stickig an, was sich ungünstig auf meinen Schlaf auswirkt.

Wenn du also mehr tun willst, als Menschen zu beneiden, die keine Schlafprobleme kennen, entferne alle Spiegel und Bildschirme aus dem Zimmer oder verhänge sie wenigstens mit Stoffbahnen. Reflektierende Oberflächen, vor allem Spiegel, verdoppeln die Energie im Raum. Die verbrauchte Energie wird nachts hin und her geworfen und bleibt aktiv, während du schläfst.

Manche Kulturen glauben – das mag man als Märchen oder Aberglauben abtun –, dass die Seele während des Schlafs den Körper verlässt. Wenn sie ihr Spiegelbild sieht und vor ihm erschrickt, führt dies zu unruhigem Schlaf und zu

Albträumen. Andere glauben, dass Spiegel zugedeckt werden sollten, damit wandernde Seelen nicht darin gefangen werden.

Was immer man davon hält – ich versuche jedenfalls grundsätzlich, meiner Seele keinen Schaden zuzufügen, und halte mich daran. Wenn du nicht an diese Theorie glaubst, kannst du ein Experiment machen: Verhülle eine Woche lang alle spiegelnden Flächen im Schlafzimmer mit Stoff, und es wird sich erweisen, ob du dann besser schläfst.

Meine nächste Frage an schlaflose Menschen lautet: »Hast du Wasser oder Abbildungen von Wasser im Schlafzimmer?« Es könnte ein Mythos sein, aber es heißt nun mal, dass Wasser im Schlafzimmer zu finanziellen Verlusten führen kann. Und Geldsorgen sind sicher ein Grund, nachts wach zu liegen und zu grübeln.

Meine dritte Frage: »Ist dein Zimmer sehr voll?« Ein mit Gegenständen und Möbeln überfülltes Zimmer führt zu einem überfüllten Geist, der es einem schwer macht, sich nachts zu entspannen.

Viertens: »Hast du dein Schlafzimmer mit Salbei geräuchert, alle Fenster geöffnet und die Sonne eingelassen? Wenn nicht, mach es gleich, es bewirkt viel!«

Und schließlich kommen wir zu den Kristallen. Rosenquarz, Amethyst, Selenit und blauweißer Chalcedon sind deine Verbündeten für einen guten Schlaf. Lege sie auf den Nachttisch, auf ein Fensterbrett oder unter das Kopfkissen. Sie erzeugen ein beruhigendes, geordnetes Energiefeld.

Das Rezept funktionierte bei mir jahrelang – und dann auf einmal nicht mehr. Eines Nachts fuhr ich aus dem Schlaf hoch und sah auf die Uhr: eins. Mir kam es vor wie sieben Uhr morgens. Irgendetwas stimmte nicht. Ich fing an zu grübeln. *Ich muss schlafen*, dachte ich, *ich muss dringend schlafen, sonst bin ich morgen ein Zombie.*

Ich ließ den Blick durchs Zimmer schweifen: alles wie immer.

Aufgeräumt.

Bett an den Magnetfeldern ausgerichtet, Kopfteil an der Wand.

Keine Spiegel oder reflektierenden Flächen.

Zimmer gereinigt und geräuchert.

Beruhigende Kristalle unter dem Kopfkissen, auf dem Fensterbrett und Nachttisch.

Meine Umgebung war in Ordnung, aber mein Kopf kooperierte nicht. Er war an der Zeit, der Sache auf den Grund zu gehen. Ich schlief seit Wochen nicht gut. Das Leben setzte mich unter Stress: die Welt, die Politik, Chemtrails, Geld, meine Familie, mir war alles zu viel. Normalerweise lebte ich im Hier und Jetzt und fand die richtige Perspektive, mit der ich zurechtkam. Doch nun war alles anders, meine Gedanken drifteten in Richtung Negativität und Angst, und ich konnte sie nicht aufhalten.

Ich ging in den Garten und griff nach einem Regenbogen-Obsidian, der zum Aufladen im Mondlicht lag. Ich sprach ein Gebet und bat um Hilfe. Mit dem Obsidian in der Hand kniete ich nieder, legte die Stirn auf die Erde und ergab mich. Ich war tatsächlich in letzter Zeit der Illusion erlegen, dass ich alles allein schaffen konnte. Ich hatte meine Verbindung zu der höheren Macht vergessen, einer Quelle, die mir jederzeit zur Verfügung stand. Mein Ego stand dieser Verbindung im Weg.

Ich fing an zu weinen. Als das erste Licht der Morgendämmerung aufleuchtete, wusste ich, dass ich nicht allein war und es nie sein würde. Die Erde trug mich, meine Verbindung zu Gott (der höheren Macht) gab mir Halt, und mein

Herz war offen für Liebe. Nach einer Weile fühlte ich mich wie befreit. Meine Sorgen und Ängste plagten mich nicht mehr. Ich stand auf, ging ins Haus zurück und schlief ein.

KRISTALLE IN MEINEM BETT

Wenn du nicht gut schläfst, können dafür verschiedene Faktoren verantwortlich sein: Essen und Trinken, Gesundheitsprobleme, Stress, elektromagnetische Felder, Lebenskrisen, Depressionen und vieles mehr. Auch die Energie der Kristalle in deinem Schlafzimmer sollte zu dem passen, woran du gerade energetisch arbeitest.

Ich meine das so: In der Phase, in der ich Schlafprobleme hatte, fiel mir auf, dass die Kristalle in meinem Zimmer eine weiche, ruhige und liebevolle Energie ausstrahlten. Als meine innere Unruhe zunahm, spürte ich, wie ich sozusagen aus meinem Körper herauswirbelte. Was ich wirklich brauchte, waren stabilisierende und ausgleichende Kristalle, die mich in meinem Körper verankerten, die mir halfen, ruhig zu atmen und meine Gedanken in die Gegenwart zurückzuholen. Es gab nur eines: Ich musste die Steine in meinem Schlafzimmer austauschen!

Ich nahm aus meiner Sammlung verschiedene Mineralien und Kristalle in die Hand und fand sofort intuitiv diejenigen, die in diesem Augenblick mit mir in Resonanz waren, die sich schützend und aufbauend anfühlten. Sie zogen mich magnetisch an, weil es genau ihre energetische Unterstützung war, die ich brauchte.

Zwei Wochen lang lag ich umgeben von Trommelsteinen im Bett. Einige von ihnen waren in direktem Kontakt mit meinem Körper. Ich legte einen Regenbogen-Obsidian auf meinen Bauch und einen flachen Onyx auf meinen unteren Rücken und befestigte zum Schlafen beide mit einem Verband am Körper. Zwischen die Laken und unter das Kopfkissen legte ich kleinere Nuummite, schwarze Turmaline und Schungite. Unter das Bett legte ich einen großen Rauchquarz, und beim Einschlafen hielt ich zwei Hämatite in den Händen.

Fand mein Mann die Idee, mit Kristallen ins Bett zu gehen, leicht übertrieben? Natürlich, aber auch er musste zugeben: Es funktionierte! Endlich schlief ich wieder durch. Am Morgen musste ich zwar jedes Mal im Bett die Kristalle zusammensuchen, die sich auf der ganzen Matratze verteilt hatten, aber diesen Preis zahlte ich gern für meinen tiefen, herrlich erholsamen Nachtschlaf!

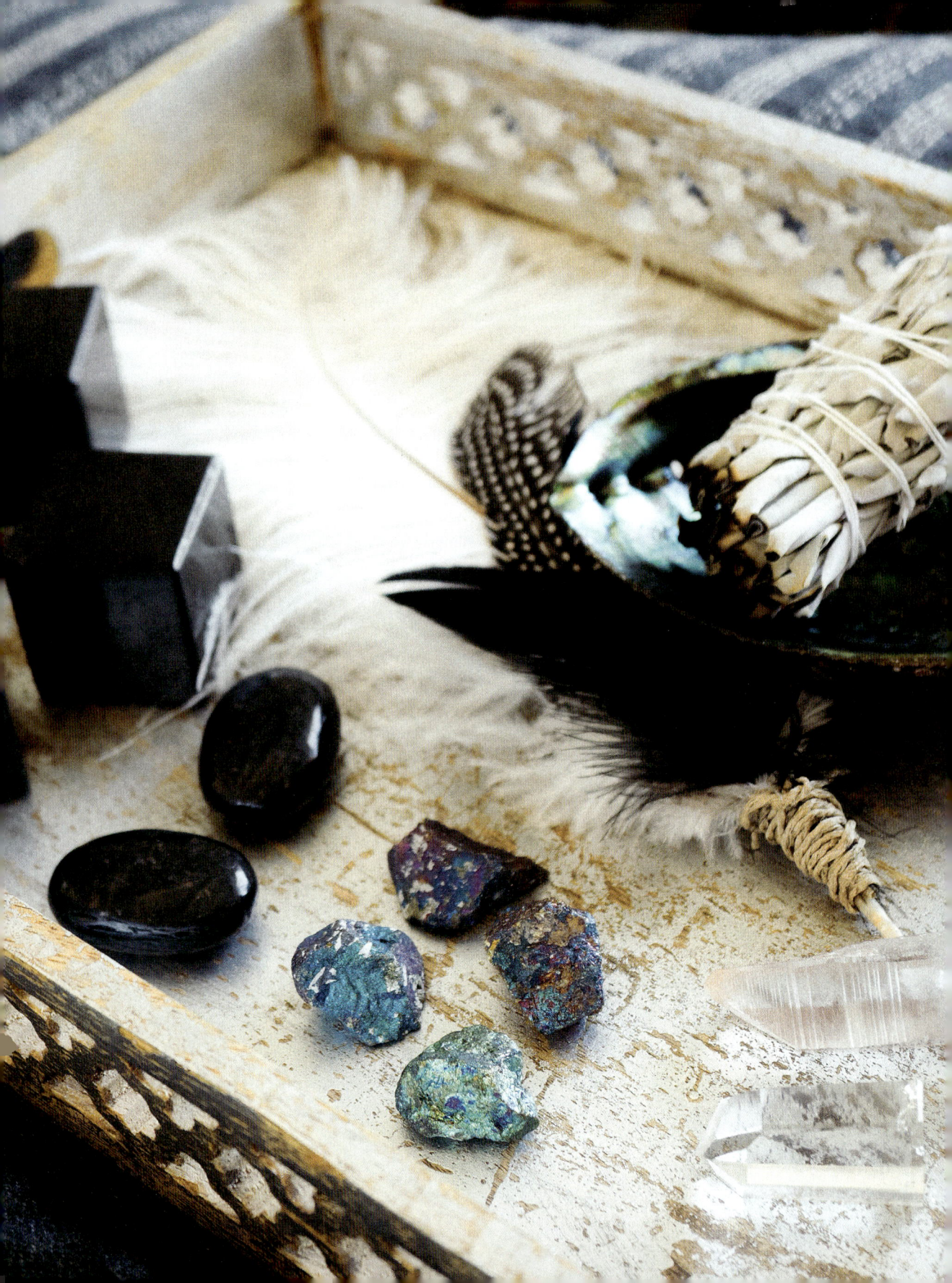

RITUAL: ERDUNG UND AUSRICHTUNG IM SCHLAF

DAUER: *14 Nächte ohne Unterbrechung*

Als ich die Kristalle in meinem Zimmer ausgetauscht hatte, war ich endlich wieder auf gesunde Weise innerlich ausgerichtet und körperlich geerdet. Das folgende Ritual soll dir ebenso dazu verhelfen. Wenn du dich in der Energie der Erde verwurzelt fühlst, gelangst du leichter in eine ruhige, friedvolle geistige Verfassung, die dir hilft, nachts durchzuschlafen.

WAS DU BRAUCHST:

- 2 Nuummite für positive Energie und Schutz
- 1 lemurischer Saatkristall für Ausdehnung
- 4 Bornite für Farbigkeit und Glück in deinem Leben
- 4 Schungitwürfel zur Neutralisierung des elektromagnetischen Feldes und zur Stabilisierung der Energie
- 1 kleine Bergkristallspitze zur Aktivierung des Kristallmusters
- 1 Bund Weißer Salbei
- 1 Feder
- 1 Abalone-Schale oder feuerfestes Gefäß für die Asche

ABLAUF DES RITUALS:

1. Räuchere deine Umgebung mit Salbei und reinige deine Kristalle.
2. Halte die Kristalle in den Händen, schließe die Augen und nimm drei tiefe Atemzüge. Sprich laut oder in Gedanken: »*Ich bitte darum, dass sich die höchsten Schwingungen von Liebe und Licht mit meinem höchsten Selbst verbinden, damit alle unerwünschten Energien und bisherigen Programmierungen beseitigt werden. Mögen diese Kristalle folgende Intentionen speichern: Stabilität, die Erdung überschüssiger Energien und inneren Frieden. Danke, danke, danke.*«
3. Lege einen Schungitwürfel in jede Ecke des Schlafzimmers.
4. Lege die vier Bornite auf ein Fensterbrett, wo das Tageslicht sie erreicht.
5. Nimm die Bergkristallspitze und verbinde erst alle Schungit-Würfel und dann die Bornite mit einer unsichtbaren Linie.

SÜSSE TRÄUME

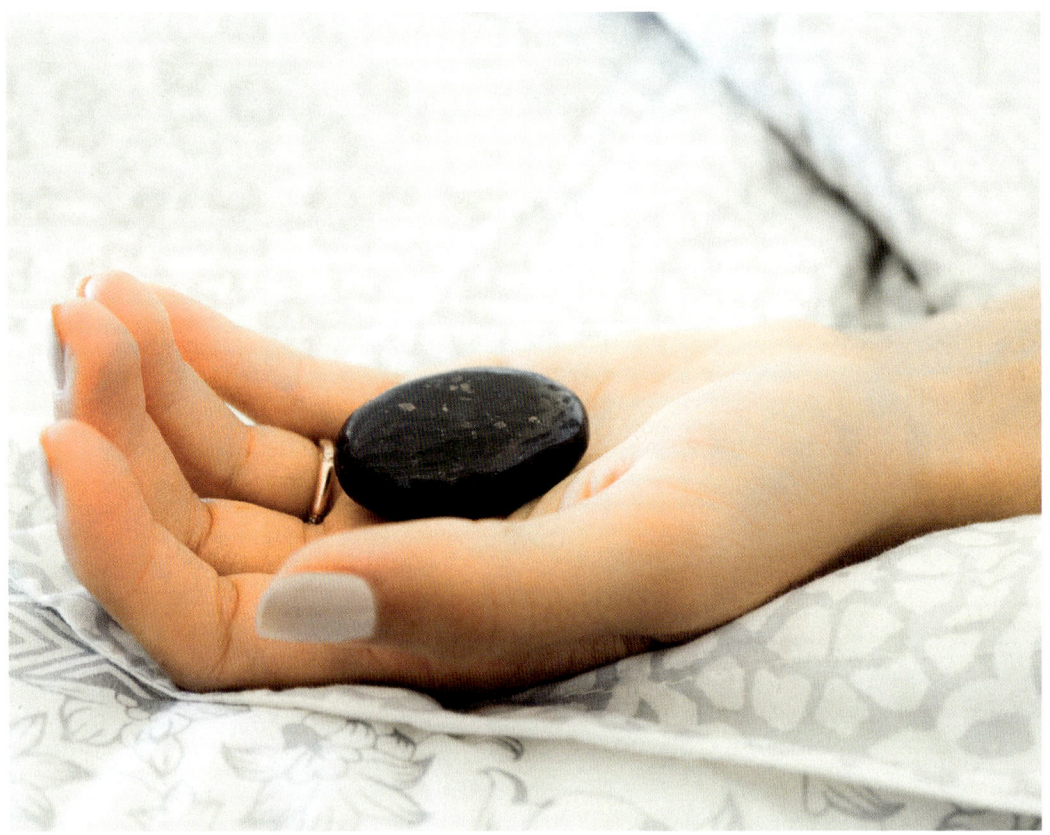

6. Lege vor dem Schlafengehen den lemurischen Saatkristall unter dein Kopfkissen und nimm in jede Hand einen Nuummit.
7. Spüre im Liegen die erdende, beruhigende Energie der Kristalle und sei dankbar für den erquickenden Schlaf, der dich erwartet.
8. Lege nach dem Aufwachen den lemurischen Saatkristall und die Nuummite auf deinen Nachttisch; lass alle anderen Steine ungestört 14 Tage lang in deinem Zimmer liegen.
9. Sammle nach 14 Tagen alle Kristalle ein und lade sie auf, indem du sie für mindestens acht Stunden in die Sonne legst.
10. Nimm sie danach aus der Sonne und wiederhole die Schritte 1 bis 9 so oft wie nötig.

DEN RESET-KNOPF DRÜCKEN

Die meisten Menschen werden in ihrem Leben von emotionalen oder körperlichen Schmerzen begleitet. Wir schieben unerwünschte Gefühle gern weg, wenn sie unbequem werden, und sagen uns, dass wir uns »später« mit ihnen befassen werden. Wir tun so, als ginge es uns gut, damit wir uns nicht mit unangenehmen Gefühlen herumschlagen müssen. Wir hoffen sogar, sie hätten sich verflüchtigt, aber häufig tauchen sie ausgerechnet dann auf, wenn wir einschlafen wollen.

Wenn du Schlafprobleme hast, können dir Kristalle helfen, deinen Schlafrhythmus ins Lot zu bringen. Sie sind eine verfestigte Form von Erdenergie, an der du dich festhalten kannst. Sie helfen, den Geist zu besänftigen, das Herz zu öffnen, und führen dich nach und nach an verdrängte emotionale Schmerzen heran. Statt weiter vor deinen Problemen, Schmerzen und Lasten zu fliehen, kannst du mit ihrer Hilfe den Reset-Knopf drücken, und das ist die beste Voraussetzung für einen erholsamen Schlaf.

Fluorit

WEISHEITSHÜTER:
WÄCHTER DES REGENBOGENS

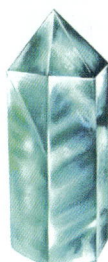

FARBE: Farblos, Violett, Grün oder Gelb
VORKOMMEN: U. a. Brasilien, China, Europa, Mexiko
GESCHICHTE UND ÜBERLIEFERUNG: Der Fluorit hat eine lange Liste von Heilkräften aufzuweisen. Das Kalziumfluorid, aus dem das Mineral besteht, ist vielseitig einsetzbar, es schützt Zähne, Knochen und Immunsystem. Von einer rituellen Verwendung ist wenig bekannt, aber die alten Römer nutzten den Stein zu Schmuckzwecken. Daneben diente Fluorit als Flussmittel in der Metallverarbeitung. Heute wird das Mineral nicht nur beim Schmelzen eingesetzt.
HEILKRÄFTE: Fluorit kann dir durch die energetische Reinigung von Geist und Umgebung den Übergang von einem angespannten in einen ausgeglichenen Zustand erleichtern. Das Mineral ist stark absorbierend und neutralisiert die Negativität der Umgebung. Schlaf oder Meditation in der Nähe von Fluorit fördert die geistige Klarheit und einen harmonischen Fluss der Lebensenergie zwischen den Chakren.

SÜSSE TRÄUME

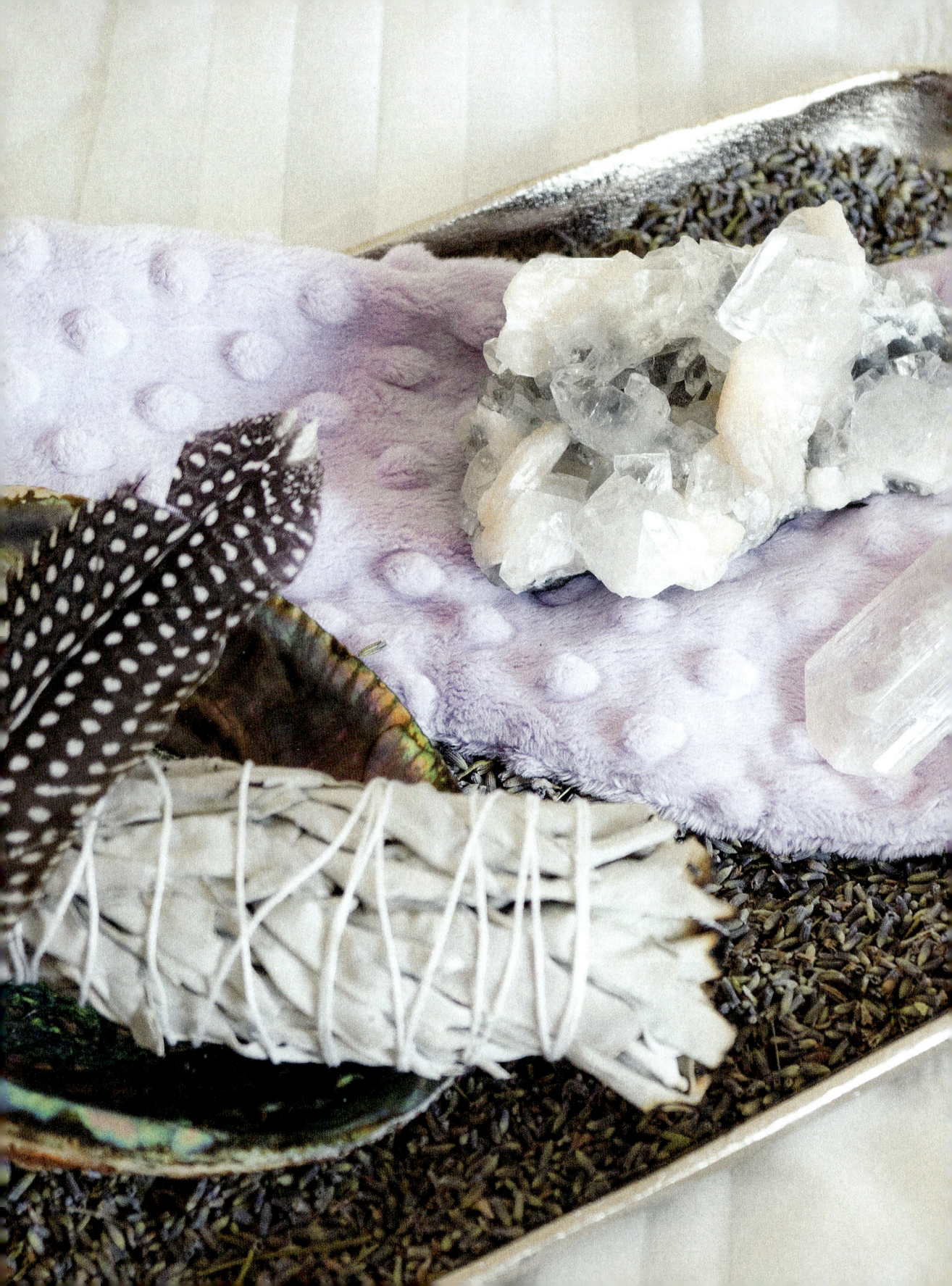

RITUAL: SCHMERZ LOSLASSEN UND DIE EMOTIONALE BALANCE WIEDERFINDEN

DAUER: *14 Nächte ohne Unterbrechung*

Der Schlaf ist ein Ruhezustand, aber der Körper hat in dieser Zeit dennoch viel zu tun. Schlaf ist lebenswichtig. Während der Körper ruht, heilt und regeneriert er sich. Doch manchmal ist an Schlaf einfach nicht zu denken. Das mag an körperlichem oder emotionalem Schmerz oder an negativen Gedankenschleifen liegen. Welche Ursache auch dahintersteckt, dieses Ritual wird dir helfen, ins Traumland zu entschweben. Ein Augenkissen mit Amethysten, die dir einen guten Zugang zu deiner Intuition verschaffen, kann dir helfen, in die Welt der Möglichkeiten einzutauchen. Die Kristalle auf den Augen entspannen die Nerven, wirken beruhigend auf die Gedanken und das Dritte-Auge-Chakra ein, und sie bringen den Körper ins Gleichgewicht. Fluorit besänftigt die erregten Nerven, und Apophyllit hebt die Schwingungsfrequenz in deinem Raum, sodass der Emotionalkörper besser heilen kann.

Wenn du körperliche Schmerzen hast und zusätzliche Hilfe für die Genesung eines bestimmten Körperteils brauchst, lege eine Schungitmatte darüber. Schungit ist nach unserer Erfahrung einer der stärksten Unterstützer bei Arthritis, Kreislaufproblemen und chronischen Schmerzen. Durch seine Molekularstruktur hat Schungit zudem eine entzündungshemmende Wirkung.

HINWEIS: Du kannst dieses Ritual auch mit dem Ritual »Erdung und Ausrichtung im Schlaf« (S. 181) kombinieren, wenn du stresslindernde Energien hinzufügen willst.

WAS DU BRAUCHST:

- 1 lavendelfarbenes Augenkissen, gefüllt mit Amethysten, Leinsamen und Lavendel
- 1 Apophyllit gegen Stress und Unruhe
- 1 Fluorit zur Linderung von Sorgen
- 1 Bund Weißer Salbei
- 1 Feder
- 1 Abalone-Schale oder feuerfestes Gefäß für die Asche

OPTIONAL: 1 Schungitmatte zur Schmerzbehandlung

ABLAUF DES RITUALS:

1. Räuchere deine Umgebung mit Salbei und reinige deine Kristalle.
2. Halte die Kristalle und das Augenkissen in den Händen, schließe die Augen und nimm drei tiefe Atemzüge. Sprich laut oder in Gedanken: »*Ich bitte darum, dass sich die höchsten Schwingungen von Liebe und Licht mit meinem höchsten Selbst verbinden, damit alle unerwünschten Energien und bisherigen Programmierungen beseitigt werden. Mögen diese Kristalle folgende Intentionen speichern: Loslassen, emotionales Gleichgewicht und Heilung. Danke, danke, danke.*«
3. Falls du dieses Ritual mit dem Ritual »Erdung und Ausrichtung im Schlaf« (S. 181) kombinierst, übernimm die Schritte 2 bis 6 von dort.
4. Lege den Fluorit unter dein Kopfkissen.
5. Lege den Apophyllit auf den Nachttisch neben deinem Bett.
   OPTIONAL: Falls du eine Schungitmatte benutzt, lege sie jetzt auf die schmerzende Körperstelle.
6. Lege nach dem Zubettgehen das Augenkissen über deine Augen. Es spielt keine Rolle, ob es nachts herunterrutscht. Lege es einfach wieder auf, wenn du zwischendurch aufwachst.
7. Da du deine Kristalle jede Nacht verwendest, ist es wichtig, sie mindestens alle 14 Tage zu reinigen. Sammle sie ein und lege sie zusammen mit dem Augenkissen für mindestens acht Stunden in die Sonne. (Falls du die Rituale kombinierst, lege alle Kristalle gleichzeitig in die Sonne.)
8. Wiederhole nach der Reinigung der Kristalle die Schritte 1 bis 5 so oft wie nötig.

Amethyst

WEISHEITSHÜTER:
INTUITIVER BLICK

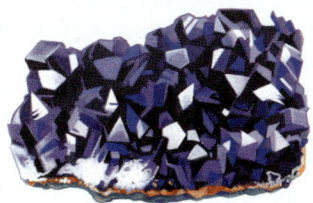

FARBE: Helles bis dunkles Violett

VORKOMMEN: U. a. Brasilien, Kanada, Indien, Madagaskar, Namibia, Russland, Uruguay, USA und Sambia

GESCHICHTE UND ÜBERLIEFERUNG: Du möchtest schlafen, aber deine Gedanken schweifen umher – zu dem, was am Tag passiert ist, zu der wichtigen Besprechung von morgen, zu ärgerlichen Vorfällen und peinlichen Missgeschicken … Die Unruhe vor dem Einschlafen kannst du mit einem Mineral abmildern, das zu den spirituell wertvollsten gehört. Die Hohepriester in Israel sollen es in ihrem Brustschmuck getragen haben, und auch heute noch gilt es als Symbol für spirituelle Reife.

HEILKRÄFTE: Lass zu, dass die gelassene, versöhnliche Energie des Amethysts den Alltagsstress abspült, der dich nachts wach hält. Der Amethyst wirkt in Verbindung mit dem Dritten Auge und dem Scheitelchakra auf deine Intuition. Auch wenn du Probleme mit dem Durchschlafen hast oder schlecht träumst, ist der Amethyst mit seiner positiven Ausstrahlung der Stein deiner Wahl.

SCHLAF IST DIE NEUE SUPERMACHT

Weißt du noch, wie dir früher einmal die Augen zufielen, sobald du nur die ersten Töne eines Schlaflieds gehört hast? Kristalle sind, wie diese Reminiszenzen an unsere Kindheit, natürliche Einschlafhilfen.

Sie enthalten vielerlei Stoffe, die schlaffördernd wirken und dir ein tieferes Atmen ermöglichen, sodass du den inneren Frieden findest, der deinem Gehirn die dringend benötigte Auszeit verschafft. Kristalle auf einer Edelsteinscheibe erzeugen eine tröstliche und friedvolle Atmosphäre und helfen dir, nachts Kraft zu tanken.

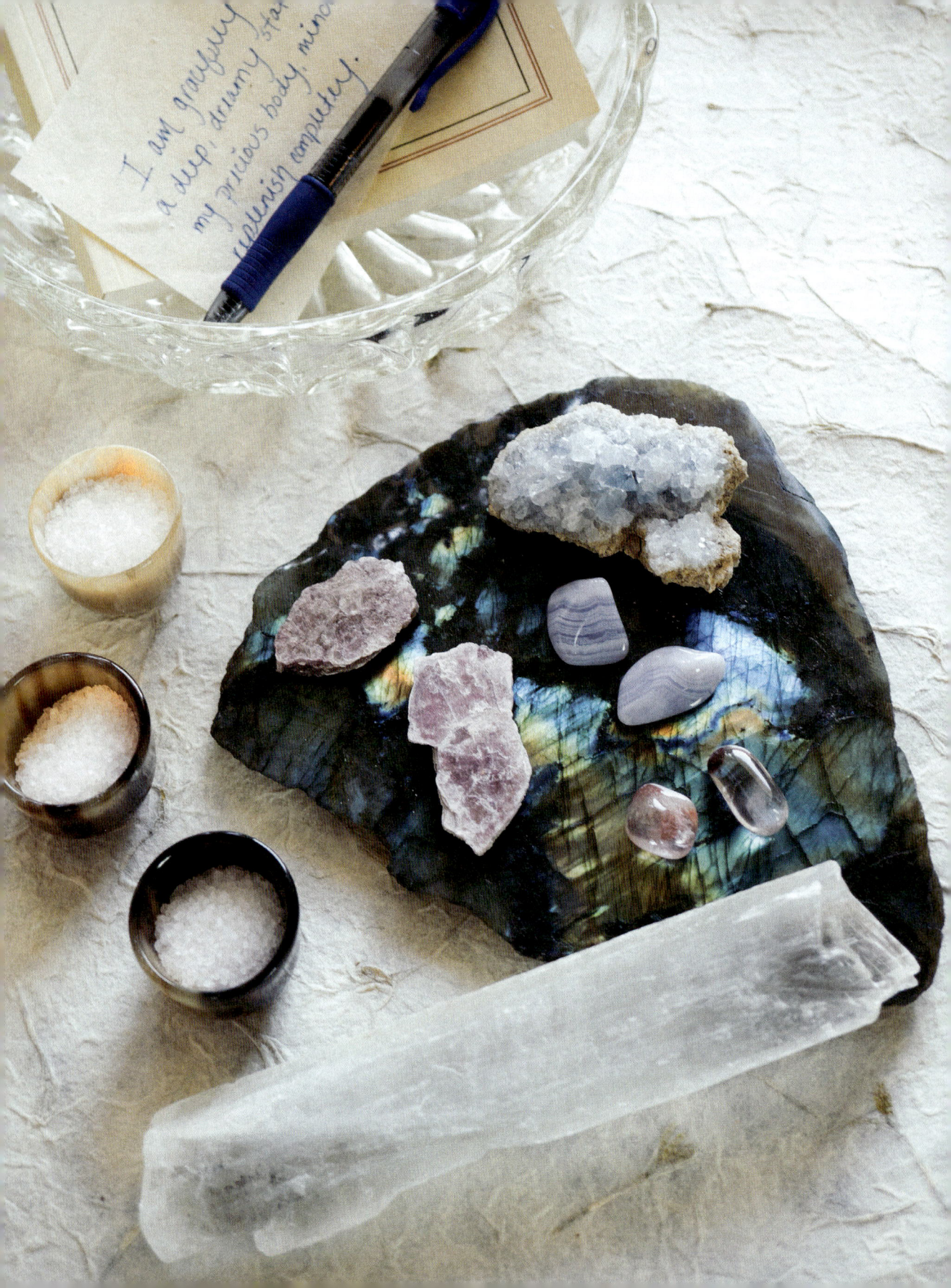

RITUAL: KRISTALLMUSTER »ENTSCHWEBE INS TRAUMLAND«

DAUER: *14 Nächte ohne Unterbrechung*

Mit einem Kristallmuster kannst du dein Schlafzimmer mit friedvollen und positiven Energien anfüllen, die einen erholsamen Schlaf und sanfte Träume begünstigen. Im Traum erhältst du möglicherweise Antworten auf deine Probleme, Botschaften aus dem Unterbewussten oder Hilfe zum Verständnis von Ereignissen aus der Vergangenheit. Mit einem Traumtagebuch, in dem du deine Träume notierst, kannst du herausfinden, ob bestimmte Träume oder Motive wiederkehren, ihre unterschwellige Bedeutung erkennen und positive Veränderungen in die Wege leiten.

WAS DU BRAUCHST:

- 1 Labradoritplatte, um Träume anzulocken
- 1 kleine Coelestingruppe für eine hohe Schwingungsfrequenz und beruhigende Energie
- 2 Lithiumquarzkristalle zur Angstlinderung
- 2 Lepidolithe für innere Ruhe und Frieden
- 2 blau-weiße Chalcedone zur Stresslinderung
- 1 Selenitstab zur Klärung
- 1 Bergkristallspitze zur Aktivierung des Kristallmusters
- 1 Glasschüssel, die mindestens 2 Tassen Wasser fasst
- 3 Esslöffel Meersalz
- 1 kleines Blatt Papier für die Schlaf-Affirmation
- 1 Notizbuch für die Aufzeichnung der Träume
- 1 blauer Stift – Blau ist die Farbe der Wahrheit
- 1 Bund Weißer Salbei
- 1 Feder
- 1 Abalone-Schale oder feuerfestes Gefäß für die Asche

ABLAUF DES RITUALS:

1. Räuchere deine Umgebung mit Salbei und reinige deine Kristalle.
2. Lege alle Kristalle vor dich hin, schließe die Augen und nimm drei tiefe Atemzüge. Sprich laut oder in Gedanken: »*Ich bitte darum, dass sich die höchsten Schwingungen von Liebe und Licht mit meinem höchsten Selbst verbinden, damit alle unerwünschten Energien und bisherigen Programmierungen beseitigt werden. Mögen diese Kristalle folgende Intentionen speichern: innere Ruhe, Frieden und Verjüngung. Danke, danke, danke.*«
3. Lege die Labradoritplatte auf deinen Nachttisch.
4. Lege den Coelestin in die Mitte der Platte.
5. Lege um den Coelestin herum einen Kristallkreis in der folgenden Reihenfolge: 1 Lithiumquarz, 1 Lepidolith, 1 blau-weißer Chalcedon. Wiederhole die Reihe, bis der Kreis geschlossen ist.
6. Schreibe eine Schlaf-Affirmation auf ein Blatt Papier, falte es zusammen und lege es unter den Coelestin. Der Text könnte zum Beispiel lauten: »*Ich bin innerlich ruhig, schlafe tief und träume lebhaft. Beim Erwachen am Morgen fühle ich mich verjüngt.*«
7. Verbinde die Steine mithilfe der Bergkristallspitze energetisch mit einer unsichtbaren Linie; beginne beim Lithiumquarz.
8. Lege den Selenit am Kopfende unter das Bett.
9. Fülle die Glasschüssel mit einer Tasse Wasser pro Esslöffel Salz, damit die nachts freigesetzten negativen Energien absorbiert werden. Die Schüssel sollte ungestört in einer Zimmerecke stehen.
10. Gieße alle drei Tage den Inhalt der Schüssel in die Toilette und spüle ihn hinunter. Wiederhole Schritt 9.
11. Lege Notizbuch und Stift auf den Nachttisch, damit du beim Erwachen deine Träume aufschreiben kannst. Du kannst sie auch in ein Handy oder Tablet sprechen.
12. Schreibe deine Träume 14 Tage lang sofort nach dem Erwachen auf. Es macht nichts, wenn du dich an manchen Tagen nicht an viel erinnerst.
13. Reinige deine Kristalle spätestens alle 14 Tage. Sammle sie ein und lade sie auf, indem du sie mindestens für acht Stunden in die Sonne legst.
14. Wiederhole mit den aufgeladenen Kristallen die Schritte 1 bis 13 des Rituals.

Coelestin

WEISHEITSHÜTER:
KOSMISCHES SCHLAFLIED

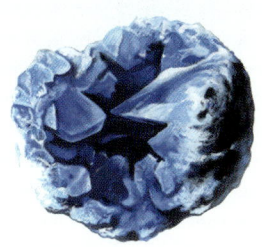

FARBE: Hellblau
VORKOMMEN: Madagaskar, Mexiko und USA
GESCHICHTE UND ÜBERLIEFERUNG: Der Name Coelestin kommt von »coelum«, dem lateinischen Wort für Himmel. Das liegt wohl vor allem an der Farbe, aber auch die göttliche Energie des Minerals sollte man nicht ignorieren. Es soll angeblich helfen, Engel in dein Leben zu rufen.

HEILKRÄFTE: Der Coelestin hat zwar eine hohe Schwingungsenergie, aber diese ist andererseits weich genug, um besänftigend zu wirken. Sie ist dem Dritten Auge, dem Scheitelchakra und dem Herzchakra zugeordnet und sorgt für seelische Ausgeglichenheit. Du kannst Schutzengel oder das Universum um Segen bitten. Wenn dich ungewohnte Situationen oder schwierige Beziehungen unter Stress setzen, kann die Arbeit mit dem Coelestin einen versöhnlichen Ausgang begünstigen.

»Träume sind die Antworten von heute auf die Fragen von morgen.«

Edgar Cayce,
der »schlafende Prophet« und »Vater der ganzheitlichen Medizin«

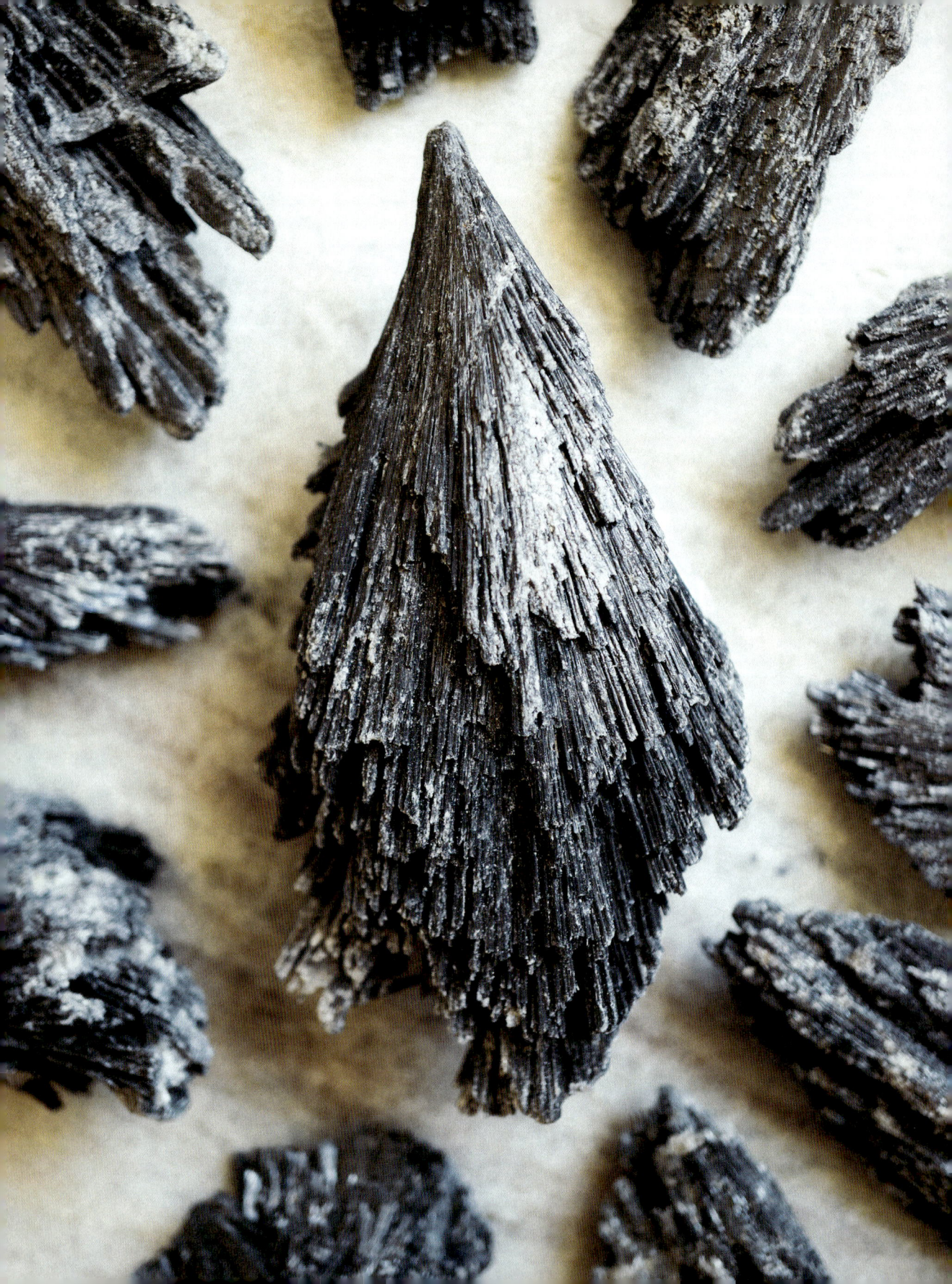

KAPITEL 11

ENERGIERÄUBER, NEIN DANKE!

WIE DU NEGATIVE ENERGIEN AUS DEINEM LEBEN ENTFERNST

»In meinem Behandlungsraum versuche ich die Unterhaltung grundsätzlich von Klatsch und negativen Gedanken wegzulenken. Denkt immer daran: Lasst niemanden mit schmutzigen Füßen durch euren Kopf laufen.«

*Dayle Breault,
Gründerin von »Goddess of Skin«*

Wenn Timmi etwas erlebt hat, was sie durcheinanderbringt, spüre ich das, sobald sie durch die Tür tritt. Ich kann mich noch gut an den Tag erinnern, an dem sie mit einem blutunterlaufenen Auge bei mir auftauchte.

»Was ist mit deinem Auge los?«, fragte ich.

»Ich muss mich gekratzt haben. Vielleicht wird es besser, wenn ich mich aufs Sofa lege.«

Sie wirkte angeschlagen und tat mir leid. Aber ich dachte sofort: Ob das wohl eine Bindehautentzündung sein könnte? Ich griff nach Louise Hays Buch *Gesundheit für Körper und Seele* und las nach. Dort stand als spirituelle Bedeutung, der Grund für eine Bindehautentzündung seien oft der Zorn und die Frustration, mit denen man auf das Leben blickt.

Ich brachte Timmi Augentropfen und fragte, wie ihr Tag verlaufen sei. »Willst du reden?«

Sie träufelte die Tropfen ins Auge und erzählte, dass sie ihren Sohn in eine Entzugsklinik gebracht hatte. Sie fühlte sich wie unter einer dunklen Wolke, und ihr fehlten die Bewältigungsmechanismen.

Sie fing an zu weinen und konnte lange nicht aufhören. Ihr Herz hatte einen großen Riss bekommen, und all die Dunkelheit, Trauer und Wut der letzten fünf Jahre quollen heraus. Sie hatte so verzweifelt versucht, allen eine Stütze zu sein, dass sie sich ihre eigene Verzweiflung nicht eingestanden hatte. Es war an der Zeit, den Dingen ehrlich ins Auge zu blicken und sich der Situation zu stellen, damit eine Heilung möglich wurde.

Ihr Auge wurde immer schlimmer, die Tropfen halfen nicht. Sie ging nach Hause, um sich auszuruhen. Kurz danach merkte ich, dass ich gereizt und unruhig wurde. Ich hatte ihre Gefühle energetisch in mich aufgenommen. Wir standen uns so nahe, dass ich ihren Schmerz und ihre Trauer selbst fühlte. Am nächsten Tag wachte ich kraftlos auf und räucherte das Haus. Dann rief Timmi an und bestätigte, dass sie eine Bindehautentzündung habe, aber sie sei nicht mehr ansteckend. Sie bedankte sich dafür, dass sie sich bei mir hatte Luft machen dürfen, danach habe sie sich schon viel besser gefühlt.

Ich war froh, dass es ihr besser ging, aber mein Körper fühlte sich immer noch so an, als hätte mich ein Lastwagen überrollt. Ich legte mich aufs Sofa und hoffte, dass mich ein kleines Nickerchen wieder auf die Beine bringen würde.

Irgendwann weckte mich das Telefon. Am Apparat war Timmi, die mich auf den neuesten Stand brachte: Die Situation mit ihrem Sohn hatte sich verschlimmert. Nach dem Gespräch bekam ich ihre Stimme nicht mehr aus dem Kopf, sie verfolgte mich bis in die Nacht hinein.

Am nächsten Morgen war ich noch schlapper – und hatte ein entzündetes Auge! Meine Energie war auf dem Nullpunkt. »Ich glaube, Timmi ist zu meinem Energievampir geworden«, sagte ich zu meinem Mann. »Sie zapft mir meine Lebensenergie ab, und ich lasse es zu. Ich habe vergessen, meine ›Energierüstung‹ anzulegen. Timmi braucht meine volle Unterstützung, aber ich weiß nicht mehr, wo ich aufhöre und sie anfängt.«

Es half weder ihr noch mir, dass wir energetisch so eng miteinander verbunden waren. Wir mussten uns »ent-binden«, damit jede wieder eigenständig Energie tanken konnte.

Sicher haben die meisten Menschen so etwas schon einmal erlebt. Die Menschen, die uns am wichtigsten sind, können uns am meisten aussaugen. Sich von den negativen Energien einer Person lösen heißt keineswegs, dass man sie weniger liebt. Je stärker und geerdeter du selbst bist, desto besser kannst du einen anderen Menschen unterstützen. In diesem Kapitel erklären wir, wie du dich auf gesunde Weise lösen kannst, ohne dass du die Beziehung aufgibst.

ENERGIEBÄNDER UND DEINE AURA

Jeder Mensch hat eine Aura, ein unsichtbares elektromagnetisches Feld, das den Körper auf allen Seiten bis zu anderthalb Meter umgibt. Wenn etwas auf deine Aura einwirkt, etwa Schallwellen vom Fernsehgerät, elektromagnetische Strahlung vom PC oder auch Familienmitglieder oder Freunde, kann dich das merklich aus dem Gleichgewicht bringen.

Stell dir die Aura wie eine große, schützende Blase vor. Wenn du fröhlich und glücklich bist, strahlt sie hell. Bist du ausgelaugt und erschöpft, wird sie matt.

Zwischen zwei Energiequellen können energetische Verbindungen entstehen, auch zwischen Menschen. Diese Bindungen können sich positiv auswirken, wenn die Energie in beide Richtungen fließt, oder negativ, wenn ein Ungleichgewicht herrscht, das die Aura stört und die schützende Blase verletzt.

Wenn du dich nach einer Begegnung niedergeschlagen oder überfordert fühlst, kann es daran liegen, dass sich der oder die andere unbe-

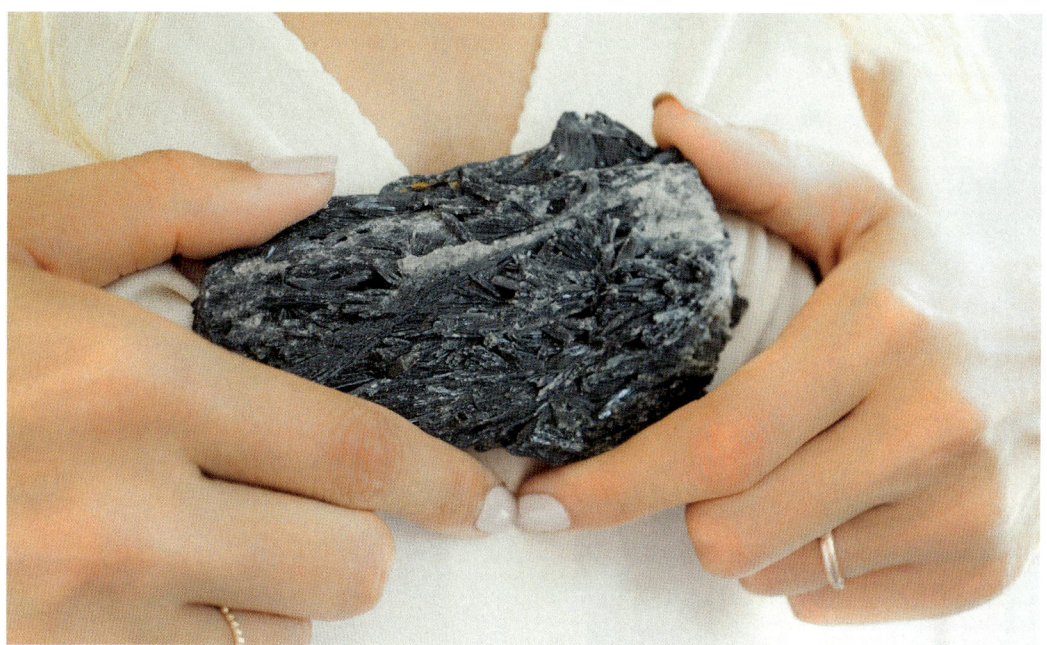

wusst mit dir »verbunden« hat. Dazu müsst ihr euch nicht einmal im selben Raum befinden.

Nehmen wir an, du hast dich gerade von deinem Partner getrennt und musst immer noch ständig an ihn denken, obwohl du weißt, dass dir die Beziehung nicht guttat und du sie deshalb beendet hast. Der Ex lässt nicht locker und will, dass ihr wieder zusammenkommt. Es fällt dir schwer, dich gedanklich von ihm zu lösen. Das ist eine Art Energieraub, und es ist Zeit, das Band zu durchtrennen.

Das ist leichter, als es den Anschein hat. Bereits das Wissen, dass du noch nicht frei bist, versetzt dich in die Lage, die Kontrolle zu übernehmen. Und wie kannst du es von vornherein vermeiden, »ausgesaugt« zu werden? Ganz einfach: Indem du dafür sorgst, dass deine Energie so klar und freudig wie möglich ist. Mit dem folgenden Ritual kannst du deine Aura täglich stärken.

F: **Ich kann an meinem Arbeitsplatz nicht räuchern. Wie kann ich trotzdem destruktive Kollegen und emotionale Blutsauger diskret fernhalten?**

A: Du brauchst einen Amethyst (mindestens so groß wie die Handfläche) und frischen Salbei! Reinige zuerst deinen Kristall. Gib ihm dann die Aufgabe, ein energetisches Schutzschild um deinen Arbeitsplatz zu bilden. Kaufe im Laden einen Bund Weißen Salbei und stelle ihn in eine Vase. Auch wenn du die Pflanze nicht verbrennen kannst, holst du dir damit ihre reinigende Energie an deinen Arbeitsplatz!

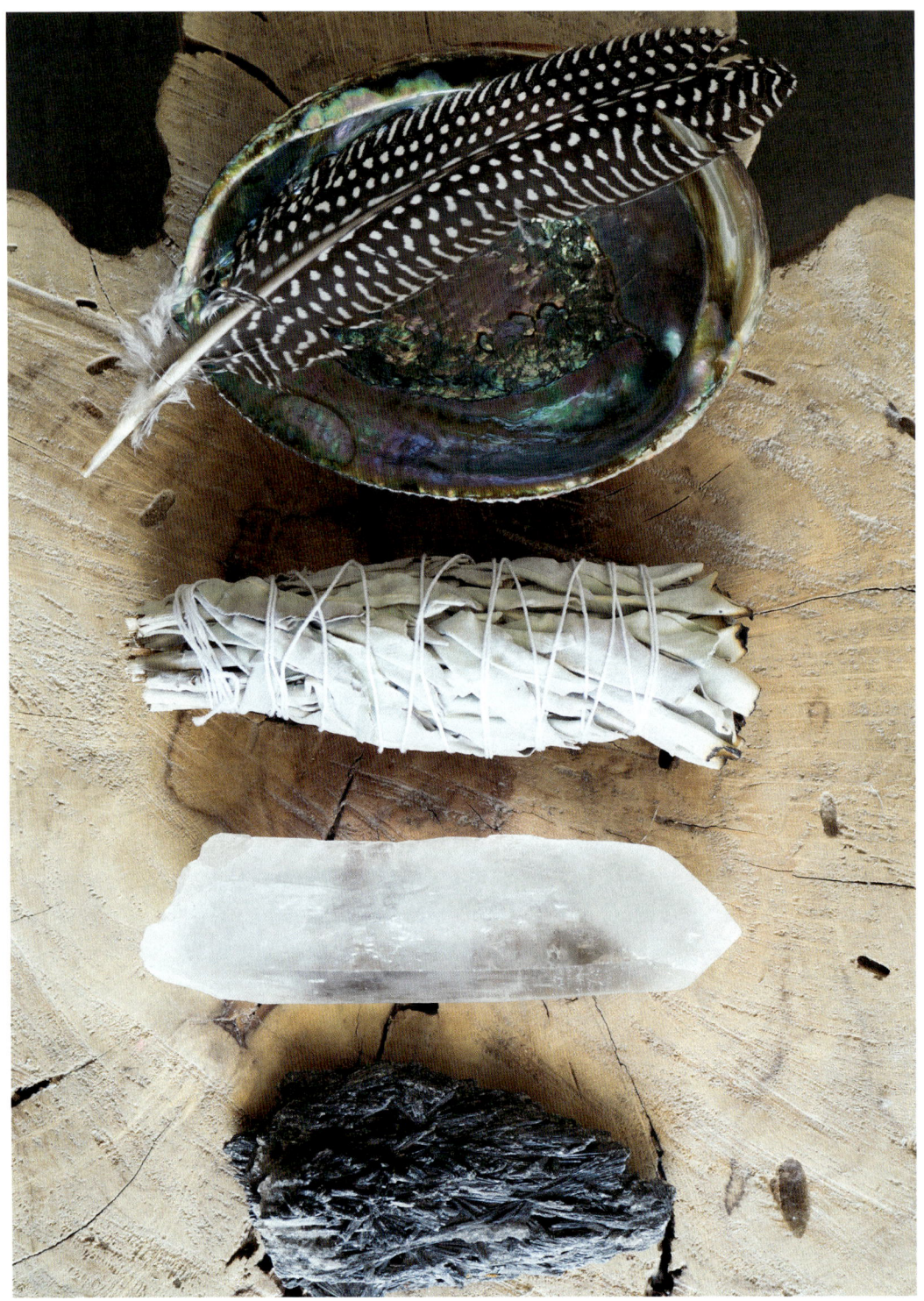

RITUAL:
DAS BAND DURCHTRENNEN

DAUER: *11 Minuten, nach Bedarf*

Timmi und ich praktizieren täglich einfache Rituale, die die psychische Gesundheit fördern. Wir begegnen vielen Menschen, aber wir verbinden uns auch miteinander, ohne es zu merken. Wenn eine von uns schlecht gelaunt ist, überträgt sich das manchmal ungewollt auf die andere.
Wenn du dich auf diese Art ablöst, schließt du die Menschen dadurch nicht aus deinem Leben aus. Du entfernst nur die unerwünschte Energie, die sie auf dich übertragen haben.
Durch dieses einfache Ritual kannst du das energetische Band zu allem und jedem durchtrennen, was dir Energie raubt. Nach dem Durchschneiden sendest du mithilfe bestimmter Kristalle heilende Energien an all die Stellen in deiner Schutzhülle, die eventuell geschwächt sind. Wenn du das Ritual immer im Bedarfsfall durchführst, behältst du eine starke, lebendig pulsierende Aura.

WAS DU BRAUCHST:

- 1 schwarzer Cyanit, um unerwünschte Energien abzuschneiden und Risse in den Chakren und der Aura zu reparieren
- 1 Bergkristallspitze, um ein neues Energiefeld zu schaffen und zu aktivieren
- 1 Timer
- 1 Bund Weißer Salbei
- 1 Feder
- 1 Abalone-Schale oder feuerfestes Gefäß für die Asche

ABLAUF DES RITUALS:

1. Räuchere deine Umgebung mit Salbei und reinige deine Kristalle.
2. Halte die Steine in den Händen, schließe die Augen und nimm drei tiefe Atemzüge. Sprich laut oder in Gedanken: »*Ich bitte darum, dass sich die höchsten Schwingungen von Liebe und Licht mit meinem höchsten Selbst verbinden, damit alle unerwünschten Energien und bisherigen Programmierungen beseitigt werden. Mögen diese Kristalle folgende Intentionen speichern: Loslösung, Heilung und Licht. Danke, danke, danke.*«

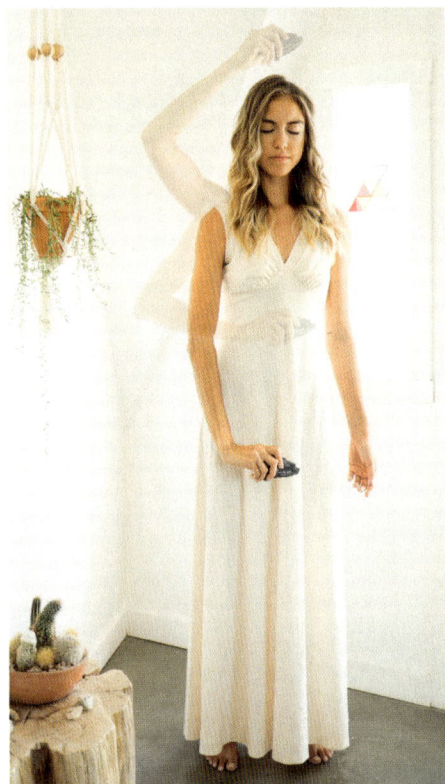

Schritt 5

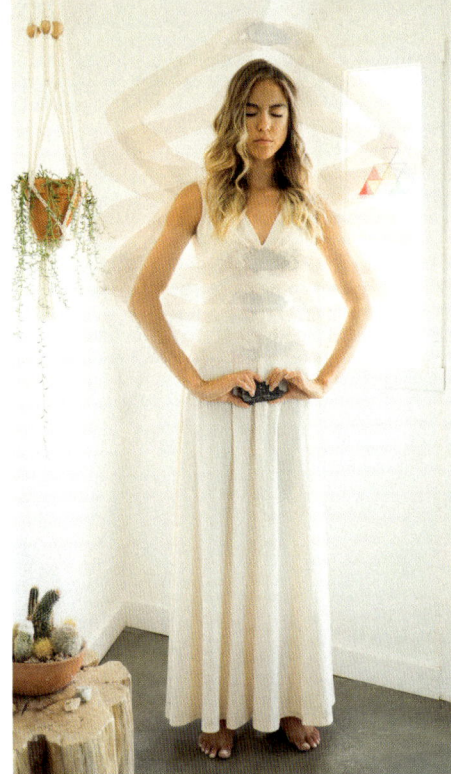

Schritt 6

3. Suche dir einen Platz, an dem du mit beiden Beinen fest auf dem Boden stehen kannst. Das hilft dir, dich in der Energie von Mutter Erde zu verwurzeln. Achte darauf, dass der Timer gut erreichbar ist.
4. Halte den schwarzen Cyanit in der dominanten Hand.
5. Da Energiebänder oft zu den Chakren führen, ist es wichtig, alle Chakren einzeln zu berücksichtigen. Benutze den schwarzen Cyanit wie eine Klinge und »schneide« von unten nach oben (vom Wurzelchakra bis zum Scheitelchakra) an der Mittelachse des Körpers entlang. (Du berührst dabei den physischen Körper nicht.) Damit schneidest du alle Verbindungen ab, die zu deinen Chakren führen, und fegst alle unerwünschten Energien weg, die sie mit sich bringen mögen.
6. Halte den schwarzen Cyanit eine Minute lang über jedes der sieben Chakren, vom untersten bis zum obersten. Das sendet Heilenergie an alle Stellen, wo ein Band befestigt war, und repariert alle Risse in den Chakren und der Aura.
7. Lege den schwarzen Cyanit beiseite und nimm den Bergkristall so in die Hand, dass die Spitze nach oben zeigt.

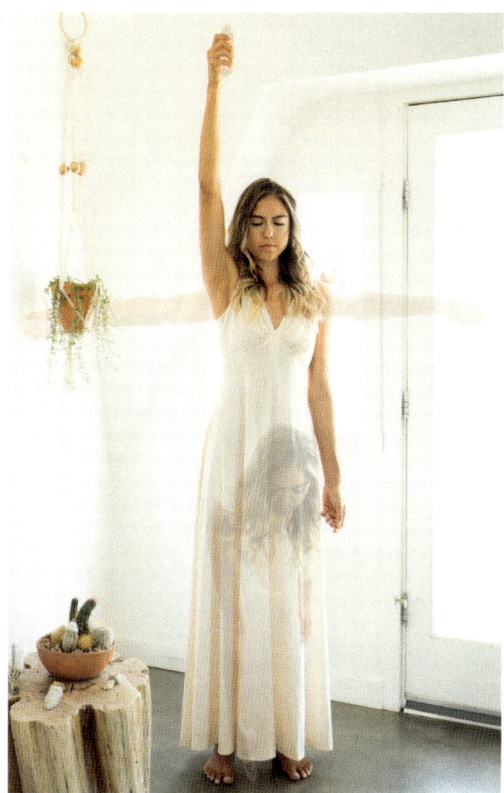

Schritt 8

8. Bewege den Arm kreisförmig im Uhrzeigersinn zu den Füßen und wieder hoch, als würdest du einen Kreis um dich malen.
9. Schließe die Augen und visualisiere dich im Inneren einer Kugel aus weißem und violettem Licht. Du solltest das Gefühl haben, vollständig von einer Lichthülle umgeben zu sein. Sie dient dir als neues Energiefeld.
10. Wiederhole die Schritte 1 bis 9 regelmäßig, um dich von unerwünschten Energien zu befreien und dein Energiefeld zu reinigen.

SPIRITUELLE HYGIENE

Hast du je einen Raum betreten, der sauber und ordentlich wirkte und sich trotzdem dunkel und schwer anfühlte? Wir putzen unsere Wohnung, wir wischen die Böden und schrubben das Badezimmer. Aber wie halten wir Räume frei von spirituellem Schmutz und spiritueller Unordnung? Mit einer gründlichen spirituellen Reinigung!

Negative Energien sind praktisch unvermeidbar. Wir alle haben sie. Auseinandersetzungen, harte Worte, schädliche Gedanken, elektronische Geräte, Musik mit niedriger Schwingungsenergie. Diese schale Energie kann man mit einer Staubschicht vergleichen. Sie ist gefangen und kann nicht heraus, solange du sie nicht freisetzt.

Ähnlich wie Staub lagert sich mit der Zeit immer mehr negative Energie ab. Sie kann deine Aura, deine Stimmung und die ganze Atmosphäre in deinem Wohnumfeld beeinflussen. Nach Streitgesprächen, Krankheit, Chaos, Trennungen, größeren Lebenskrisen oder sogar fröhlichen Feiern mit vielen Menschen ist es wichtig, die Wohnung nicht nur äußerlich, sondern auch feinstofflich zu säubern.

Das kannst du durch tägliches Räuchern mit Salbei oder Weihrauch oder mit dem Klang tibetischer Glocken bewerkstelligen. Ab und zu empfehlen wir allerdings eine tiefere spirituelle Reinigung. Sie stellt die energetische Vitalität deiner Umgebung wieder her, sodass sie sich leicht, klar und dynamisch anfühlt (mehr dazu ab S. 33).

Schwarzer Cyanit

WEISHEITSHÜTER:
NICHT-ANHAFTUNG

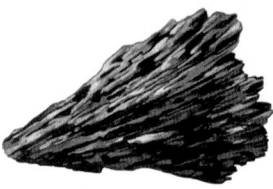

FARBE: Schwarz
VORKOMMEN: Brasilien und Indien
GESCHICHTE UND ÜBERLIEFERUNG: Es wird behauptet, das Schwert des Erzengels Michael sei aus Cyanit geschmiedet gewesen. Warum? Weil man sich mit diesem Mineral besser nicht anlegt. Der Name kommt von dem griechischen Wort für tiefblau, und das blaue Mineral ist wohl auch das beliebteste. Aber ganz gleich, ob blau, grün oder schwarz, alle Cyanite gelten als mächtige Helfersteine im metaphysischen Bereich.
HEILKRÄFTE: Schwarzer Cyanit schützt dein Energiefeld vor Beziehungen oder Menschen, die sich an deinen positiven Schwingungen laben, aber selbst im Gegenzug nichts geben wollen. Wenn deine eigene Lebensenergie schwach ist, hilft dir der Cyanit, die Situation kritisch einzuschätzen. Sobald du weißt, womit du es zu tun hast, kannst du alles Negative abtrennen. Der Cyanit wirkt auf alle Chakren ein und kann deren Verletzungen heilen. So kann die Energie im ganzen Körper wieder frei und ungehindert fließen.

RITUAL:
SPIRITUELLE REINIGUNG

DAUER: *unterschiedlich, je nach Raumgröße;
beliebig oft wiederholbar*

Auch wenn wir sie noch so sehr daran hindern wollen – negative Energien finden ab und zu einen Weg in unsere Wohnräume. Selbst Türen und Fenster, die zur Außenwelt führen, können ihnen als Einlass dienen. Dieses Ritual hilft, Gleichgewicht und Harmonie wiederherzustellen. Es hat zwei Teile: Zuerst nimmst du eine physische und energetische Reinigung vor. Das bringt positive Schwingungen zurück in dein Haus, an deinen Arbeitsplatz oder wo immer du deine Zeit verbringst. Dann arbeitest du mit Kristallen, die zusätzlichen Schutz verleihen und negative, unerwünschte Energien fernhalten, so gut sie es vermögen.

TEIL 1
Raumreinigung

WAS DU BRAUCHST:

- 2 große Eimer Wasser für die Reinigungslösung
- 1 Paar Gummihandschuhe
- Handtücher für die physische Säuberung
- Saft von 5 Zitronen zur Reinigung und Abwehr des bösen Blicks
- 1 Behälter mit Meersalz (mindestens 750 g) zur Reinigung
- ½ Tasse reiner Weißweinessig zur energetischen Klärung
- 1 Zweig frischer Salbei für die Beseitigung negativer Energien
- 1 tibetische Glocke oder Klangschale
- 1 Bund Weißer Salbei
- 1 Feder
- 1 Abalone-Schale oder feuerfestes Gefäß für die Asche

ENERGIERÄUBER, NEIN DANKE!

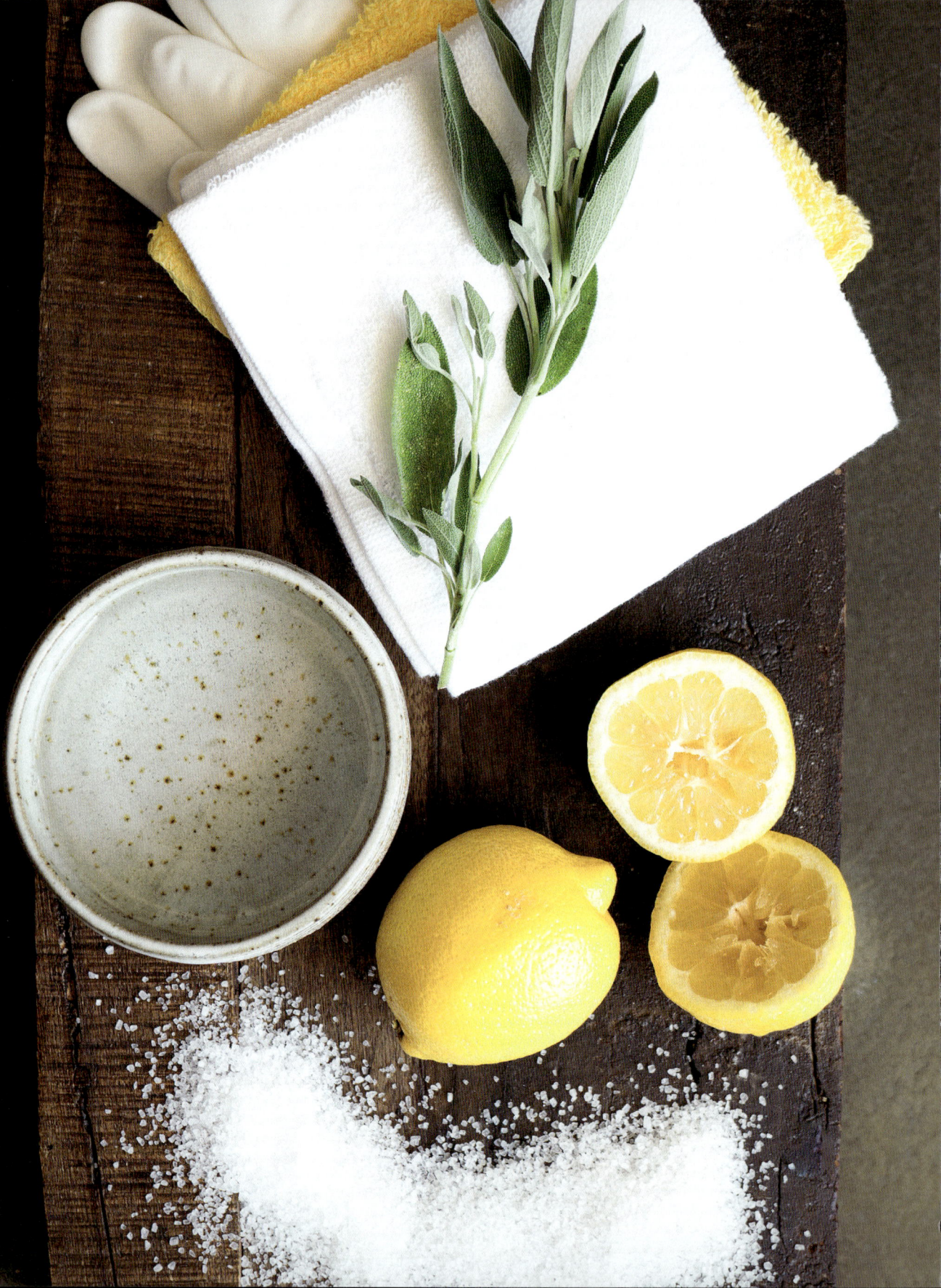

ABLAUF DES RITUALS:

1. Gib Zitronensaft, eine Tasse Salz, Essig und frischen Salbei in den Wassereimer.
2. Setze die Intention, die Flüssigkeit möge den Raum für die energetische Reinigung schaffen.
3. Stell den Eimer im Freien in die Sonne, während du den Raum vorbereitest. (Es funktioniert auch, wenn die Sonne nicht scheint!) Hinweis: Bei größeren Räumen musst du die Lösung eventuell mehrmals ansetzen.
4. Beginne mit der Vorbereitung des Raumes. Lüfte ihn gründlich. Öffne alle Vorhänge und Fenster und lass Tageslicht und frische Luft einströmen. Sonnenlicht wirkt reinigend, und Frischluft versetzt die Energie in Bewegung.
5. Räume die Zimmerecken frei. Das setzt blockierte Energien frei, die dort feststecken. Räuchere den Raum mit Salbei und achte darauf, dass der Rauch in alle Winkel zieht.
6. Geh mit einer klingenden Glocke oder Klangschale durch den Raum, damit die Schwingungen unerwünschte Energien aufbrechen und Platz für klare Energien schaffen können (S. 40).
7. Hol den Wassereimer und die Handtücher, zieh die Gummihandschuhe an.
8. Tauche die Handtücher in die Lösung und wische über alle Türen, Türklinken und Fenster. Das beseitigt die Energien aller Personen, die den Raum betreten haben, und schützt ihn vor dem Chaos der Außenwelt.
9. Räuchere anschließend die Räume noch einmal vollständig.
10. Schütte Meersalz von außen an die Türschwellen, um das Eindringen unerwünschter Energien zu verhindern.
11. Falls weitere Räume gereinigt werden sollen, wiederhole die Schritte 1 bis 10.

TEIL 2
Schutz durch ein Kristallmuster im Tontopf

Nachdem deine Räume nun gereinigt und von unerwünschten Energien befreit sind, bist du bereit, die schützende Komponente des Rituals zu aktivieren.

WAS DU BRAUCHST:

- 1 großer Tontopf (mindestens 20 cm Durchmesser) für das Kristallmuster
- Reis (als Füllung des Topfes) für die Aufnahme unerwünschter Energien
- 1 schwarzer Turmalin zum Schutz gegen toxische Energien
- 4 Pyrite zur Abwehr negativer Energien
- 4 Labradorite zur Erdung und für Schutz und Abwehr negativer Energien
- 1 kleine Bergkristallspitze zur Aktivierung des Kristallmusters
- 1 Bund Weißer Salbei
- 1 Feder
- 1 Abalone-Schale oder feuerfestes Gefäß für die Asche

ABLAUF DES RITUALS:

1. Räuchere deine Umgebung mit Salbei und reinige deine Kristalle.
2. Halte die Steine in den Händen, schließe die Augen und nimm drei tiefe Atemzüge. Sprich laut oder in Gedanken: »*Ich bitte darum, dass sich die höchsten Schwingungen von Liebe und Licht mit meinem höchsten Selbst verbinden, damit alle unerwünschten Energien und bisherigen Programmierungen beseitigt werden. Mögen diese Kristalle folgende Intentionen speichern: Klärung, Schutz und Abwehr negativer Energien. Danke, danke, danke.*«
3. Fülle den Topf bis 1 cm unter den Rand mit Reis.
4. Lege den schwarzen Turmalin in die Mitte.
5. Lege die vier Labradorite gleichmäßig um den Turmalin herum (wie bei einem Zifferblatt auf 12, 3, 6 und 9 Uhr).
6. Lege zwischen jeden Labradorit einen Pyrit.
7. Ziehe mit der Bergkristallspitze eine unsichtbare Linie von einem Stein zum anderen, um sie energetisch zu verbinden. Beginne beim Labradorit.
8. Stelle nun den Topf an den Haupteingang zu deiner Wohnung.
9. Lass den Topf an diesem Ort bis zu sechs Monate stehen. Wenn du meinst, der Reis müsse ersetzt werden, wiederhole die Schritte 1 bis 7.

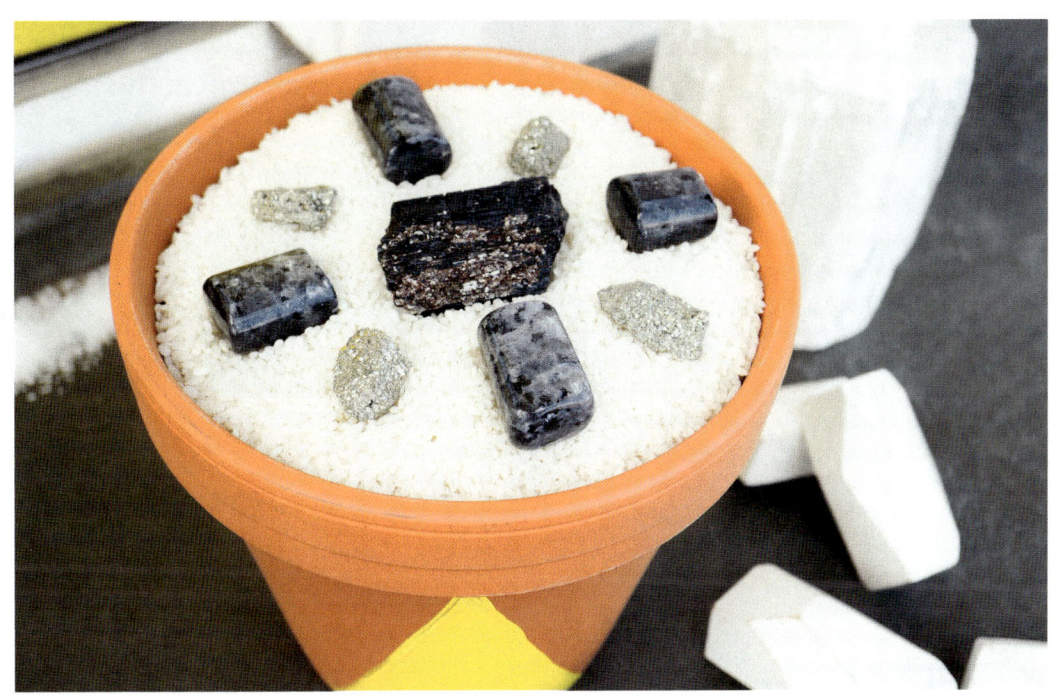

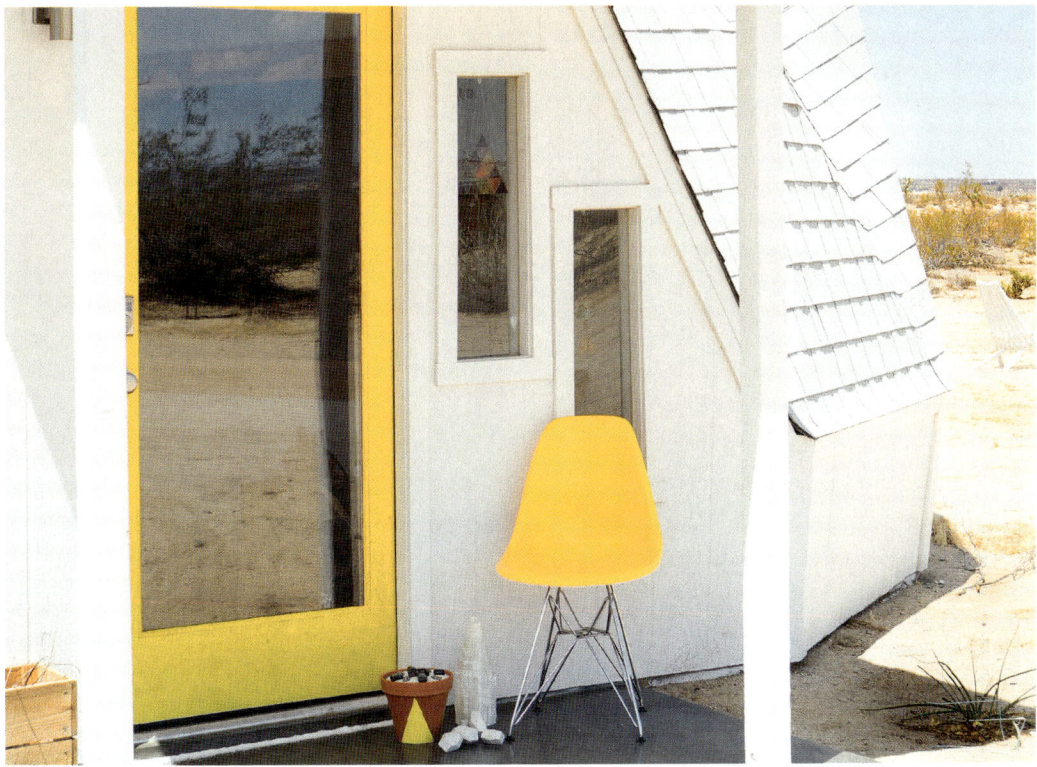

ENERGIERÄUBER, NEIN DANKE!

»ICH WILL DEINE ENERGIE«

Hast du dich je innerlich geläutert und blitzsauber gefühlt? Das kann passieren, wenn lange unterdrückte Tränen und Gefühle endlich zum Vorschein kommen durften. Das kann sich anfühlen wie ein Neubeginn für Körper, Geist und Seele, etwa so, als hättest du auf den Reset-Knopf gedrückt. Du hast neue Hoffnung und kannst sogar wieder freier atmen. Solche Phasen, in denen du weniger auf der Hut bist als sonst, sind genau die Phasen, in denen »sie« dein Licht erspüren.

Mit »sie« meinen wir hier die Energievampire. Sie tauchen auf, wenn du es am allerwenigsten erwartest. Dass es sie gibt, ist keine Einbildung, allerdings haben es diese Vampire nicht auf dein Blut abgesehen, sondern auf deine Lebenskraft.

Woran kannst du sie erkennen? Sie sehen ganz normal aus und haben die besten Absichten. Sie sind Kollegen, Nachbarn, gute Freunde oder Verwandte. Manchmal bist du es sogar selbst!

»Vampirismus« passiert schnell und oft unabsichtlich, besonders wenn jemand sehr ängstlich ist, wenig Selbstbewusstsein hat, sich als Opfer sieht, neidisch, klatschsüchtig oder latent zornig ist. Sind dein Immunsystem und deine Aura durch Stress, Schlafmangel oder schlechte Ernährung geschwächt, wirst du leichter zur Beute eines psychischen Blutsaugers.

Wer sich machtlos und unsicher fühlt, fühlt sich vom energetischen Strahlen anderer angezogen, um sich daran zu sanieren. Manchmal merkt man es erst, wenn es schon passiert ist. Glücklicherweise sind Kristalle kraftvolle Verbündete bei der Abwehr von emotionalem Missbrauch.

Schwarzer Turmalin

WEISHEITSHÜTER:
KRAFTFELDSCHÜTZER

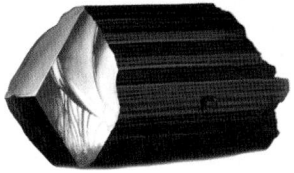

FARBE: Schwarz

VORKOMMEN: Afrika, Brasilien, Pakistan und USA

GESCHICHTE UND ÜBERLIEFERUNG: Der Turmalin tritt in einer großen Vielfalt von Formen, Energien und Farben auf, von Pink über Grün bis Schwarz. Die alten Ägypter glaubten, er habe seine schöne Färbung auf der Reise vom Erdmittelpunkt von einem Regenbogen bekommen, den er unterwegs streifte. Viele afrikanische, australische und indianische Schamanen tragen Turmaline, um sich vor Gefahren zu schützen.

HEILKRÄFTE: Der schwarze Turmalin ist einer der wichtigsten Steine, wenn es darum geht, Schutz zu bieten und negative Energien zu absorbieren. Er zieht eine energetische Grenze zwischen dir und anderen, sodass du keine unerwünschten Energien übernimmst. In vier Raumecken platziert, versiegelt er den Raum. In dieser Anordnung hilft er auch, die Raumenergie zu harmonisieren und niedrigere Schwingungen zu verbannen.

RITUAL: PSYCHISCHER SCHUTZ DURCH ENERGIEBÄNDER

DAUER: *an mindestens 21 Tagen ohne Unterbrechung*

Ist dir je aufgefallen, dass die berühmten Superhelden Armbänder an beiden Handgelenken tragen? Du kannst dir das Geheimnis ihrer Superkräfte zunutze machen, indem du Kristall-Armbänder trägst, die dich mit schützenden Energien »verbinden«.

Diese Armbänder, an beiden Seiten des Körpers getragen, sorgen nicht nur für Ausgewogenheit innerhalb deines Energiefeldes, sondern schützen dich auch vor psychischen Angriffen, Missgeschicken, Energievampiren und sogar dem bösen Blick. Mit diesem Ritual kannst du die Energie der Kristalle Tag für Tag besonders effektiv zu deinem Vorteil einsetzen.

WAS DU BRAUCHST:

- 1 elastisches Armband aus schwarzem Onyx, das ein unsichtbares Schutzschild um deinen Körper erzeugt
- 1 elastisches Armband aus Pyrit, das alle unerwünschten Energien an den Sender zurückstrahlt
- 1 Bund Weißer Salbei
- 1 Feder
- 1 Abalone-Schale oder feuerfestes Gefäß für die Asche

ABLAUF DES RITUALS:

1. Räuchere deine Umgebung mit Salbei und reinige deine Kristalle.
2. Halte deine Armbänder in den Händen, schließe die Augen und nimm drei tiefe Atemzüge. Sprich laut oder in Gedanken: »*Ich bitte darum, dass sich die höchsten Schwingungen von Liebe und Licht mit meinem höchsten Selbst verbinden, damit alle unerwünschten Energien und bisherigen Programmierungen beseitigt werden. Mögen diese Kristalle folgende Intentionen speichern: Schutz, Umwandlung negativer Energie und Abwehr psychischer Angriffe. Danke, danke, danke.*«
3. Trage das Onyx-Armband am linken Handgelenk. Die linke Körperseite gilt als besonders sensitiv und »empfänglich«. Das Armband schützt deine empfängliche Seite vor negativen Energien, psychischen Angriffen und Energievampiren.

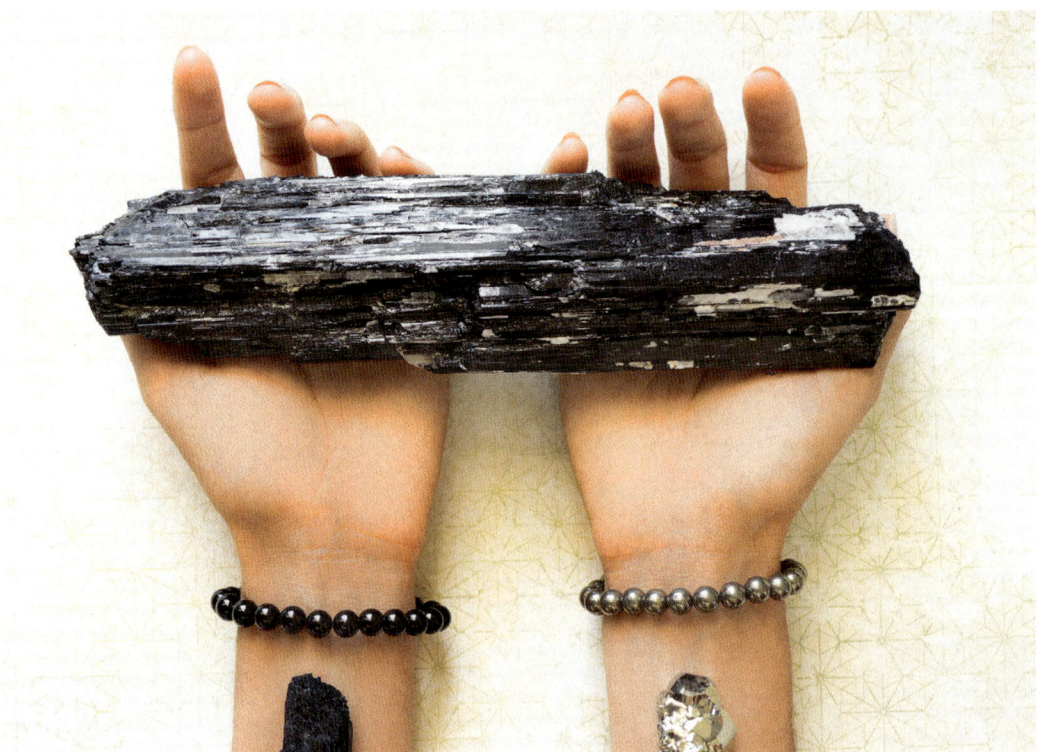

4. Trage dein Pyrit-Armband am rechten Handgelenk. Die rechte Körperseite steht für die Energie, die du in die Welt sendest, und wird als »gebende« Seite bezeichnet. Du willst positive, schützende Energie für dich selbst aussenden, deshalb ist ein Pyrit-Armband am rechten Arm eine Art »Reflektor«, der wie ein Spiegel unerwünschte Energien zurückwirft.
5. Trage die beiden Armbänder in dieser Kombination an mindestens 21 aufeinanderfolgenden Tagen.
6. Reinige während des Rituals deine Armbänder nach Bedarf, indem du die Schritte 1 und 2 wiederholst. Wenn du während dieser Zeit das Gefühl hast, einen heftigen psychischen Angriff zu erleben, reinige die Armbänder unverzüglich.

Pyrit

WEISHEITSHÜTER:
DER UMLENKER

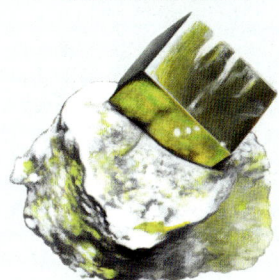

FARBE: Helles Metallgelb
VORKOMMEN: Frankreich, Italien, Japan, Mexiko, Peru, Spanien und USA

GESCHICHTE UND ÜBERLIEFERUNG: Pyrit, auch als »Narrengold« bekannt, weil es echtem Gold ähnelt, enthält starke, schützende Energien und wird von alters her von den Weisen hoch geschätzt. Der Stein hilft, Wohlstand und Glück anzuziehen. Da seine reflektierende Oberfläche unerwünschte Energien abwehrt, haben ihn frühe Kulturen oft als Schutzstein verwendet.

HEILKRÄFTE: Wenn du Pyrite trägst, ist deine Aura gegen negative Einflüsse und psychische Angriffe geschützt. Das metallisch glänzende Mineral zieht Glück in Hülle und Fülle an und kann dir sogar helfen, Gold zu manifestieren.

*»Wenn ich Beziehungen loslasse, die mir Energie rauben,
schaffe ich damit Raum für Menschen, die mein Leben mit Licht erfüllen.«*

*Ashley Neese,
Atemtherapeutin*

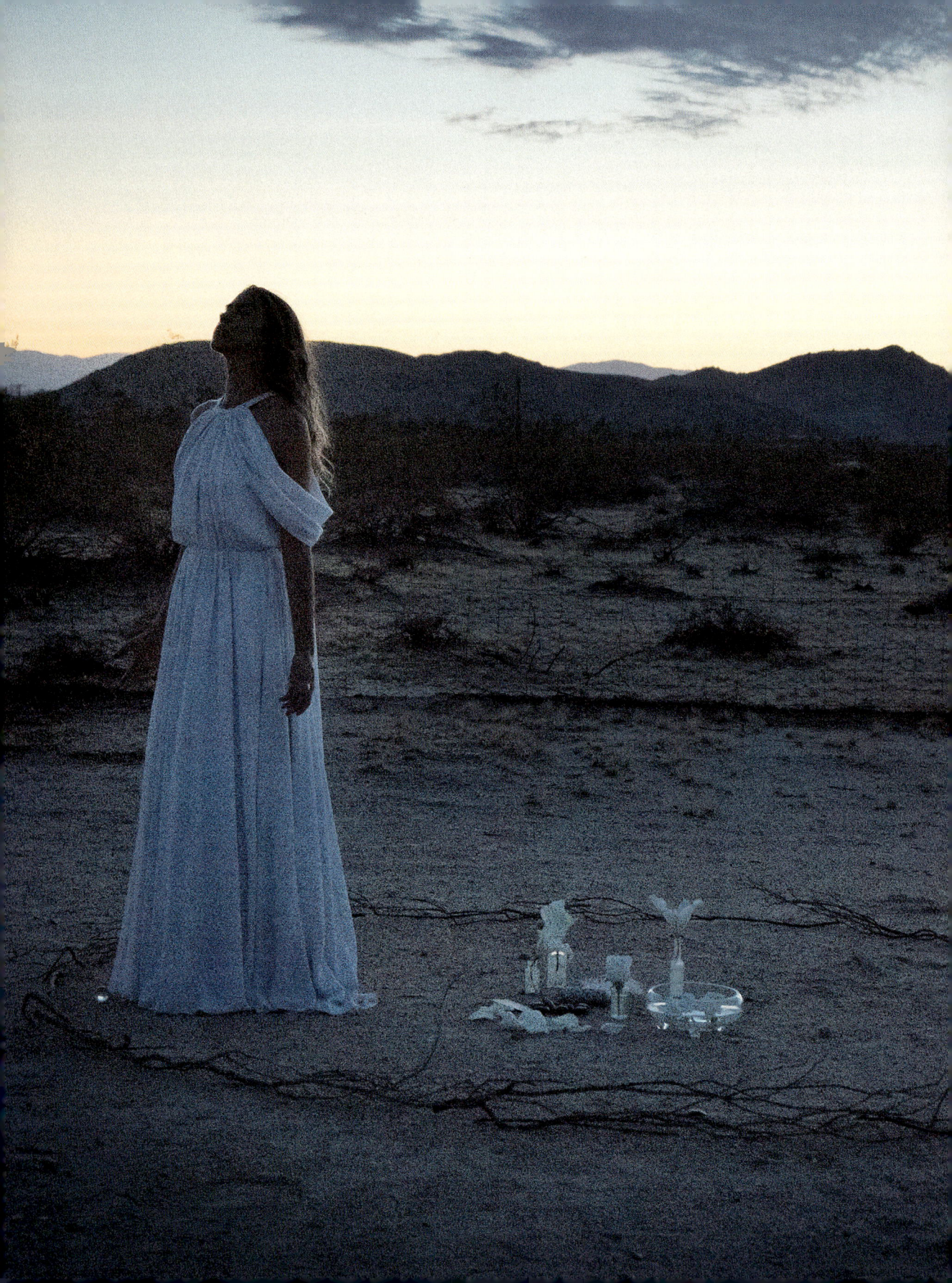

KAPITEL 12

LEBEN IM EINKLANG MIT DEM MOND

HIMMLISCHE ZEREMONIEN ZUR SELBSTFINDUNG

»Ich habe das Licht angelassen ...«

Das Universum

Ich befand mich in einer dieser »Und was jetzt?«-Lebensphasen. Nach einer gewissen Zeitspanne auf dem spirituellen Weg war ich, wie mir schien, ein offenerer, bewussterer Mensch geworden, aber irgendetwas in meinem Inneren war wie abgekoppelt. Vielleicht war einfach alles ein bisschen viel. Ich hatte alle Selbsthilfebücher verschlungen, die ich in die Finger bekam, und nun war ich an einem Wendepunkt angelangt, wo mir all die vielen Tipps zur Selbstoptimierung nicht mehr weiterhalfen, sondern mich nur noch mehr verwirrten.

Schluss mit den Büchern! Es war sinnlos, immer wieder dasselbe zu lesen. Statt mich intellektuell immer mehr zu stimulieren, musste ich einfach nur »sein«. Offenbar war ich bereit für eine neue Lehrerin.

Wie es die Synchronizität wollte, lernte ich zu dieser Zeit eine Medizinfrau kennen, die mich zu einer Schwitzhütten-Zeremonie einlud. Sie hielt sie jeden Monat bei Vollmond ab. Zuerst zögerte ich. Ich war damals noch nie in einer Schwitzhütte gewesen. Aber da ich so durcheinander und erschöpft war, nahm ich die Einladung an.

Die Hütte war ein von Stoffbahnen verhängtes kuppelförmiges Gerüst mit einer schweren Stoffklappe als Eingang. Ich war gebeten worden, Salbei, Tabak und Blumen als Opfergabe mitzubringen. Das gab man den Leuten, die sich um die heißen Steine der offenen Feuergrube in der Mitte der Hütte kümmerten. Die Teilnehmerinnen konnten einen Badeanzug oder auch gar nichts tragen. Die anderen zwölf Frauen um mich herum waren in ein Badetuch gehüllt und darunter nackt, also zog ich mich ebenfalls aus, obwohl mir nicht ganz wohl dabei war, und stellte mich in die Schlange.

Es war eine kalte Nacht, und ich schlotterte. Doch sobald ich die Hütte betrat, wurde mir warm. Die heißen Steine wurden hereingebracht, der Eingang geschlossen, und auf einmal war es stockfinster. Ich sah niemanden und spürte nur Schultern, die meine berührten.

Die Medizinfrau stimmte indianische Gesänge an, und alle fielen ein. Ich brauchte einen kurzen Moment, dann war auch ich bereit. Die Frauen beteten abwechselnd zum Großen Geist. Sie öffneten ihre Herzen und erzählten ihre Geschichten, wobei sie sehr persönliche, schmerzliche und traurige Erfahrungen mitteilten. Danach wurde noch einmal gesungen, und dann öffnete sich die Klappe. Noch nie hatte sich frische Luft so gut angefühlt! An meinem Körper rann der Schweiß herab. Jetzt verstand ich, warum sich alle fürs Nacktsein entschieden hatten!

Noch mehr heiße Steine wurden in die Grube gelegt und die Klappe wieder geschlossen. Diesmal beteten wir für andere Menschen. Mir schien, als stiegen die Temperaturen immer weiter. Frauen weinten und beteten, Wasser wurde auf die Steine gegossen, Dampf füllte jede Ritze der Hütte. Es war so heiß, dass ich kaum Luft bekam. Schließlich ging die Klappe wieder auf, und Trinkwasser wurde herumgereicht.

Noch mehr heiße Steine, noch eine Runde. Diesmal ging es um Heilung. Es wurde heißer und heißer. Mir brach unentwegt der Schweiß aus. Ich fühlte mich klebrig und zählte die Sekunden. *Was mache ich hier bloß?*, ging mir durch den Sinn. *Wann sind wir endlich fertig?*

In diesem Moment ging die Klappe wieder auf, aber eine Runde fehlte noch. Ich wäre am liebsten rausgerannt, es war unerträglich. Aber ich blieb, obwohl uns gesagt wurde, dass es noch heißer werden würde. Wie war das überhaupt möglich?

Ich rollte mich zusammen und ergab mich der Hitze. Der Schweiß rann aus mir heraus und mit ihm meine Ängste, meine Trauer und alle negativen Gedanken. In der Dunkelheit spürte ich, wie meine Seele geläutert wurde.

Dann öffnete sich die Klappe zum letzten Mal. Als ich auf Händen und Knien hinauskroch, durchdrang mich tiefste Dankbarkeit. Ich war dankbar für die Erde, für die Elemente, für die Frauen, die den geheiligten Raum mit mir geteilt hatten, und am meisten für mein Leben.

Als ich dann zum ersten Mal seit drei Stunden aufrecht stand, fühlte ich mich wie neugeboren. Ich war energetisch leichter geworden und betrachtete ehrfürchtig den Boden, auf dem ich stand. Der Vollmond strahlte auf mich herab – Mutter Mond. Mir stockte der Atem. Hatte sie schon immer so hell geleuchtet? Ich konnte meine Augen nicht von ihr abwenden und badete selig in ihrem geheimnisvollen Glanz.

Mir wurde bewusst, dass ich gerade eine neue Beziehung eingegangen war – mit dem Mond. Lange hatte ich allein auf die Kristalle und damit auf die Erde geblickt. Jetzt begriff ich, dass über mir eine neue, unentdeckte Welt existierte.

LUNARES ERWACHEN

Nach der Erfahrung mit der Schwitzhütte nahm ich ein Jahr lang an jeder Vollmond-Zeremonie teil. Jede war anders, jede auf ihre Art schwierig, befreiend und bewusstseinsverändernd. Je mehr mentales, emotionales und physisches Gepäck ich ablegte, desto freier fühlte ich mich. In dieser Zeit war ich in der Lage, nicht nur durch meine körperlichen, sondern auch durch meine spirituellen Augen zu sehen. Ich begriff damals, dass jenseits der Gedanken eine allumfassende geistige Welt existiert. Wir sind von der Natur, den Elementen und den Sternen über uns nicht getrennt, wir sind alle miteinander verbunden. Das erlebte, sah und fühlte ich.

Innerhalb der Schwitzhütte entwickelte ich eine tiefe persönliche Beziehung zur Erde, aber sobald ich die Hütte verließ, überließ ich mich ganz Mutter Mond. Stundenlang saß ich in ihrem Glanz und nahm ihr Licht und ihre Energie in mich auf. Ich war so bezaubert von ihr, dass ich mich inspiriert fühlte, diejenigen Bereiche des Lebens zu studieren, die vom Mond beeinflusst werden. Dazu gehören die Pflanzenmedizin, der Zyklus der Frau, die Gezeiten und sogar die Landwirtschaft.

Alles, was ich lernte, leuchtete mir ein. Unsere Vorfahren lebten beim Pflanzen, Jagen und Fischen vollkommen im Einklang mit dem Mond. Sie berücksichtigten seine Phasen und Zyklen, denn sie verstanden, wie wichtig es war, ihre eigenen Phasen und Zyklen mit den seinen abzustimmen. Irgendwann verloren wir dieses Wissen.

Je fester ich auf der Erde stand und gleichzeitig mit Mutter Mond verbunden war, umso deutlicher wurde die Botschaft. Der Mond hat mir etwas mitzuteilen, wenn ich wach genug bin und zuhöre. Ich nahm mir die Zeit und beobachtete, wie der Mond über den Nachthimmel wanderte. Ich nahm mir Zeit zur Selbstbetrachtung. Bald erkannte ich, dass mir der Mond spiegelte, wie *ich* sein konnte – leicht, strahlend, beständig, in ewigem Wandel und stets mit allem verbunden.

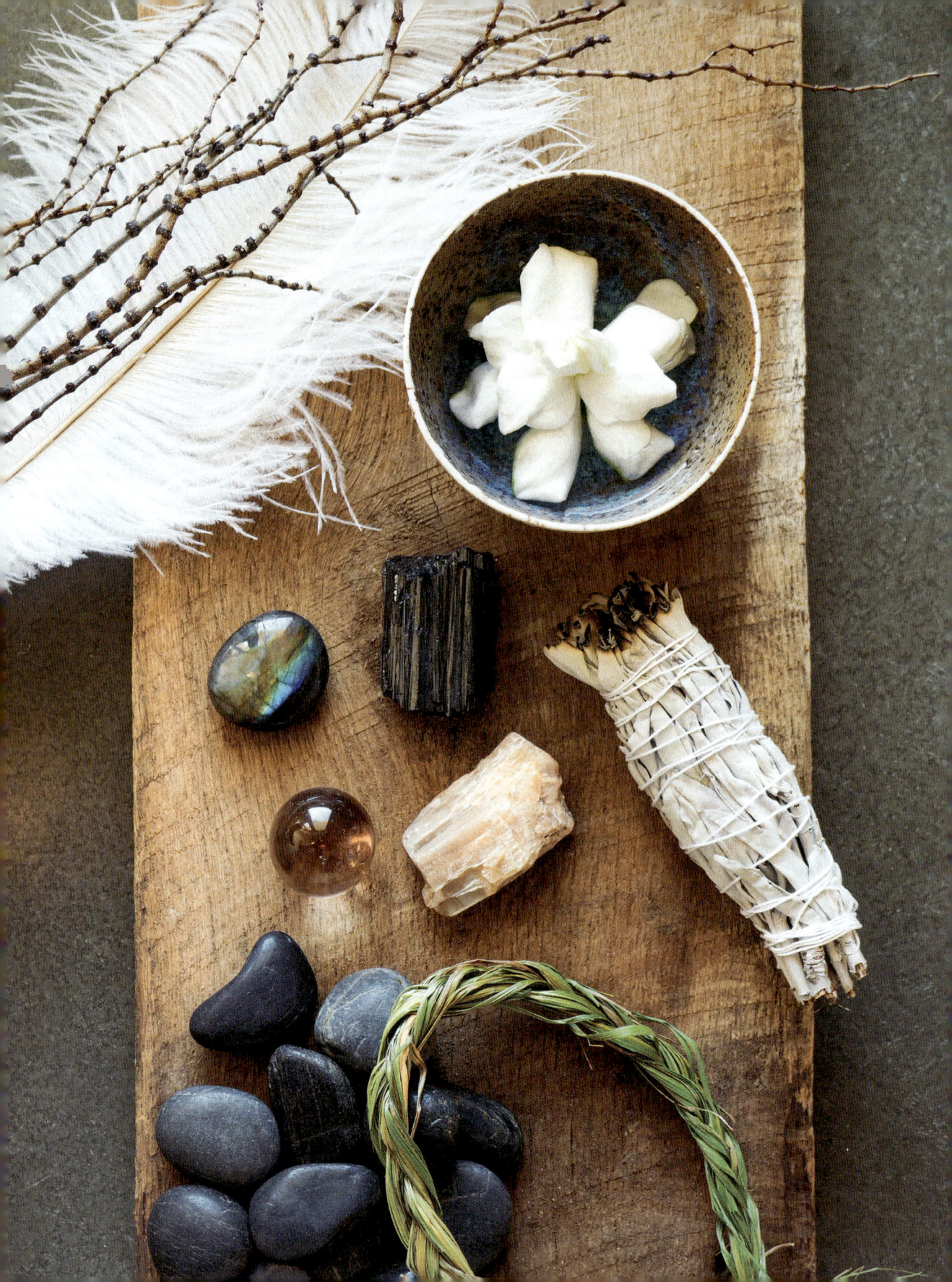

RITUAL:
MUTTER-MOND-MANDALA

DAUER: *Beginn bei Neumond, 3 bis 7 Minuten
täglich an 28 Tagen ohne Unterbrechung (ein Mondzyklus)*

Durch dieses Ritual kannst du deinen Manifestationsprozess auf den kompletten Mondzyklus abstimmen. Es gibt dir Zeit für Selbstbetrachtung, Neuentdeckung und Transformation und verbindet dich mit der göttlichen Mondenergie. Dabei arbeitest du anhand des Mutter-Mond-Mandalas mit den verschiedenen Teilen des Mondzyklus. Du wirst erkennen, dass sich der Mond unablässig wandelt. Er nimmt zu und nimmt ab, in Übereinstimmung mit den Rhythmen des Universums. Du wirst bei deiner nächtlichen Arbeit mit dem Mandala körperlich mit der Erde und den Mondzyklen in Kontakt kommen.

Es gibt zwar acht Mondphasen, doch du wirst mit der Energie von vier Phasen arbeiten – Neumond, zunehmender Mond, Vollmond und abnehmender Mond. Der Neumond ist der Beginn des Zyklus und ein guter Zeitpunkt für Neuanfänge und die Aussaat. An diesem Punkt gestaltest du dein Mandala. Mit dem zunehmenden Mond beginnen die Samen zu keimen und sich zu entfalten. Die Mondenergie nimmt zu und intensiviert sich und bringt neue Energien, Gelegenheiten und Klarheiten mit sich. Der Vollmond ist der Zenit der Kraftentfaltung, ihr vollkommener Ausdruck. Diese Phase vervielfacht die Energie, die du in Geist, Körper und Seele besitzt. Sie beleuchtet auch das, was du nicht mehr brauchst. Schließlich wird der Mond matter und bewegt sich auf die Dunkelheit zu. Die Phase des abnehmenden Mondes gehört dem Loslassen. Der Mond hat seinen Zyklus vollendet, und es ist Zeit, sich auszuruhen.

Wenn du in diesem Ritual mit Erde und Mond Kontakt aufnimmst, verbindest du dich nicht nur mit deinem eigenen natürlichen Rhythmus, sondern auch mit dem Rhythmus des göttlichen Universums um dich her. Du erlebst eine umfassende kosmische Verbindung mit allem, und du wirst tief in deiner Seele wissen, dass deine Möglichkeiten unendlich sind.

WAS DU BRAUCHST:

Zweige, die du zu einem Kreis von mindestens 1 m Durchmesser legen kannst

13 Basaltsteine (oder Fundsteine) für 13 Mondzyklen im Jahr

Blumen als Opfergabe für Leben, Liebe und Schönheit, besonders geeignet sind »Casablanca«-Lilien, Gardenien und Jasmin

1 Schüssel mit Wasser für die Blüten

1 Zopf aus Mariengras, um positive Energien und gute Geister anzuziehen

1 Feder zum Räuchern, die im Mandala das Geistige darstellt

1 Bund Weißer Salbei im Zentrum des Mandalas zur Raumreinigung

1 schwarzer Turmalin als Repräsentant des Neumonds

1 Mondstein als Repräsentant des zunehmenden Mondes

1 Bergkristallkugel als Repräsentant des Vollmonds

1 Labradorit als Repräsentant des abnehmenden Mondes

1 Timer

1 Abalone-Schale oder feuerfestes Gefäß für die Asche

ABLAUF DES RITUALS:

1. Sieh in einem Mondkalender nach (z. B. im Internet), wann der nächste Neumond ist.
2. Such dir einen Platz im Freien, wo dein Mutter-Mond-Mandala 28 Tage lang ungestört liegen kann. Idealerweise sollte es mindestens 1 m Durchmesser haben. Wenn du draußen nicht genug Platz hast, lege das Mandala auf ein Tablett, das du nachts ins Freie stellst.
3. Räuchere deine Umgebung mit Salbei und reinige deine Kristalle.
4. Lege alle Kristalle vor dich hin, schließe die Augen und nimm drei tiefe Atemzüge. Sprich laut oder in Gedanken: »Ich bitte darum, *dass sich die höchsten Schwingungen von Liebe und Licht mit meinem höchsten Selbst verbinden, damit alle unerwünschten Energien und bisherigen Programmierungen beseitigt werden. Mögen diese Kristalle folgende Intentionen speichern: neue Möglichkeiten, Kontakt, Loslassen und Heilung. Danke, danke, danke.*«
5. Lege aus Zweigen einen Kreis mit mindestens 1 m Durchmesser – oder einen kleineren auf einem Tablett.
6. Platziere in der Mitte die 13 Basalt- oder Fundsteine, die Wasserschüssel mit den Blumen, den Zopf aus Mariengras, die Feder, das Salbeibündel und andere Opfergaben, die du hinzufügen möchtest.
7. Stell dir das Mandala als Zifferblatt vor und lege den schwarzen Turmalin als Neumond auf 3 Uhr.

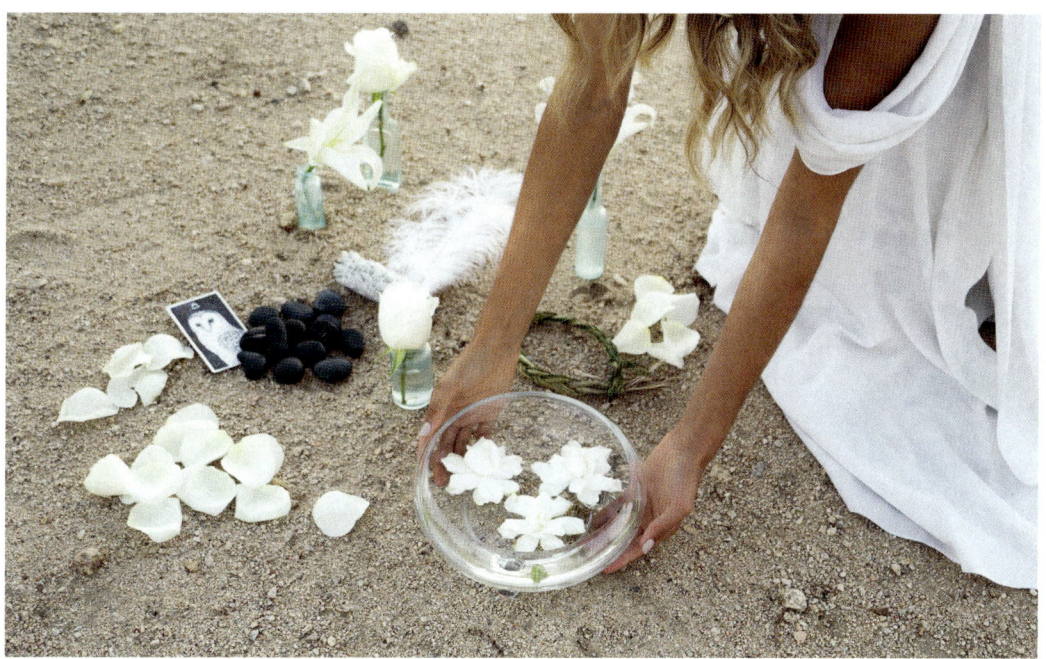

8. Lege die Bergkristallkugel als Vollmond auf 9 Uhr.
9. Lege den Mondstein als zunehmenden Mond auf 12 Uhr.
10. Lege den Labradorit als abnehmenden Mond auf 6 Uhr.
11. Setze oder stelle dich ins Zentrum des Mandalas. Schließe die Augen und visualisiere etwas Neues, das du in dein Leben bringen möchtest. Wenn du eine Intention, ein Ziel oder einen Traum manifestieren willst, ist der Neumond die perfekte Zeit. Stell den Timer und nimm dir fünf bis sieben Minuten Zeit, um dir darüber klar zu werden, was du manifestieren willst.
12. Stelle in den folgenden ca. 14 Nächten zwischen Neumond und Vollmond den Timer und verbringe jeweils drei bis fünf Minuten mit deinem Mandala im Freien unter dem zunehmenden Mond. Beobachte, wie der Mond zunimmt und sich verändert, ganz so, wie deine Intentionen sich immer mehr manifestieren. Denke darüber nach, welche Schritte du unternehmen willst, damit die Absichten Realität werden.
13. Setze dich in der Vollmondnacht (wenn möglich) in dein Mandala. Blicke hoch zum Mond, verbinde dich mit seiner Energie und bade in seinem Glanz. Die Kraft des Mondes ist nun auf ihrem Höhepunkt, und du siehst, wie sich deine Wünsche manifestieren. Erkennst du, dass sich Träume erfüllen? Stell den Timer und nimm dir fünf bis sieben Minuten, um darüber nachzusinnen.

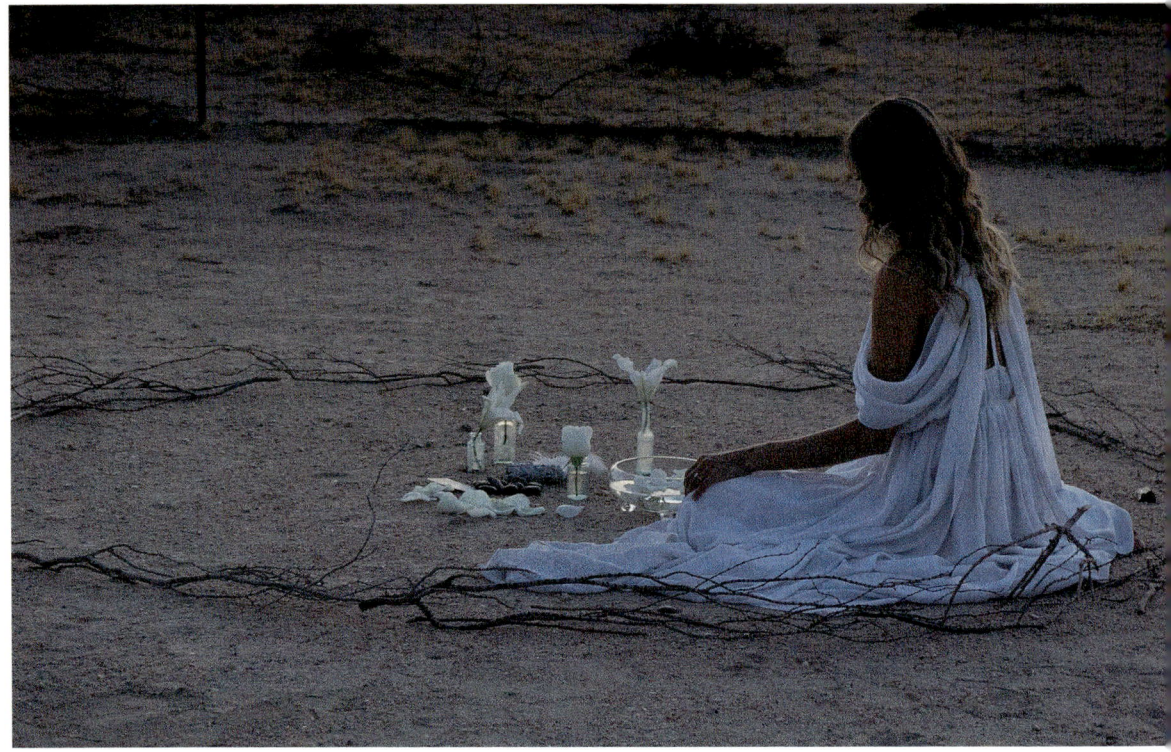

14. Die nächsten 14 Tage, die Phase des abnehmenden Mondes, sind eine Zeit zur Reflexion, Ablösung und Erholung. Stelle in jeder dieser Nächte den Timer und verbringe drei bis fünf Minuten im Freien unter dem abnehmenden Mond. Gibt es etwas, das du verändern willst? Wie könntest du dich besser auf den nächsten Zyklus vorbereiten? Gib dir die Erlaubnis, für dich selbst zu sorgen und dich zu regenerieren, bevor ein neuer Zyklus beginnt.
15. Wenn das Ritual beendet ist, reinige die Kristalle und gib die anderen Bestandteile des Mutter-Mond-Mandalas an die Erde zurück. Verteile sie im Garten, auf einer Wiese oder in einem Park. Salbei und Mariengras können wiederverwendet werden. Wiederhole das Ritual, so oft du möchtest und wann immer du dich mit dem Mondzyklus in Einklang bringen willst.

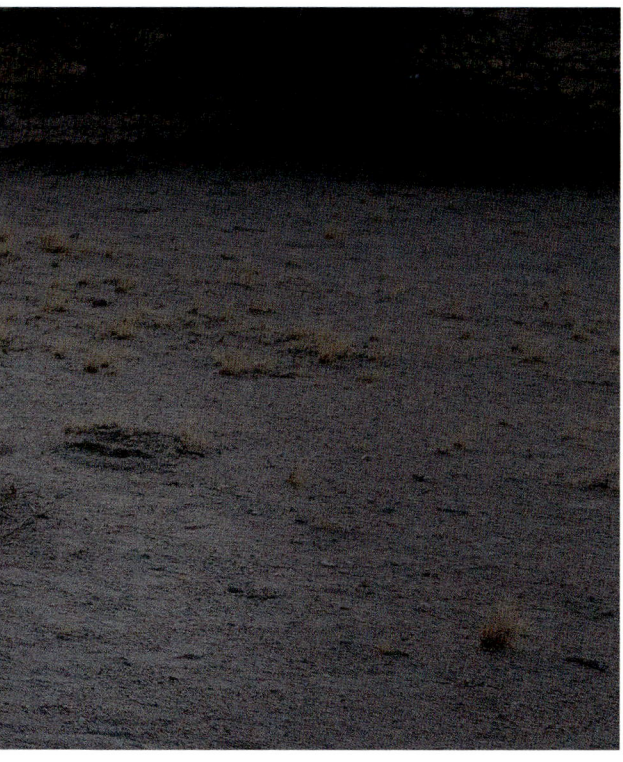

Labradorit

WEISHEITSHÜTER:
DER MAGIER

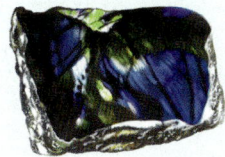

FARBE: Schillerndes Dunkelgrau, Blau und Weiß

VORKOMMEN: Kanada, Madagaskar, Mexiko, Russland und USA

GESCHICHTE UND ÜBERLIEFERUNG: Vom Labradorit heißt es, dass er Leuchtfunken sprüht, die den Pfad zu deinem Schicksal illuminieren. Er ist ein Stein der Magie und Neugier. Die Grundfarbe ist Dunkelgrau, doch im Licht zeigt sich ein auffällig irisierendes Farbenspiel, die sogenannte Labradoreszenz. Nach der Legende sind Nordlichter im Labradorit gefangen. Das Mineral nimmt dich mit auf eine farbenprächtige Reise und wirft Licht auf unbekannte Situationen. Es rät uns, dass wir verschiedene Perspektiven einnehmen, in die Tiefe gehen und nicht an der Oberfläche der Erscheinungen bleiben sollen.

HEILKRÄFTE: Labradorite, die du hältst oder trägst, bringen dich in Kontakt mit einem höheren Bewusstsein. Sie sind gleichzeitig Schutzsteine, die dich erden, aber auch zulassen, dass du die Grenzen des Universums erforschst. Der Labradorit stärkt die mentalen und spirituellen Kräfte. Er öffnet dich und zwingt dich, deine wahren Intentionen zu erkennen. Sobald deine Augen geöffnet sind, ermutigt er dich, Lösungen zu finden.

IM EINKLANG MIT DER NEUMOND-ENERGIE

Vor vielen Jahren, als ich meine Reise mit Mutter Mond gerade erst begann, wurde ich von einer weisen Medizinfrau in ein geheimes Neumondritual eingeweiht. Den Hintergrund hat sie mir nie erklärt, aber nach 15 Jahren kann ich mit Überzeugung sagen, dass es funktioniert. Bis heute habe ich es nicht weitergegeben, nicht einmal an Timmi, aber nun glaube ich, dass es an der Zeit ist, alle Frauen an seiner Kraft teilhaben zu lassen.

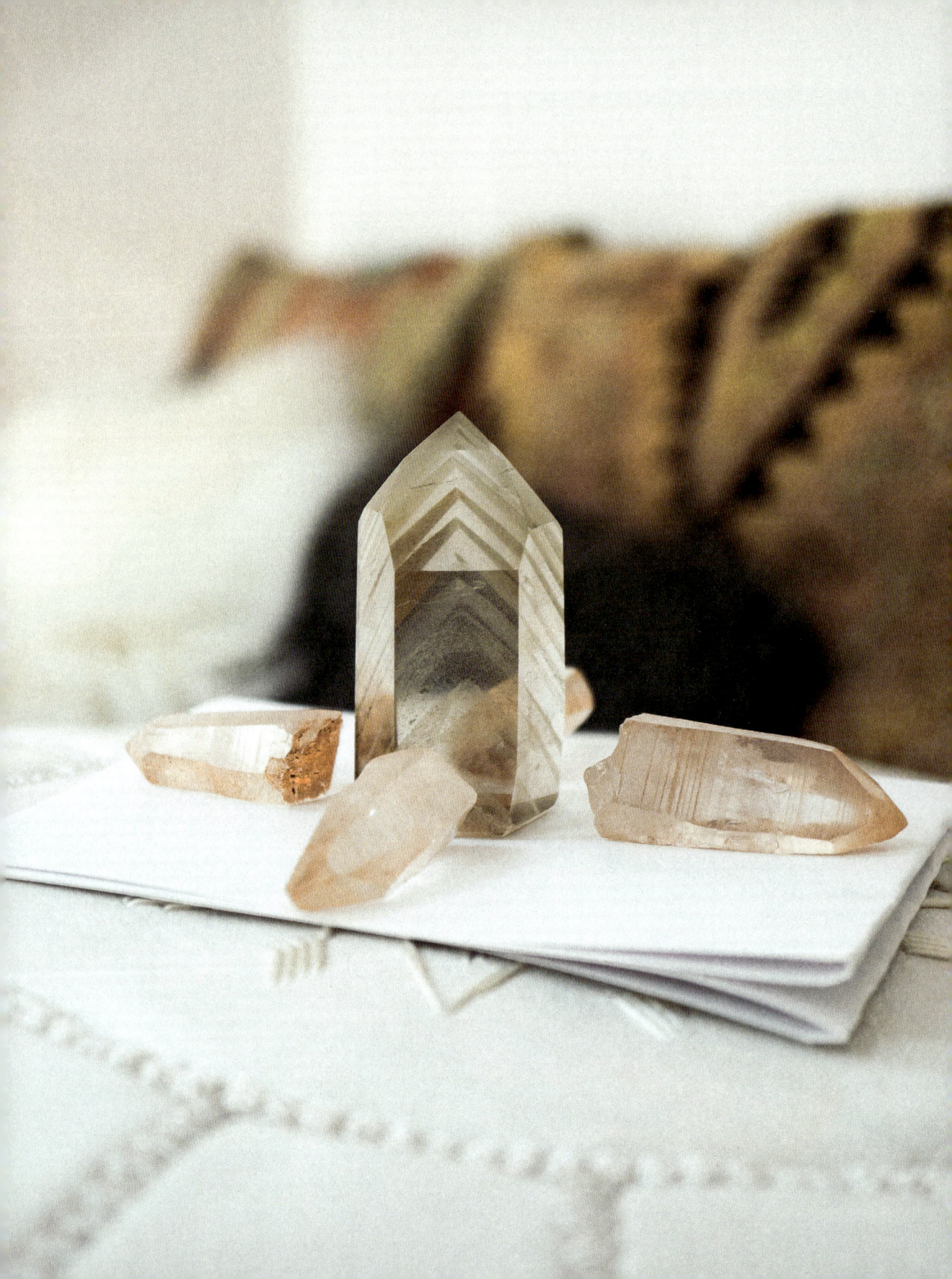

RITUAL: NEUMONDWÜNSCHE

DAUER: *etwa 11 Minuten, Beginn bei Neumond*

Der Neumond begünstigt Neuanfänge und ist die ideale Zeit, um Wünsche zu äußern, Intentionen zu setzen und Samen zu pflanzen. Im Verlauf des Mondzyklus kannst du zusehen, wie sie wachsen und blühen. Beim Neumond-Wunschritual kannst du in der ersten Nacht des neuen Mondzyklus Wünsche in die Welt setzen. Wenn du das Setzen von Neumond-Intentionen regelmäßig praktizierst, kannst du für deine Träume und Ziele auf achtsame Weise Verantwortung übernehmen. Gleichzeitig bleibst du mit deiner göttlich-weiblichen Energie in Kontakt. Die schriftliche Form der Intentionen hat eine nicht zu unterschätzende Wirkung.

WAS DU BRAUCHST:

- 1 Kopie des Neumond-Wunschbildes von S. 224
- 1 silberner Stift – Silber hat eine Verbindung zum Mond
- 1 blauer Stift – Blau ist die Farbe der Wahrheit
- 1 Phantomquarzspitze für spirituelles Wachstum
- 4 lemurische Saatkristalle, die die Aussaat von Samen, Wünschen und Träumen repräsentieren
- 1 kleine Bergkristallspitze zur Aktivierung des Kristallmusters
- 1 Bund Weißer Salbei
- 1 Feder
- 1 Abalone-Schale oder feuerfestes Gefäß für die Asche
- **OPTIONAL:** Farbstifte oder farbige Kugelschreiber

ABLAUF DES RITUALS:

1. Räuchere deine Umgebung mit Salbei und reinige deine Kristalle.
2. Halte deine Heilsteine in den Händen, schließe die Augen und nimm drei tiefe Atemzüge. Sprich laut oder in Gedanken: »*Ich bitte darum, dass sich die höchsten Schwingungen von Liebe und Licht mit meinem höchsten Selbst verbinden, damit alle unerwünschten Energien und bisherigen Programmierungen beseitigt werden. Mögen diese Kristalle die Intention speichern, dass mein Potenzial unbegrenzt ist. Danke, danke, danke.*«
3. Sieh in einem Mondkalender (z. B. im Internet) nach, wann der nächste Neumond ist.
4. Lege bei Neumond das Wunschblatt, den silbernen Stift, den blauen Stift und die Kristalle zurecht und suche dir unter freiem Himmel einen bequemen Ort, an dem du sitzen kannst.
5. Fahre mit dem silbernen Stift den Umriss des Kreises und der vier Monde auf dem Wunschblatt nach.
6. Schreibe mit dem blauen Stift bis zu zehn Wünsche in den Kreis. Beginne mit »Lieber …« (woran immer du glaubst – Gott, Höheres Wesen, Engel, Nullpunktsenergie o. Ä.) und liste deine Wünsche auf.
   Es ist sehr wichtig, die Wünsche innerhalb von 24 Stunden nach Neumond zu notieren (wenn du Hilfe beim Formulieren brauchst, sieh auf S. 25 nach).
   OPTIONAL: Schmücke dein Wunschblatt nach Belieben.
   Du kannst auf dem ganzen Blatt zeichnen oder malen, nur die Worte müssen *im Kreis* stehen.
7. Setze deine Unterschrift und das Datum an die dafür vorgesehenen Stellen.
8. Sage drei Mal laut »Danke«, um zu betonen, dass das, was du dir wünschst, im Universum bereits existiert.
9. Falte das Neumond-Wunschblatt zwei Mal zusammen.
10. Lege das Blatt an einen Ort, an dem es 28 Tage oder den gesamten Mondzyklus über ungestört bleiben kann.
11. Lege deinen Phantomquarz auf die Mitte des gefalteten Wunschblattes. Lege die lemurischen Kristalle so um den Phantomquarz herum, dass die Spitzen nach außen in die vier Himmelsrichtungen Norden, Süden, Osten und Westen zeigen.
12. Nimm deine Bergkristallspitze und verbinde die fünf Steine mit einer unsichtbaren Linie, beginnend mit dem Phantomquarz.

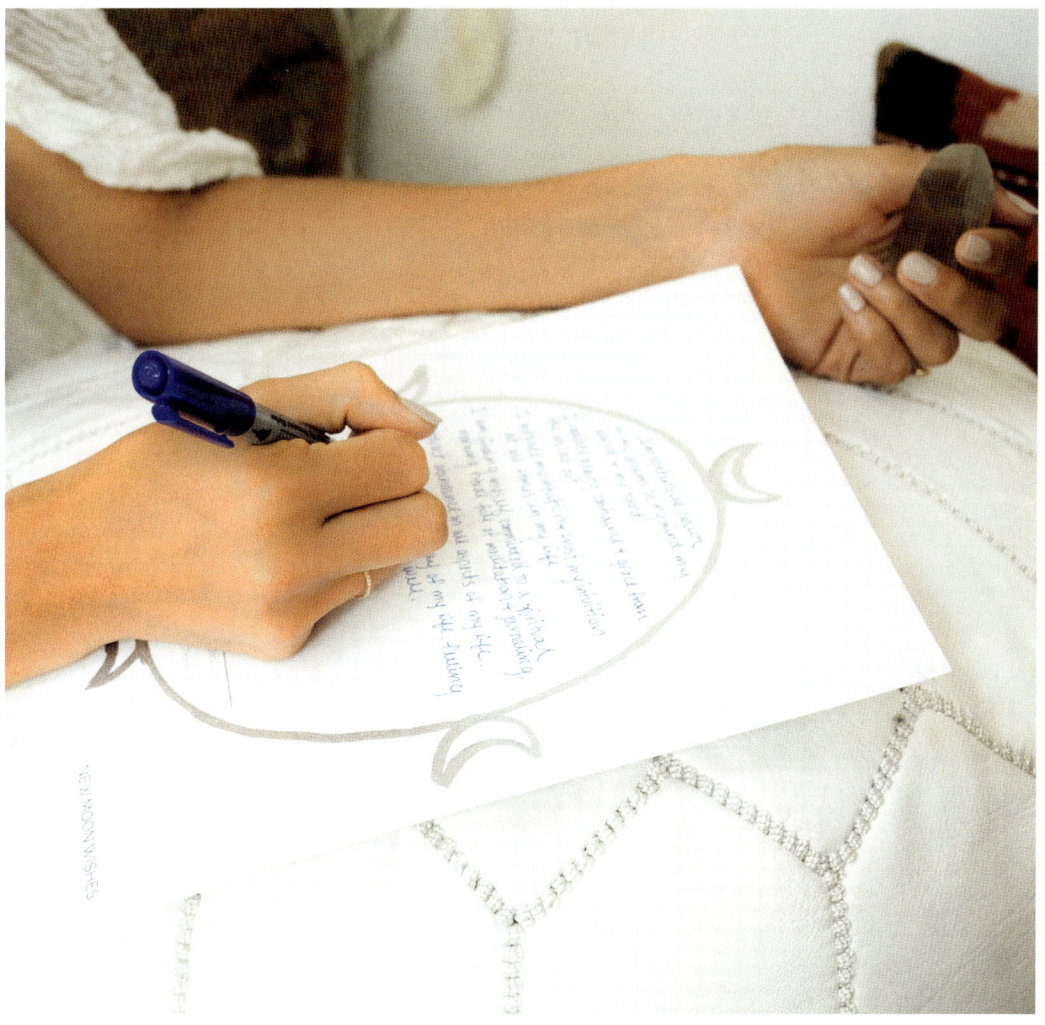

13. Lass dein Neumond-Wunschbild 28 Tage ungestört liegen. Nimm in der Nacht vor dem nächsten Neumond die Kristalle herunter und falte das Blatt auseinander. Denke über deine Wünsche nach. Überlege dir, welche sich manifestiert haben und welche noch Zeit zum Keimen brauchen. Übertrage diese auf die Neumond-Wunschliste für den nächsten Monat.
14. Reinige die Kristalle und wiederhole das Ritual, so oft du dich mit dem Mondzyklus in Einklang bringen willst. Beginne immer bei Neumond.

Neumondwünsche

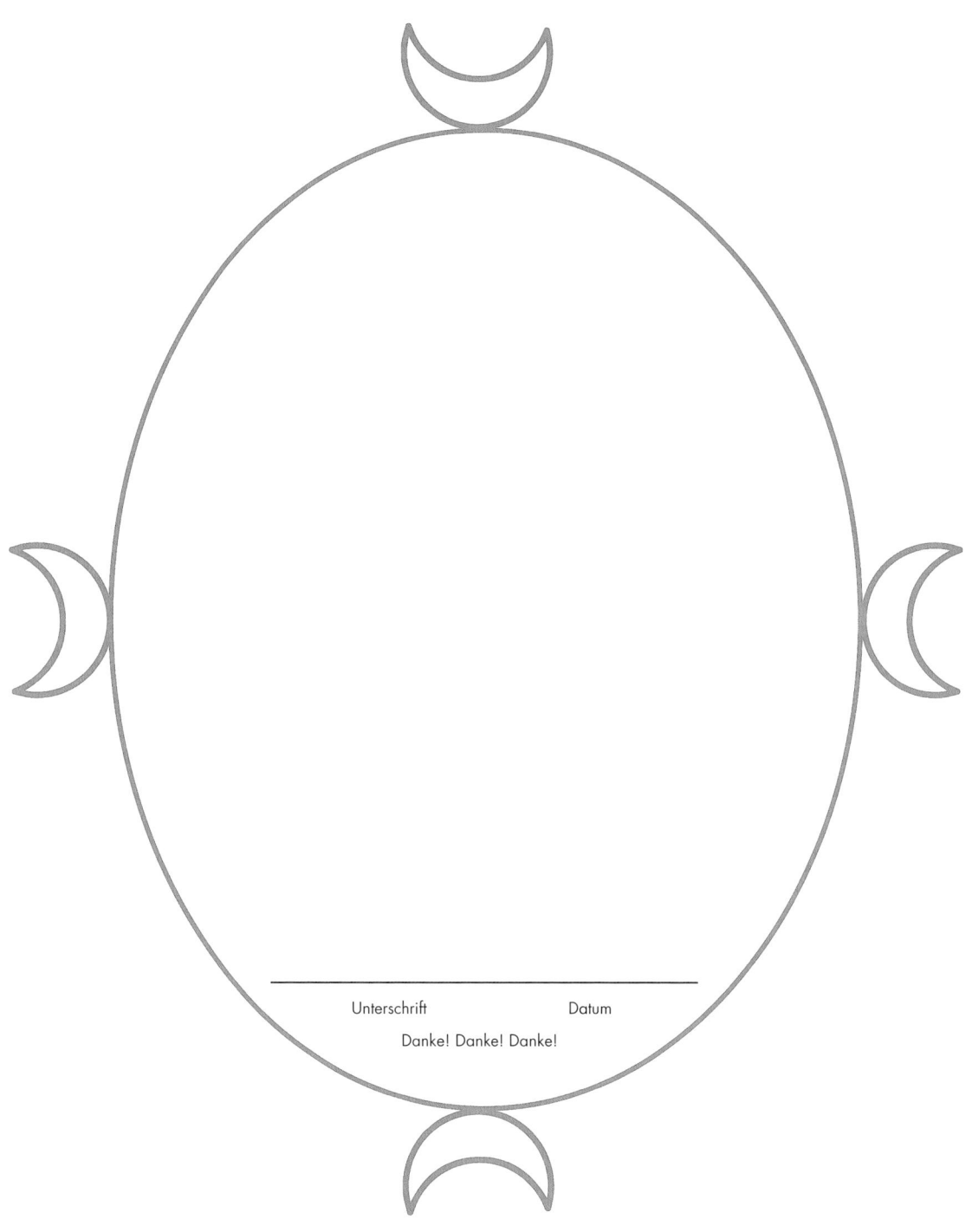

Phantomquarz

WEISHEITSHÜTER:
GRENZEN ERWEITERN

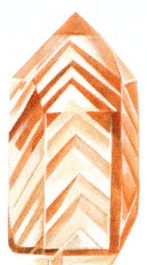

FARBE: Farblos, Transparent bis Durchscheinend; andere Farben je nach Mineralienablagerung

VORKOMMEN: Weltweit, u. a. Brasilien und USA

GESCHICHTE UND ÜBERLIEFERUNG: Du magst die Energie des Phantomquarzes vielleicht nicht sehen, aber spüren wirst du seine Präsenz im Raum garantiert! Doch vor diesem Phantom muss man keine Angst haben, der Kristall ist ein freundlicher »Geist«. Seinen Namen hat er aufgrund einer zweiten Kristallform, die innerhalb des ersten gewachsen ist. Sie kann aus Mineralien bestehen, aber auch aus Rosenquarz oder Rauchquarz. Der Ursprungskristall wird von einem anderen Kristall ummantelt, sodass er in ihm zu schweben scheint.

HEILKRÄFTE: Es überrascht nicht, dass das große Thema Wachstum heißt. Der Phantomquarz kann dir helfen, Blockaden zu überwinden und voranzugehen. Seine Energie leitet dich auf deinem spirituellen Weg. Er hat die Fähigkeit, Botschaften vom Universum zu empfangen und weiterzuleiten. Auch als Helfer für Übergänge von einer Lebensphase in eine andere ist er bekannt. Der Phantomquarz ist der ideale Begleiter für alle, die eine Lebenskrise durchschreiten.

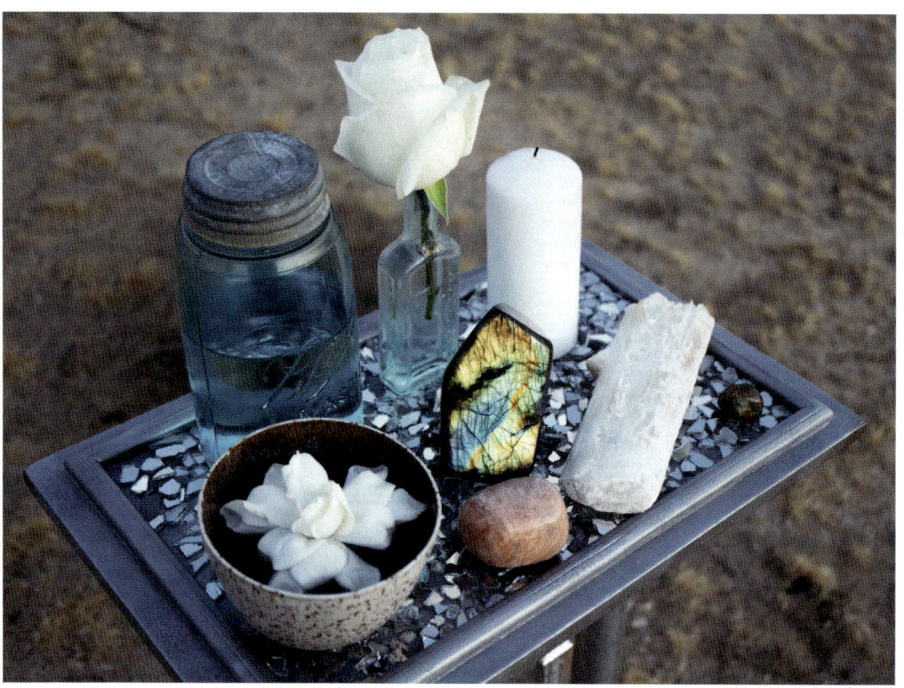

DIE WEIBLICHKEIT NEU ENTDECKEN

Als Timmi in den 1990er-Jahren eine Weile in New York lebte und dort in der Bekleidungsbranche arbeitete, saß sie nach der Arbeit oft mit ihren Kolleginnen und Kollegen in den trendigsten Bars zusammen. Sie hielten immer Ausschau nach dem besten Tisch – möglichst nahe an der Bar und am Fenster, damit man sehen konnte, was draußen los war. Die Gespräche verliefen immer in ähnlichen Bahnen. Man versuchte sich gegenseitig mit den Verkaufszahlen zu übertrumpfen und erzählte, zu welchem tollen Großkunden man demnächst fahren oder fliegen würde. Die Geschäfte liefen fantastisch. Wer das Glück hatte, ein angesagtes Modelabel zu vertreten, dem floss das Geld nur so in die Tasche … und Timmis Label war heiß!

Dann kam ein Abend, an dem die Drinks und das Geplänkel der Kollegen die Stimmen in Timmis Kopf nicht mehr übertönten. Im Betrieb schrie ihr Chef sie laufend an und drohte, sie zu entlassen, wenn sie nicht mehr Umsatz machte – viel, viel mehr! Die tägliche Demütigung setzte ihr immer mehr zu, obwohl sie sie so gut wie möglich auszublenden versuchte. Sie arbeitete in einer Männerwelt, und wenn sie das Spiel mitspielen wollte, musste sie ihre Weiblichkeit verleugnen und »einer von den Jungs« sein. Dafür bekam sie den Lifestyle, der ihr gefiel, und eine Menge Geld, und auf beides wollte sie nicht verzichten, obwohl sie selbst merkte, dass es sie veränderte. Das Mantra jener Ära hieß: »Habgier ist geil!«

So ging es Tag für Tag, Monat für Monat, Jahr für Jahr. Irgendwann fragte sich Timmi, ob dieses Leben wirklich etwas für sie war. Sie versprach sich, dass sie an dem Tag aufhören würde, an dem sie zu einem »karrieregeilen Miststück« mutiert wäre.

An jenem Abend spendierte jemand eine Runde Drinks und dann noch eine und noch eine. Timmi hielt mit, aber in Wirklichkeit ging es ihr miserabel. Schließlich entschuldigte sie sich und ging auf die Dachterrasse. Sie stand am Geländer und betrachtete die funkelnden Lichter der Stadt, als sie aus dem Augenwinkel eine Frau bemerkte, die allein an einem der Tische saß. Timmi war beeindruckt. Die Frau schien von innen heraus zu strahlen. Sie trug ein elegantes, weich fließendes Kleid, und der Wind spielte in ihren langen Haaren. Obwohl sie es nicht darauf anlegte, erregte sie Aufmerksamkeit – aber nicht durch ihre Attraktivität, sondern durch ihr Selbstvertrauen und ihre Anmut. Durch ihre Weiblichkeit.

Timmi sah an sich selbst herab. Sie trug eine maßgeschneiderte dunkelblaue Hose, eine weiße Bluse und einen dunklen Blazer, dazu Schuhe fast ohne Absatz. Ihre Haare waren kurz geschnitten. *Ziehe ich mich jetzt schon wie ein Mann an?*, fragte sie sich bestürzt. Timmis Selbstwertgefühl war im Keller, und sie geriet ins Grübeln. Würde sich die Frau am Tisch von ihrem Boss anschreien lassen? Würde sie sich die emotionale und verbale Misshandlung bieten lassen, die sie selbst nun schon sieben Jahre ertrug? Sicher nicht.

In diesem Moment trat ein Mann hinter die Frau und küsste sie auf den Nacken. Die Frau lächelte. Das war endgültig zu viel für Timmi, und sie brach in Tränen aus. Tränen hatte sie bisher immer als Zeichen von Schwäche interpretiert. Aber sie fühlte sich nicht schwach, sondern bereit für etwas Neues. Die geheimnisvolle Frau hatte sie an etwas erinnert, das sie schon eine ganze Weile aus den Augen verloren hatte – ihre eigene Weiblichkeit.

Sie hatte sich längst in das »Miststück« verwandelt, das sie nie hatte werden wollen. Kein bösartiger Mensch, aber ohne Kontakt zu ihrem wahren Selbst. War das viele Geld das wert? Nein. Diese Art von Leben wollte sie nicht weiterführen. Es war Zeit für eine Veränderung.

Am nächsten Tag reichte Timmi die Kündigung ein.

DURCH DEN VOLLMOND MIT ALLEM VERBUNDEN

In Vollmondnächten kannst du den Höhepunkt der Mondenergie erleben und auf dich wirken lassen. Der wunderbare Anblick zeigt Mutter Mond in ihrer Vollkommenheit. Wenn du lernst, die Vollmondenergie zu nutzen, verbindest du sie mit deinem inneren Rhythmus und gleichzeitig mit dem Rhythmus des Universums.

Ein Energiebad im strahlenden Glanz des Vollmonds hilft dir, eine tiefe Verbindung mit deiner Umwelt zu entwickeln. Es bringt dein inneres Licht zum Leuchten und ermutigt dich, alles Trennende loszulassen. Es ermöglicht dir, den Kosmos als Ganzes wahrzunehmen. Wenn es dir wie Timmi geht und du den Kontakt zu deiner Weiblichkeit verloren hast, ist der Vollmond die perfekte Zeit, sie wiederzuentdecken.

Die Energie des Mondes ist für alle da, nicht nur für Frauen. Sein Strahlen, seine Schönheit und Anmut beschenken alle Lebewesen.

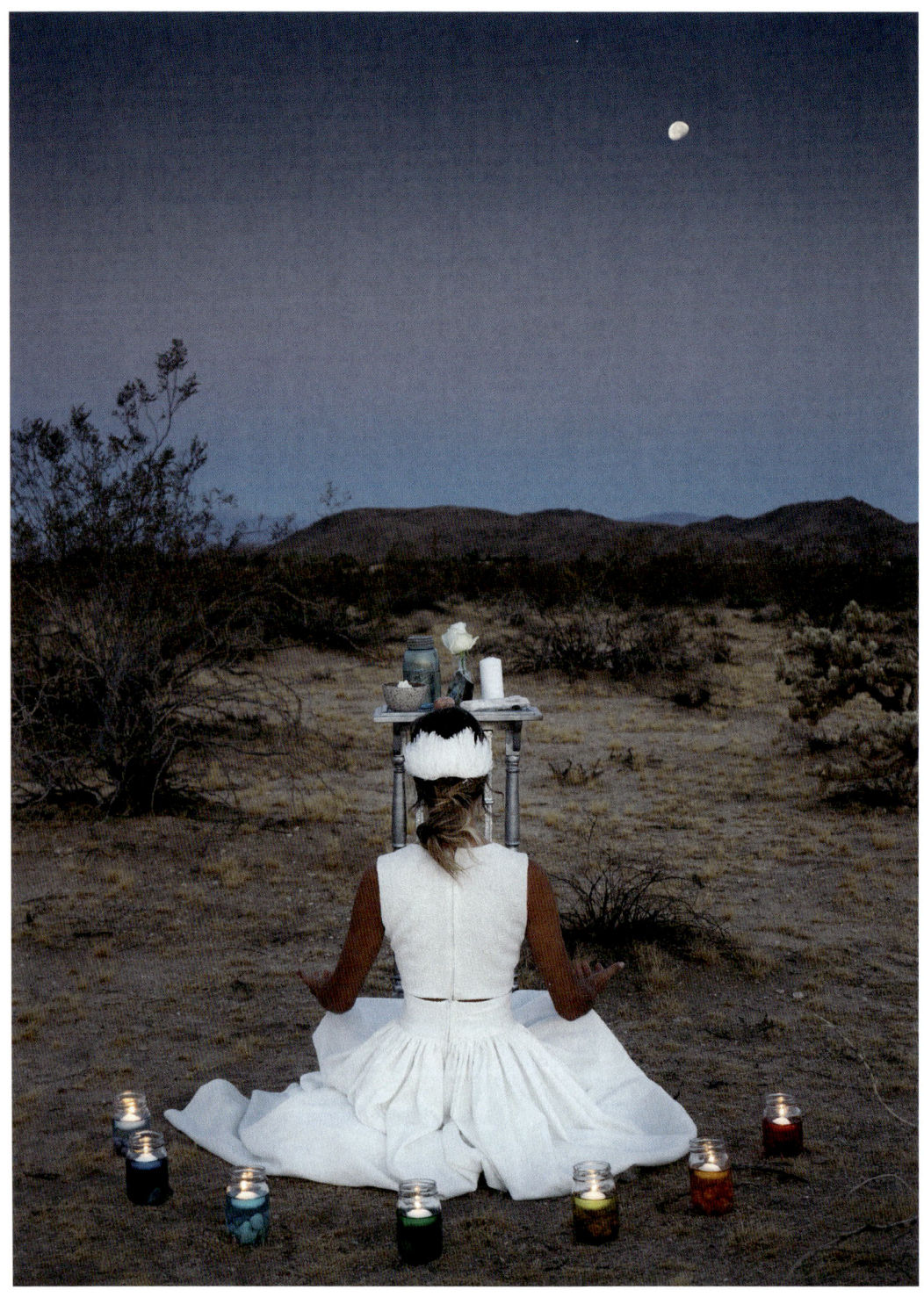

KAPITEL 12

RITUAL: ALTAR FÜR KOSMISCHE KRAFTENTFALTUNG

DAUER: *2 Tage vor Vollmond zum Altaraufbau und 11 Minuten in der Vollmondnacht*

In der Vollmondnacht erleuchtet Mutter Mond die Erde mit ihrem kraftvollen Licht. Durch den Aufbau eines Altars im Freien kannst du das Licht in deiner Seele mit dem Licht des Universums verbinden. Indem du dir die Zeit nimmst, mit den lunaren, irdischen und universalen Energien in Kontakt zu treten, können alle Aspekte deines Körpers, deiner Seele und deines Geistes ins Gleichgewicht kommen. Dein Altar wird Ganzheit und Einheit verkörpern und deine Beziehung zum Kosmos vertiefen, sodass du mit dir selbst mehr im Einklang bist. Wir alle bestehen aus dem Licht, das vom Mond ausstrahlt.

WAS DU BRAUCHST:

- 1 kleiner Tisch, Tablett oder Decke als Altar
- 1 Selenit, benannt nach der Mondgöttin Selene
- 1 Mondstein für eine intensivere Beziehung zum Mond
- 1 Labradorit für den Kontakt zum Universum
- 1 Unakit für die Liebesenergie, die Weibliches und Männliches ausgleicht
- 1 Schraubglas oder Flasche mit Deckel mit mindestens 1 Tasse Trinkwasser
- Blumen als Opfergabe, am besten weiß blühend, z. B. weiße Lilien, Gardenien oder Jasmin; stelle sie in eine Vase oder geeignete Wasserschüssel
- 1 weiße Kerze als Symbol für reine Energie
- 1 Timer
- 1 Bund Weißer Salbei
- 1 Feder
- 1 Abalone-Schale oder feuerfestes Gefäß für die Asche
- **OPTIONAL:** etwas Glitter als Symbol für kosmische Energie

ABLAUF DES RITUALS:

1. Räuchere deine Umgebung mit Salbei und reinige deine Kristalle.
2. Halte die Kristalle in den Händen, schließe die Augen und nimm drei tiefe Atemzüge. Sprich laut oder in Gedanken: »*Ich bitte darum, dass sich die höchsten Schwingungen von Liebe und Licht mit meinem höchsten Selbst verbinden, damit alle unerwünschten Energien und bisherigen Programmierungen beseitigt werden. Mögen diese Kristalle die folgenden Intentionen speichern: Verbindung zum Kosmos, Ganzheit. Danke, danke, danke.*«
3. Sieh in einem Mondkalender (z. B. im Internet) nach, wann der nächste Vollmond ist.
4. Baue zwei Tage vor der Vollmondnacht den Altar auf. Diese Phase des Mondzyklus ist die kraftvollste. Suche im Freien einen Ort, an dem der Altar drei Tage lang ungestört stehen kann (d. h. bei Vollmond und die zwei Tage davor), und platziere dort den Tisch oder die Decke. Wenn du draußen keine geeignete Stelle für den Altar findest, kannst du auf einem Tablett einen Mini-Altar gestalten.
5. Lege Selenit, Mondstein, Labradorit und Unakit auf deinen Altar – vier Repräsentanten der fundamentalen Lebensenergie.
6. Stelle die Blumen und die Kerze auf den Altar. Wenn du magst, streue etwas Glitter darüber als Symbol für die kosmische Energie.
7. Stelle den Krug mit Trinkwasser auf den Altar.
8. Lass den Altar bis zur Vollmondnacht draußen stehen und die Mondenergie absorbieren.
9. Geh in der Vollmondnacht zum Altar und zünde die Kerze an.
10. Stell den Timer auf elf Minuten und setze dich vor den Altar. Lass das Licht des Vollmonds jede Zelle deines Wesens erfüllen. Fühle die Erde unter dir und das Universum über dir. Lass alles in die Erde einfließen, was deinem höchsten Potenzial nicht länger dient. Spüre, wie sich Körper, Geist und Seele wohltuend ausrichten und ins Gleichgewicht gelangen. Fühle, wie sich deine Seele und deine Energien ausbreiten und mit den Kräften des Universums vereinen.
11. Lösche nach den elf Minuten die Kerze und trinke das Wasser aus dem Glas bzw. der Flasche. Es ist aufgeladen mit der Energie des Vollmonds und der Sonne.
12. Löse den Altar innerhalb von drei Tagen nach Vollmond auf. Gib alle Bestandteile, die sich dazu eignen, an die Erde zurück, zum Beispiel in einem Park. Bringe die Kristalle an einen Ort zurück, wo du sie täglich sehen kannst und sie dich daran erinnern, dass du eins mit dem Kosmos bist.
13. Wiederhole das Ritual, so oft du bewusst im Einklang mit dem Vollmond sein möchtest.

Unakit

WEISHEITSHÜTER:

IM JETZT LEBEN

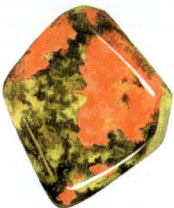

FARBE: Grün und Rosa

VORKOMMEN: Brasilien, Südafrika, USA

GESCHICHTE UND ÜBERLIEFERUNG: Mit der Unakit-Energie erhält dein Drittes Auge maximale Schärfensicht. Das Mineral soll die Meditationspraxis unterstützen, indem es dich ermutigt, ganz im Hier und Jetzt zu sein. Außerdem hilft es, sich von Energien aus der Vergangenheit zu lösen, besonders wenn sie ungesund sind.

HEILKRÄFTE: Der Unakit befreit dich von der negativen Energie früherer Fehler oder Verletzungen und hilft dir, dich gelassen und verständnisvoll in der Gegenwart zu bewegen. Er stärkt dein Energiefeld, indem er negative Einflüsse auflöst. Unakite empfehlen wir besonders denjenigen, die emotionale Schmerzen hinter sich lassen wollen, und Schwangeren, die eine emotionale Nähe zu ihrem Baby suchen. Der Kristall ist hilfreich für alle, die ihre Spiritualität stärker in den Alltag integrieren wollen.

»Der Mond lenkt deine tiefsten Gefühle,
die subtileren Seiten deines Charakters, deinen Instinkt und deine Intuition,
deine Gefühle und deine Reaktionen.«

Susan Miller,
Astrologin und Autorin

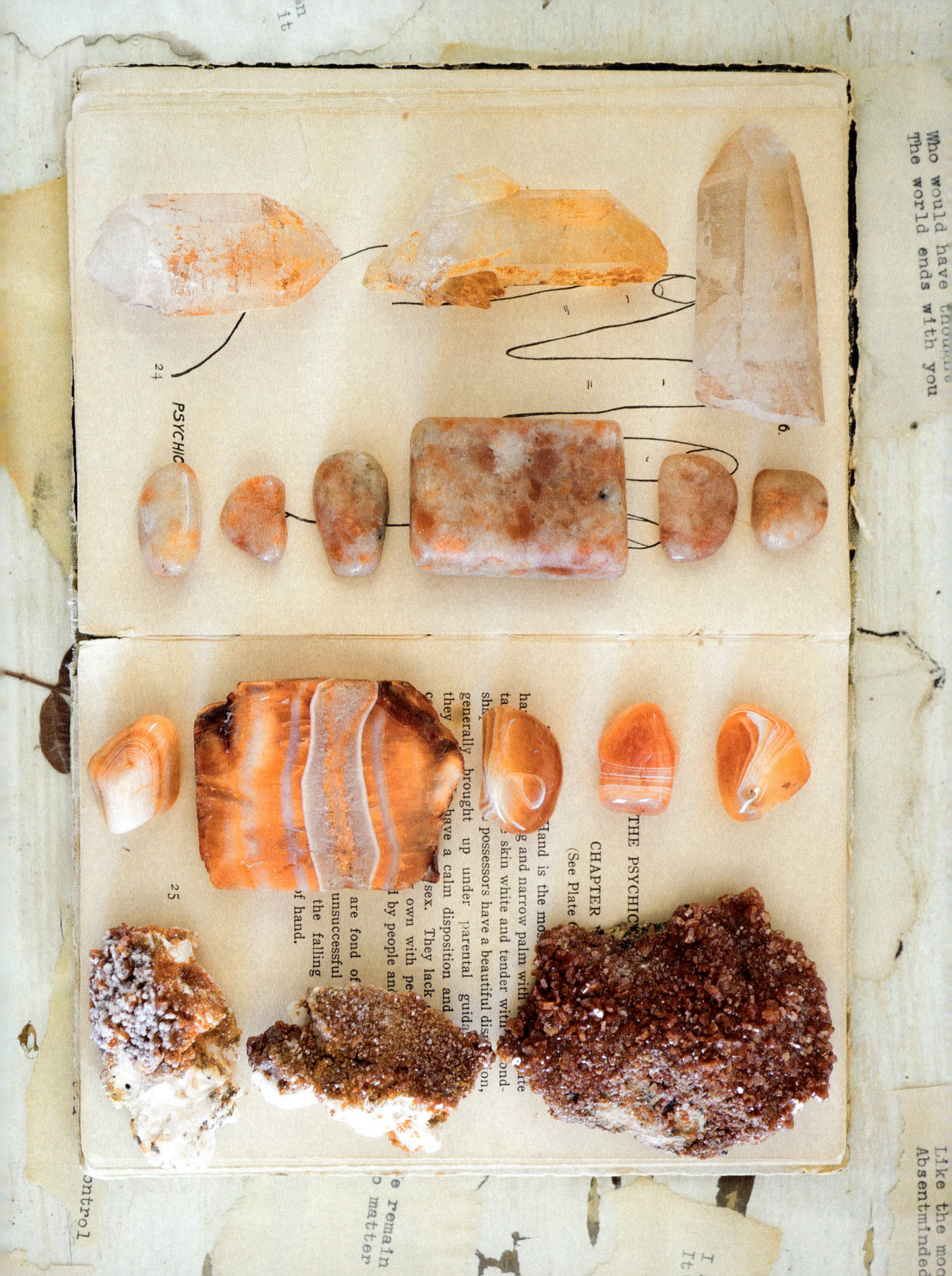

KAPITEL 13

AUS DER QUELLE SCHÖPFEN

DER SCHLÜSSEL ZU DEINER KREATIVITÄT

»Kreativität ist einfach ein Ausdruck des Selbst – das heißt unseres höchsten Selbst, des Teils von uns also, der reine Ursprungsenergie ist. Und da wir alle als deren physische Verkörperung geboren sind, ist Kreativität nicht nur unser Geburtsrecht – nein, wir sind auf die Welt gekommen, um zu erschaffen.«

Ruby Warrington,
Journalistin und Gründerin von »The Numinous«

Seit dem Jahr 2000 entwerfe ich Schmuck aus Edelsteinen und Kristallen, und meine erste Halsketten-Kollektion beruhte auf der Numerologie. Ich sammelte Hunderte Perlenstränge aus der ganzen Welt. Als ich sie alle zusammen vor mir liegen sah, war ich fasziniert. Jeder einzelne strahlte vor Licht, Energie und Schönheit. Ich konnte es kaum erwarten, endlich loszulegen.

Aber als ich dann versuchte, mir ein Muster auszudenken, mangelte es meinen Versuchen an Fantasie und Originalität. Ich war nicht »im Fluss«, das war mir deutlich bewusst. Dennoch versuchte ich es weiter. Irgendwann musste doch etwas dabei herauskommen! Aber das war nicht der Fall.

Nach stundenlangen fruchtlosen Bemühungen wurde mir klar, dass sich mein kreatives inneres Kind unbemerkt davongestohlen hatte. Noch dazu saß mir eine Deadline im Nacken: Wenn ich rechtzeitig fertig würde, bestand die Chance, dass ein Stück aus meiner Kollektion in einer bekannten Zeitschrift abgebildet würde. Das war eine Riesenchance für unser noch kleines Unternehmen! *Energy Muse* steckte noch in den Kinderschuhen und war einer von ganz wenigen Anbietern von Schmuck aus Kristallen und Heilsteinen. Ein Zeitungsartikel über uns hätte eine fantastische Gelegenheit geboten, uns und unsere Produkte einem breiteren Kundenkreis bekannt zu machen. Aber bisher hatte ich für die geplanten Abbildungen noch nicht das Geringste zustande gebracht – null!

Ich geriet in Hektik und sah nur noch einen Ausweg – ganz und gar in die Farbe Orange einzutauchen. (Diese Farbe begünstigt die kreative

Energie.) Ich lief in mein Zimmer, zog mir ein orangefarbenes T-Shirt an, legte die Karneol-Ohrringe an, steckte einen Tangerinequarz in die Hosentasche und rief: »He, Kreativität, ich verlange, dass du sofort zu mir zurückkommst!«

Die Antwort war Schweigen. Die Wirkung von Orange schien sich ebenso verflüchtigt zu haben wie mein inneres Kind. Kein plötzlicher Kreativitätsschub, keine prompten Visionen von Anmut und Schönheit. Nur noch mehr von … nichts. Dann hörte ich auf einmal eine leise, traurige Stimme in meinem Kopf, die mir die Wahrheit verriet: Meine Kreativität ließ sich von niemandem herumkommandieren. Sie würde erst zurückkommen, wenn sie bereit dazu war.

Die Wahrheit traf mich hart. Ich legte mich zusammengekrümmt auf den Boden und schluchzte laut. Wieso hatte mich meine Muse verlassen? Wir hatten uns doch immer so wunderbar verstanden! Wenn ich kreativ tätig sein konnte, hatte ich mich immer besonders lebendig gefühlt. Mein Herz war dann weit offen, und ich war mit dem Kosmos im Einklang. Alles fühlte sich heiter und verspielt an. Uns standen unendliche Möglichkeiten offen.

Irgendetwas war aus den Fugen geraten. Meine Kreativität und ich lebten neuerdings in verschiedenen Welten. Wie sollte ich in so kurzer Zeit, auf mich allein gestellt, außergewöhnliche, magische, künstlerisch anspruchsvolle Ketten kreieren?

Es half nichts, ich musste den Tatsachen ins Auge schauen: Meine Kreativität verweigerte sich mir in der Stunde der Not und verwehrte mir den Zugang zu ihrer geheimen Kammer.

Ich stand auf, strich mir das orangefarbene T-Shirt glatt und sortierte meine Kristalle. Na gut, dann würde ich es eben allein schaffen müssen.

Und dann begriff ich schlagartig: Alles hat zwei Seiten! Umgekehrt wurde ein Schuh daraus – *ich* hatte meine Kreativität im Stich gelassen!

Ich legte die vielen, vielen Perlenstränge sorgfältig in eine leere Schachtel und versprach ihnen, sie von nun an überallhin mitzunehmen. Wenn unsere Beziehung funktionieren sollte, mussten wir mehr Zeit miteinander verbringen. Wir mussten uns gegenseitig Priorität einräumen. Von da an besuchten meine Perlen und ich gemeinsam Dinnerpartys, gingen gemeinsam einkaufen, schwitzten gemeinsam in Yogakursen und schliefen gemeinsam ein.

Nach einer Weile – meine Deadline war schon beunruhigend nahe – entwickelte sich etwas zwischen uns. Je mehr ich mich den Kristallen widmete, desto stärker reagierten sie auf mich. Ich hatte ganz vergessen, wie vielschichtig sie waren, wie unterschiedlich sie je nach Licht und Umgebung aussahen. Statt wütend auf sie zu sein, erinnerte ich mich an die Gründe, aus denen ich mich anfangs in sie verliebt hatte.

Und dann hörte ich eines Tages die Worte: »Kombiniere Larimare mit Labradoriten und ergänze sie mit ein paar Perlen.« Ich erstarrte. Hatte ich das wirklich gehört? Zaghaft griff ich in die Schachtel und holte die Perlen heraus. Und dann fing ich an, Muster aufzufädeln, wunderschöne, prächtige Muster! Nach 15 Minuten war mein erstes Design fertig.

Mein Herz hüpfte. Ich gab meiner Kreativität das Versprechen, sie nie mehr als selbstverständlich zu betrachten. Wir konnten die Deadline gerade noch einhalten, die Numerologie-Kollektion war ein voller Erfolg, und die Kette Nr. 7 wurde in der Zeitschrift *Elle* abgebildet.

Vielleicht hast du auch schon einmal die Erfahrung gemacht, dass deine Kreativität von dir

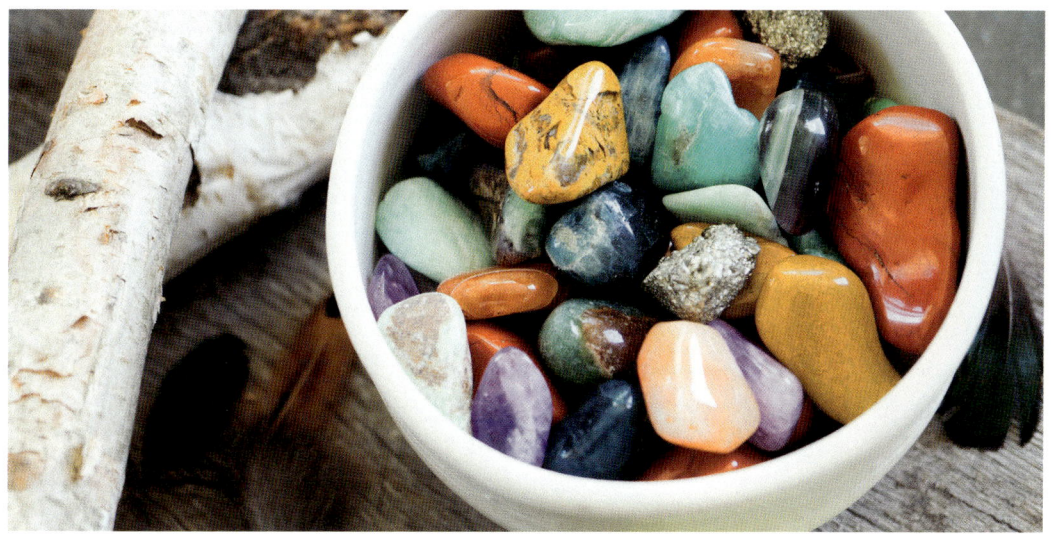

abrückt oder du dich sogar von ihr verlassen fühlst. Wenn das so ist, dann wurde dieses Kapitel für dich geschrieben.

KRISTALLKLARE LEKTIONEN

Dadurch, dass ich meine Perlen-Box immer mit mir herumtrug, festigte sich die Verbindung zwischen meiner Kreativität, meinem Herzen und meinen Kristallen. Ich begriff, dass *ich* meine Kreativität ausgesperrt hatte und nicht umgekehrt. Ich war nicht mehr mit dem Herzen dabei gewesen. Ich war so auf meine Deadline fixiert, dass ich meine Kreativität vorübergehend erstickt hatte. Ich hatte mich ihr nicht mehr locker und fröhlich genähert und bekam deshalb auch keinen Zugang mehr zu ihr.

Und ich musste lernen, dass alles seine Zeit hat. Wer etwas erzwingen will, wird manchmal von dem Ort, an den er gelangen will, nur noch weiter weggeführt. Erst als ich meine Strategie änderte, konnte ich meiner Muse den Rückweg zu mir ebnen. Ohne die Deadline hätte ich die Numerologie-Serie aufgegeben und etwas anderes versucht. Im Nachhinein entpuppte sich der Termindruck deshalb als wahrer Segen. Er zwang mich zur Konfrontation mit mir selbst. Ich kannte den kreativen Flow und wusste, welche Euphorie er erzeugt, und das wollte ich wieder erleben. Ich wollte *mich* zurückhaben!

Kreativität ermutigt den menschlichen Geist, seine Möglichkeiten in alle Richtungen zu erforschen. Dasselbe gilt für die Kristalle. Jeder einzelne von ihnen hat seine eigene Geschichte und seine Botschaft. Die Weisheit der Erde, die er in sich birgt, hörst du am besten in der Stille. Wenn du tiefe Atemzüge nimmst und mit der Absicht, dich der Liebesenergie ganz zu öffnen, zwei Kristalle auf deinen Körper legst, wird sich dir die Pforte zum magischen Ort der Kreativität öffnen. In der Stille vernimmst du die Stimme deines Herzens. Sie kennt dich viel besser als die Stimmen in deinem Kopf. Die Kristalle führten mich zurück zur Energie und Weisheit der Erde, aber auch zu meinem eigenen Herzen.

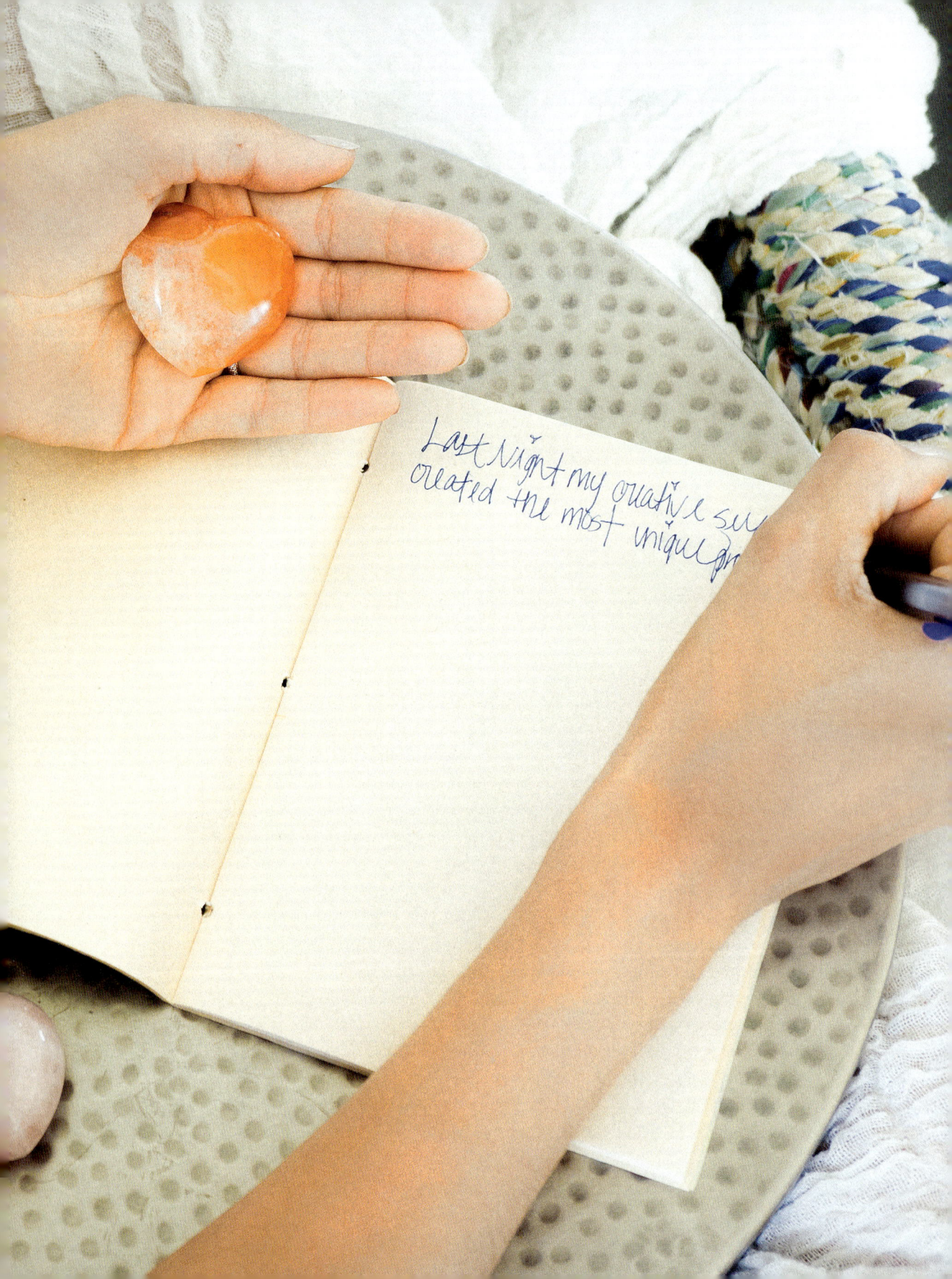

RITUAL: KREATIV AUS DEM HERZEN HERAUS

DAUER: *11 Minuten an 7 aufeinanderfolgenden Tagen*

Dein Herz führt dich immer in die richtige Richtung. Woher du das weißt? Weil dich neue Leidenschaft, Inspiration und Glückseligkeit erfüllt. Dieses Ritual verbindet dich mit deinem inneren Kind, das gerne spielt, ausprobiert und mit viel Liebe formt und erfindet.

WAS DU BRAUCHST:

- 1 Karneolherz für Kreativität, Leidenschaft und Freude
- 1 Rosenquarzherz zur Herzöffnung und bedingungslosen Liebe
- 1 Notizbuch deinen Lieblingsstift
- 1 Timer
- 1 Bund Weißer Salbei
- 1 Feder
- 1 Abalone-Schale oder feuerfestes Gefäß für die Asche

ABLAUF DES RITUALS:

1. Räuchere deine Umgebung mit Salbei und reinige deine Kristalle.
2. Halte die Kristalle in den Händen, schließe die Augen und nimm drei tiefe Atemzüge. Sprich laut oder im Stillen: »*Ich bitte darum, dass sich die höchsten Schwingungen von Liebe und Licht mit meinem höchsten Selbst verbinden, damit alle unerwünschten Energien und bisherigen Programmierungen beseitigt werden. Mögen diese Kristalle folgende Intentionen speichern: Kreativität, Herzöffnung und Imagination. Danke, danke, danke.*«
3. Lege beim Schlafengehen den Karneol über dein Sakralchakra (etwa eine Handbreit unter dem Bauchnabel) und den Rosenquarz auf dein Herz.
4. Lass die Kristalle mindestens sechs Minuten auf dem Körper liegen. Die Zahl 6 ist die Zahl der Liebe und dem Herz zugeordnet.
5. Bitte dein Herz, während du ruhig auf dem Rücken liegst, dir kreative und inspirierende Botschaften zu übermitteln.
6. Lege anschließend die Kristalle unter dein Kopfkissen und erlaube ihren Energien, während des Schlafes ihre Wirkung zu entfalten.

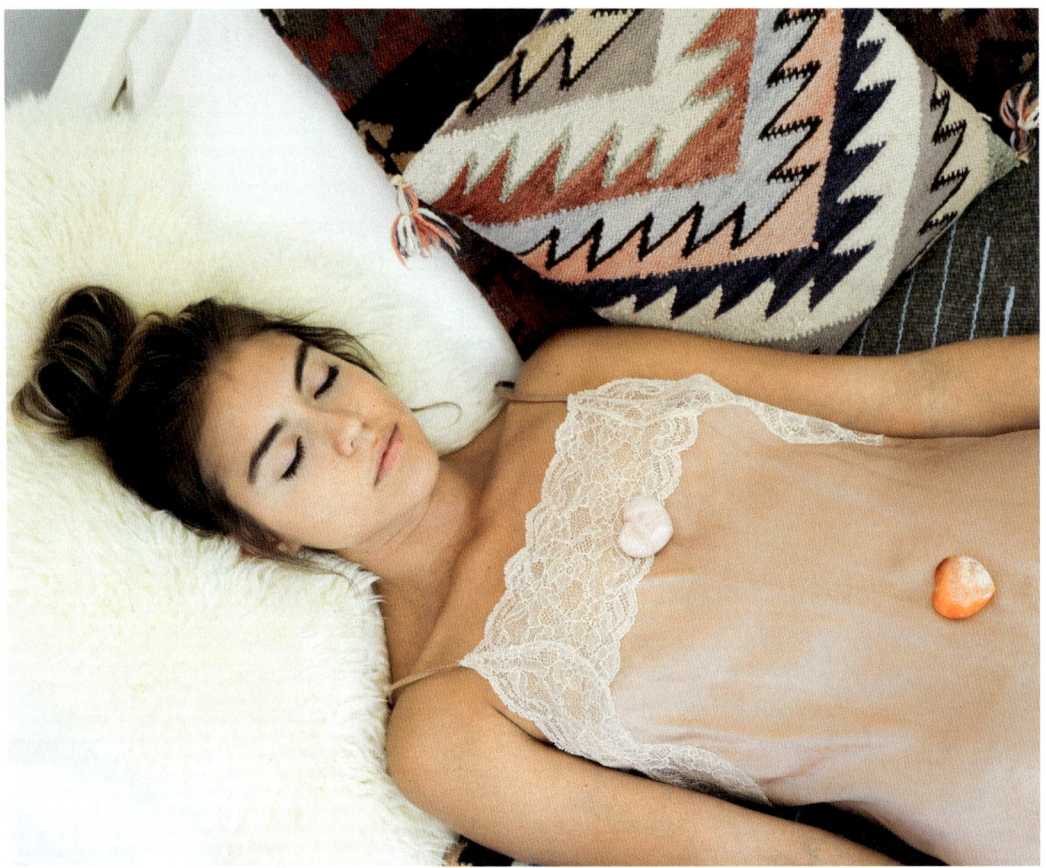

7. Nimm morgens nach dem Erwachen die Kristalle, dein Notizbuch und deinen Lieblingsstift und such dir einen bequemen Ort, wo du gut schreiben kannst.
8. Lege den Rosenquarz neben dein Notizbuch.
9. Halte den Karneol in der Hand, die nicht schreibt, und stell den Timer auf fünf Minuten.
10. Beginne zu schreiben. Lass die Botschaften, die dir nachts übermittelt wurden, aufs Papier fließen. Auch wenn dir manche banal erscheinen mögen. Lass sie nicht außer Acht, denn aus ihnen können sich kreative Ideen entwickeln.
11. Wiederhole die Schritte 3 bis 10 an sieben aufeinanderfolgenden Tagen.

Karneol

WEISHEITSHÜTER:
DAS KREATIVE INNERE KIND

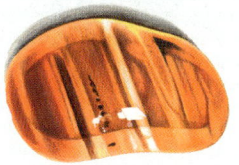

FARBE: Rötliches Orange
VORKOMMEN: U. a. Brasilien, Madagaskar und Indien
GESCHICHTE UND ÜBERLIEFERUNG: Der Karneol steht gern im Mittelpunkt. An diesem Stein pulsiert einfach alles, von der Farbe bis zu seiner Energie. Wenn du das Gefühl hast, in deinen Denkmustern festzustecken, ist die Karneol-Energie die optimale Wahl. Die alten Ägypter trugen den blutfarbenen Edelstein, um ihren ansonsten eher eintönigen Gewändern mehr Farbigkeit und Pracht zu verleihen.
HEILKRÄFTE: Der Karneol lässt die kreativen Säfte leichter fließen und beflügelt die Leidenschaft. Ob Sex, Arbeit oder Kreativität – der Karneol vitalisiert alle Bereiche des Lebens. Verwende ihn, wenn dein Selbstvertrauen oder Selbstwertgefühl auf die Probe gestellt wird. Er aktiviert das Sakralchakra und ermutigt dich, deine elementaren, instinktiven Regungen wahrzunehmen. Es ist der perfekte Stein für alle kreativ Tätigen, die einen Motivationsschub brauchen.

BEFREIUNG AUS DER KOMFORTZONE

Timmi und ich sind, was den kreativen Prozess angeht, sehr unterschiedlich. Ich kann mit zu viel Struktur nicht arbeiten, sie dagegen blüht bei einer strukturierten Tätigkeit auf. Ich bin Yin, sie ist Yang (oder vielleicht andersherum).

Timmi liebt Multitasking, ihr Lebensmotto lautet »Pack es an!«. Wenn man glaubt, dass sie im Nebenzimmer ihre E-Mails checkt oder sich in ein Audiobuch vertieft, mischt sie sich plötzlich ins laufende Gespräch ein.

Außerdem liebt Timmi Listen. Als ich ihr die Numerologie-Kollektion zeigte, gefiel ihr das Design, aber noch begeisterter war sie darüber, dass ich die Deadline geschafft hatte.

Sofort stellte sie eine neue To-do-Liste zusammen. »Jetzt, wo die Kollektion fertig ist, gibt es noch so viel zu tun«, erklärte sie. »Ich will sicher sein, dass alles erledigt wird.« Das ist ihre Art, den kreativen Prozess in Schwung zu bringen.

»Auf diese Weise finde ich eine kreative Struktur«, sagt Timmi dazu. Ich bin das genaue Gegenteil. Zu viele Listen behindern meine Arbeit, und ich verliere den kreativen Flow. In der Kombination ergeben unsere unterschiedlichen Formen von Kreativität ein perfektes Ganzes, und das Endergebnis ist besser als alles, was wir individuell erreichen könnten.

Das folgende Ritual hilft dir, deine Komfortzone zu verlassen und dir selbst nicht im Weg zu stehen.

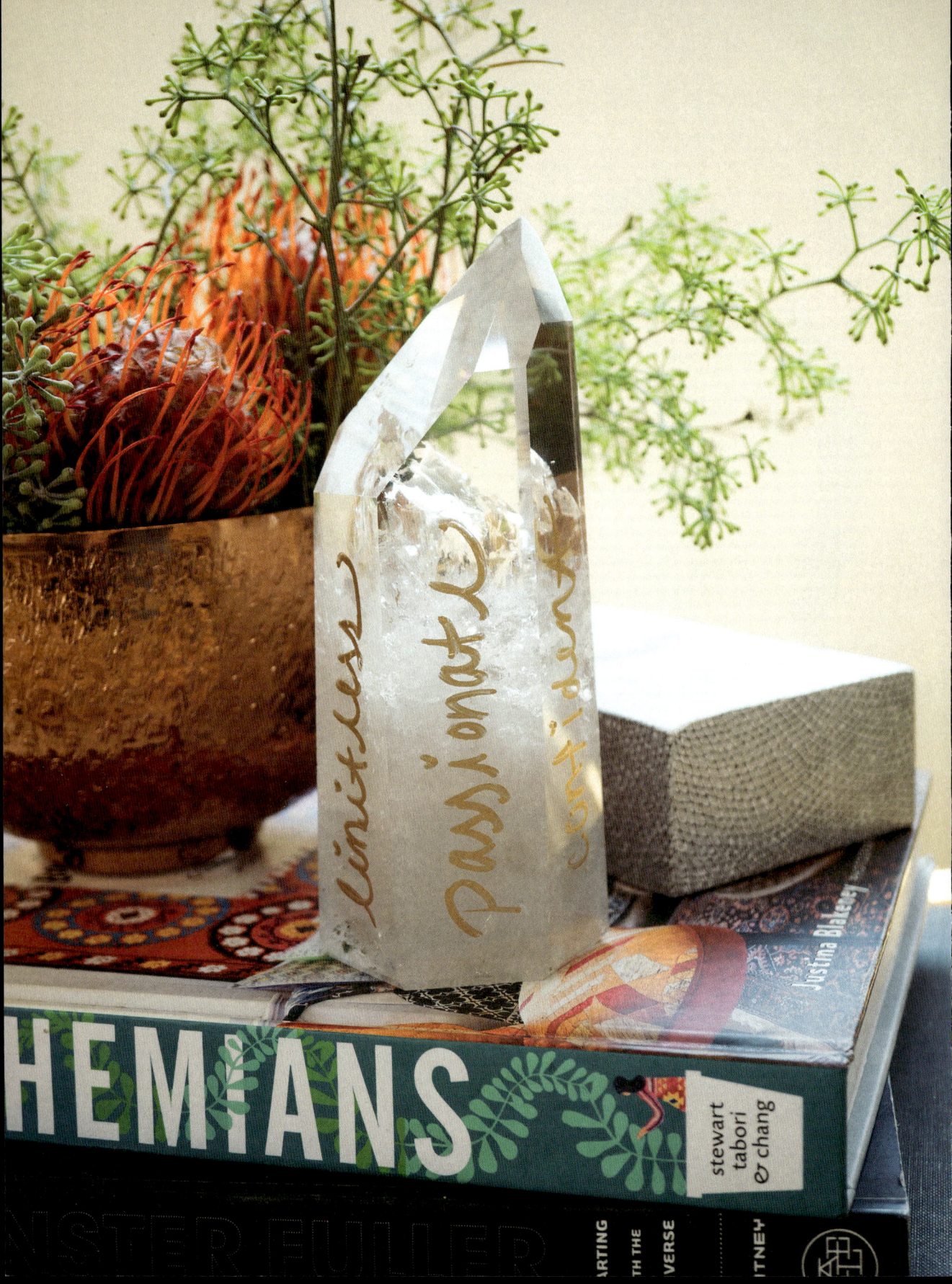

RITUAL: GRENZEN EINREISSEN

DAUER: *so lange es dauert,*
alte Denkmuster aufzulösen

Es ist normal, dass du in deiner Komfortzone bleiben willst. Dort fühlst du dich sicher, zufrieden und beschützt. Aber der Aufenthalt in deiner Komfortzone schränkt dich ein und dämpft dein kreatives Potenzial. Die Komfortzone ist klein und restriktiv, sie hindert dich am Wachsen und Expandieren.

Wenn du dich nach mehr Kreativität sehnst, frage dich: Lebe ich mein Leben in engen Grenzen? Lautet die Antwort »Ja«, betrachte das als ein Alarmsignal. Es ist Zeit, die Komfortzone mental, körperlich und emotional hinter dir zu lassen und in neue kreative Räume vorzudringen. Das tatsächliche Zerschneiden einer Schachtel programmiert dein Denken neu, sodass du die grenzenlosen Möglichkeiten des Universums für dich nutzen kannst.

WAS DU BRAUCHST:

- 1 Schachtel – z. B. Schuhschachtel, Keksschachtel, Müslischachtel
- 1 Schere
- 1 schwarzer Marker
- 1 Bergkristallspitze für Wachstum, Ausdehnung und ein unbegrenztes kreatives Potenzial
- 1 Lackmarker Gold, mit dem du auf den Kristall schreiben kannst
- 1 Bund Weißer Salbei
- 1 Feder
- 1 Abalone-Schale oder feuerfestes Gefäß für die Asche

ABLAUF DES RITUALS:

1. Räuchere deine Umgebung mit Salbei und reinige deine Kristalle.
2. Zerschneide mit der Schere die Schachtel, bis sie flach ausgebreitet vor dir liegt.
3. Schreibe und male mit dem schwarzen Marker auf die Innenseite Worte, Sätze und Bilder, die deine Ängste, Enttäuschungen und festgefahrenen Gedanken und all das darstellen, was dich davon abhält, dein kreatives Potenzial auszuschöpfen.

4. Zerreiße danach die Schachtel und wirf sie weg. Dadurch durchbrichst du deine dir selbst auferlegten Grenzen energetisch und machst Platz für die erwünschte kreative Entfaltung.
5. Halte die Bergkristallspitze in den Händen, schließe die Augen und nimm drei tiefe Atemzüge. Sprich laut oder in Gedanken: »*Ich bitte darum, dass sich die höchsten Schwingungen von Liebe und Licht mit meinem höchsten Selbst verbinden, damit alle unerwünschten Energien und bisherigen Programmierungen beseitigt werden. Mögen diese Kristalle folgende Intentionen speichern: Kreativität, Inspiration und Entfaltung. Ich löse mich von allen Begrenzungen, die mich einschränken. Danke, danke, danke.*«
6. Schreibe mit Goldstift auf die Seiten des Bergkristalls Worte, die für dich das ausdrücken, was du entfalten, erschaffen und ändern willst. Dieser Vorgang programmiert den Kristall mit den entsprechenden Energien.
7. Lege den Bergkristall auf ein Tischchen neben dein Bett und lass seine Energien im Schlaf auf dich einwirken. Wenn du morgens aufwachst, wirst du ihn sehen und dadurch an ein Leben jenseits enger Grenzen erinnert werden.

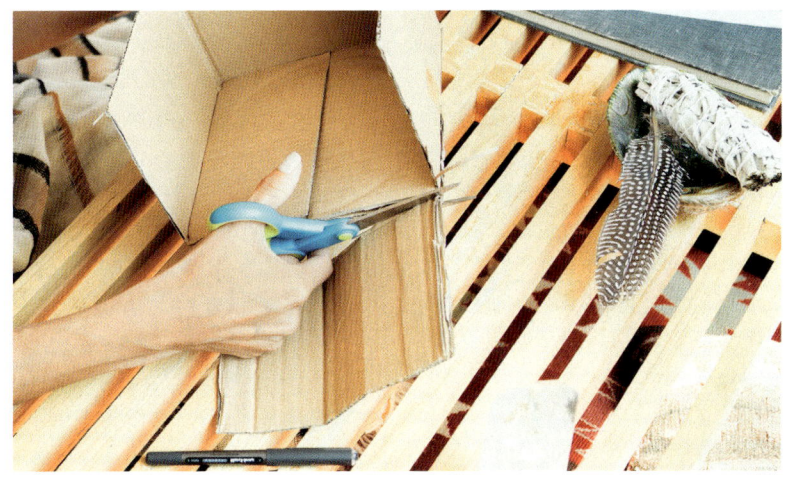

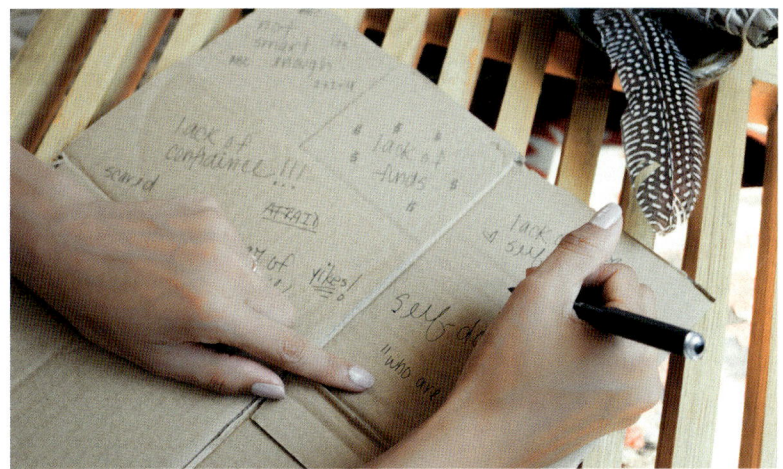

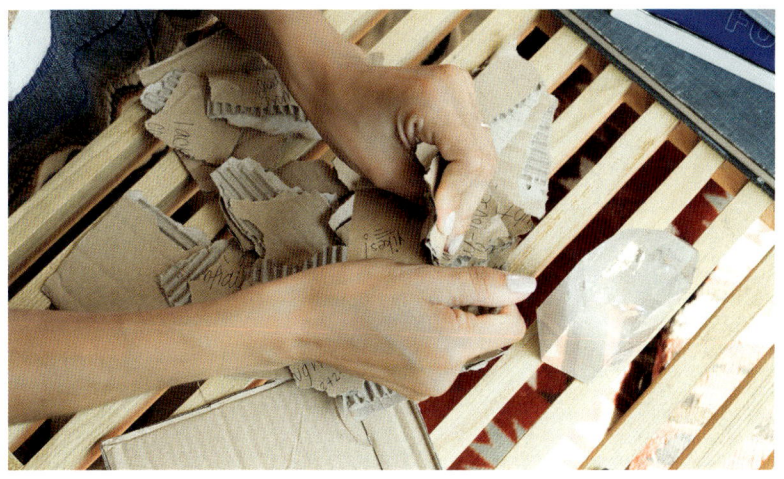

MIT DEN AUGEN EINES KINDES

Timmi und ich arbeiten einmal pro Jahr mit Kindern. Wir geben ehrenamtlich Kunstunterricht, wo wir den Schülern beibringen, wie sie Edelstein-Armbänder basteln können. Durch den Erdkundeunterricht in der Grundschule wissen die meisten, dass es Mineralien gibt. Viele können die Steine sogar anhand der Farbe, der Mineralien oder sogar des Fundorts identifizieren.

Zu Beginn des Unterrichts lassen wir immer eine tibetische Glocke erklingen. Dann nehmen die Kinder oft unaufgefordert die Meditationshaltung ein: Schneidersitz, Hände auf den Knien, Handflächen nach oben. (Es sind kalifornische Kinder, das lässt sich nicht leugnen!)

Wir bringen immer viele Perlen mit und lassen die Schüler selbst aussuchen, welche sie für ihre Armbänder verwenden wollen. Es gibt keine Vorschriften. Danach setzen wir uns alle in einen Kreis, und sie zeigen ihre Kreationen. Wir ermutigen die Kinder, einander positives Feedback zu geben. Dadurch erleben sie, dass ein und dieselbe Idee (ein Perlenarmband) sehr unterschiedlich interpretiert werden kann. Und sie können in einer sicheren, nicht wertenden Umgebung Spaß haben und sich kreativ ausdrücken.

Diese jährlichen Kurse sind für uns regelrechte Highlights. Sie erinnern uns an unsere eigene Kindheit, als wir uns nur vom Herzen lenken ließen und noch nicht so viel an das Ergebnis oder die Meinung anderer dachten.

Es heißt, der kreative Erwachsene sei das Kind, das überlebt hat. Manchmal sind die täglichen Pflichten jedoch so übermächtig, dass sich der kreative Impuls zurückzieht. Als Erwachsene erkennen wir den Wert des inneren Kindes nicht immer. Wie können wir kindliches Staunen und kindliche Unschuld wiederfinden?

Aus einer Schaffenskrise finden wir am besten heraus, indem wir einfach anfangen – mit *irgendetwas*. Die simpelsten kreativen Tätigkeiten genügen. Eine steile Erfolgskurve wird sich nicht gleich einstellen, der Prozess braucht Zeit!

Das folgende Ritual wird in deinem inneren Kind die Lust am Spiel wecken. Der Stab, den du gestalten wirst, ist eine visuelle Umsetzung der spielerischen Kreativität, die in dir vorhanden ist. Beim Sammeln der Schätze, mit denen du den Stab dekorierst, hast du Zeit, nach innen zu lauschen. Jeder Gegenstand fordert dich auf zu entscheiden, ob er mit dir, so wie du gerade jetzt bist, in Resonanz ist. Achte genau darauf, was dich innerlich berührt – diese Gegenstände repräsentieren eine neue Version deines kreativen Selbst.

Denke immer daran: Es gibt kein Richtig oder Falsch. Das Wichtigste bei diesem Ritual ist die Freude, etwas Neues auszuprobieren und auf dein Herz zu hören.

RITUAL: EINEN STAB GESTALTEN

DAUER: *beliebig. Wie lange lässt du dir Zeit zum Spielen?*

Für dieses Ritual begibst du dich auf eine Schatzsuche, bei der du Gegenstände für einen »kreativen Stab« suchst. Nimm dir Zeit und lass dich nicht hetzen. Alles, was du auswählst, sollte dir etwas bedeuten. Für den einen mag eine Muschel symbolisieren, dass etwas aus der Schale ausbricht, ein anderer denkt vielleicht an ein köstliches Muschelessen. Du kannst zum Beispiel besonders schöne Geschenkbänder um den Stab wickeln – alles ist möglich!

Lass deinem Spieltrieb freien Lauf und genieße das Abenteuer, bei dem du in deinen kreativen Fluss eintauchen kannst.

WAS DU BRAUCHST:

1 Holzstab, ca. 30 cm lang und mindestens 2,5 cm breit. Er ist das physische Symbol deines kreativen Selbst. Die Holzenergie verhilft zur Erdung und gibt deiner Kreativität ein solides Fundament. Wenn du keinen Stock in der Natur findest, frage in einem Bastelgeschäft nach.

6 Steine in den Regenbogenfarben – Rot, Orange, Gelb, Grün, Blau und Violett. Ihr Anblick kann das kindliche Staunen in dir wachrufen.

- Rot steht für Leidenschaft. Geeignet sind roter Jaspis oder Granat für Energie und Tatkraft.
- Orange steht für Kreativität. Geeignet sind Karneol oder Sonnenstein für Enthusiasmus und Freude.
- Gelb steht für Glück. Geeignet sind Pyrit oder gelber Jaspis für Licht und Chancen.
- Grün steht für Harmonie. Geeignet sind Malachit oder Aventurin für Liebe und Herzöffnung.
- Blau steht für Kommunikation. Geeignet sind Sodalith oder Lapislazuli für Selbstentfaltung und Wahrheit.
- Violett steht für Intuition. Geeignet sind Amethyst oder Fluorit für spirituelles Wachstum und Transformation.

1 Klebepistole und mehrere Klebestifte

1 Schere

Materialien, mit denen du deinen Stab möglichst bunt, verspielt und originell gestalten kannst, z. B. Garne, weitere Steine, Glöckchen, Bänder, Bast, Wolle, Stoff, Trockenblumen oder Muscheln

1 Bund Weißer Salbei

1 Feder

1 Abalone-Schale oder feuerfestes Gefäß für die Asche

AUS DER QUELLE SCHÖPFEN

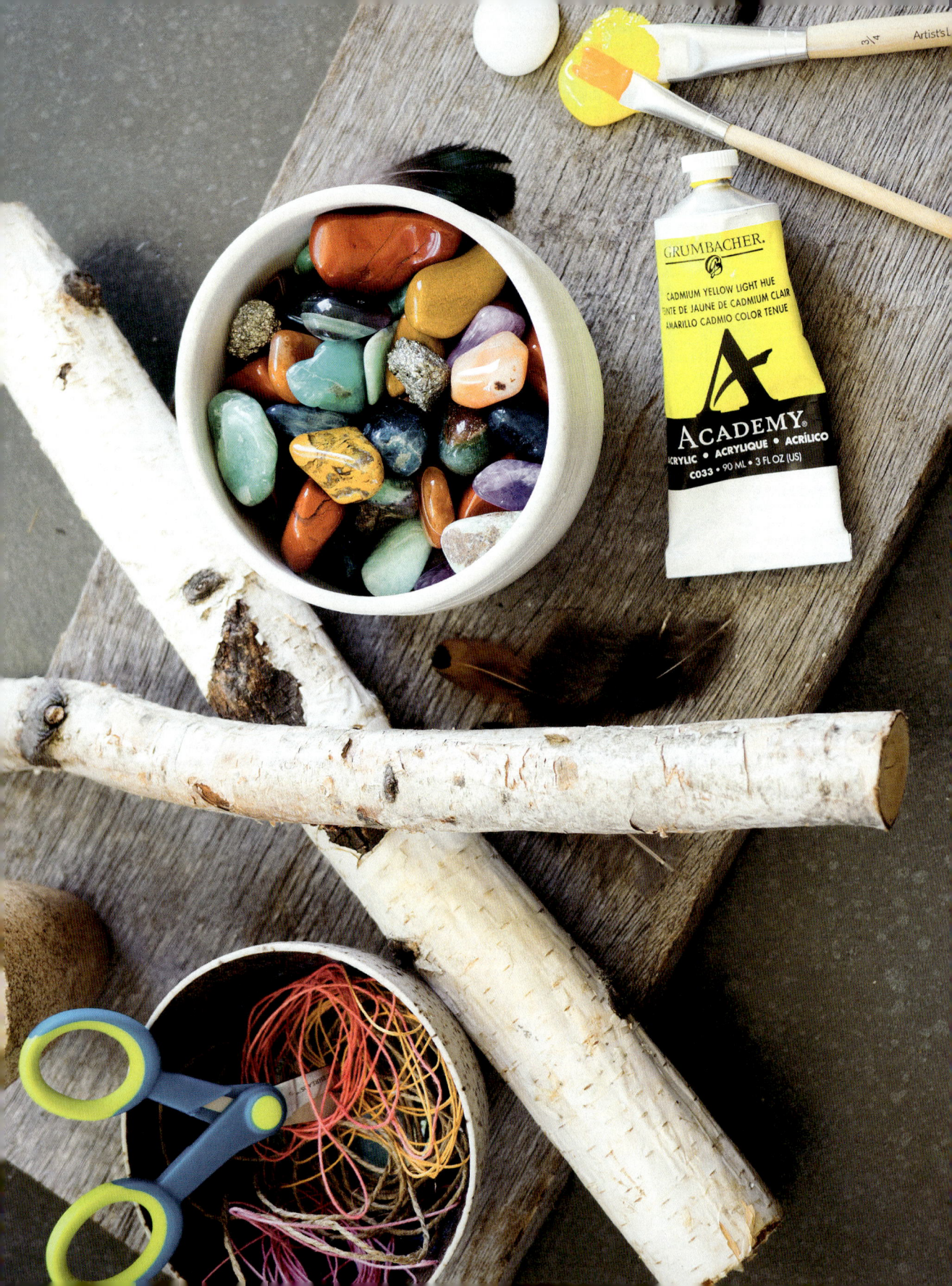

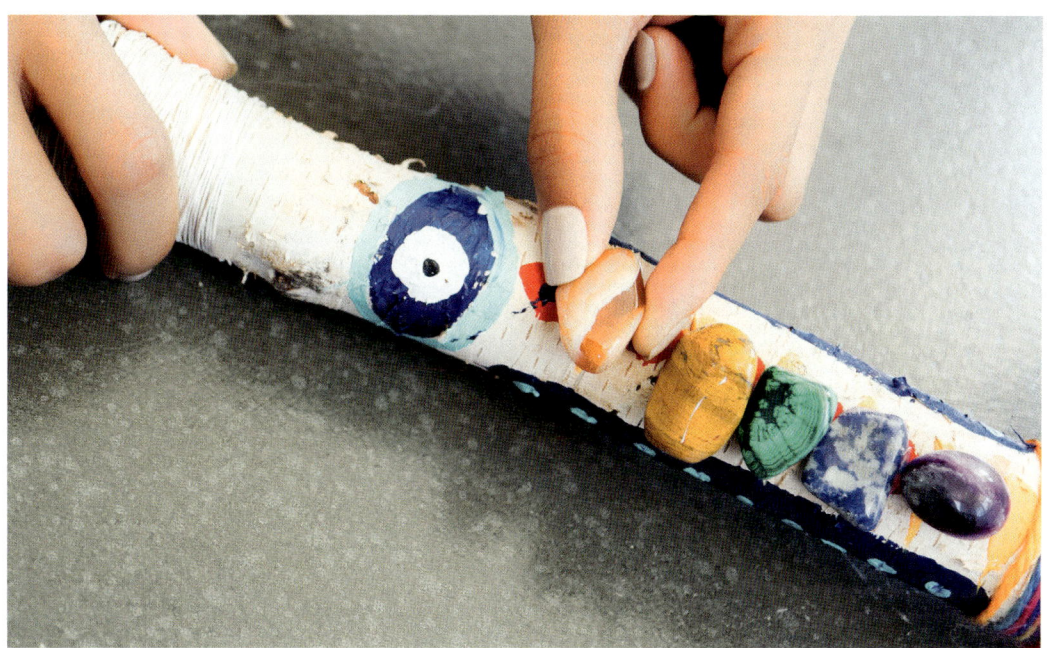

ABLAUF DES RITUALS:

1. Räuchere deine Umgebung mit Salbei und reinige deine Kristalle.
2. Halte die sechs Steine (sowie alle zusätzlichen) in den Händen, schließe die Augen und nimm drei tiefe Atemzüge. Sprich laut oder in Gedanken: »*Ich bitte darum, dass sich die höchsten Schwingungen von Liebe und Licht mit meinem höchsten Selbst verbinden, damit alle unerwünschten Energien und bisherigen Programmierungen beseitigt werden. Mögen diese Kristalle folgende Intentionen speichern: Verbundenheit, Kreativität und Inspiration. Danke, danke, danke.*«
3. Wir orientieren uns beim Anbringen der Kristalle gern an den Farben des Regenbogens. Wenn du das auch tun willst, klebe die Steine von unten nach oben in folgender Reihenfolge auf: Rot, Orange, Gelb, Grün, Blau, Violett. Das ist nur ein Vorschlag, es gibt keine Regeln!
4. Dekoriere den Stab mit den anderen Materialien.
5. Wenn der Stab fertig ist, nimm ihn mit an die Orte, an denen du schreibst, malst, gärtnerst, arbeitest etc. Es ist wichtig, dass du seine kreative Energie in jedem Augenblick spüren kannst. Hab Vertrauen zu dir! Dein Schöpfergeist ist immer bei dir!

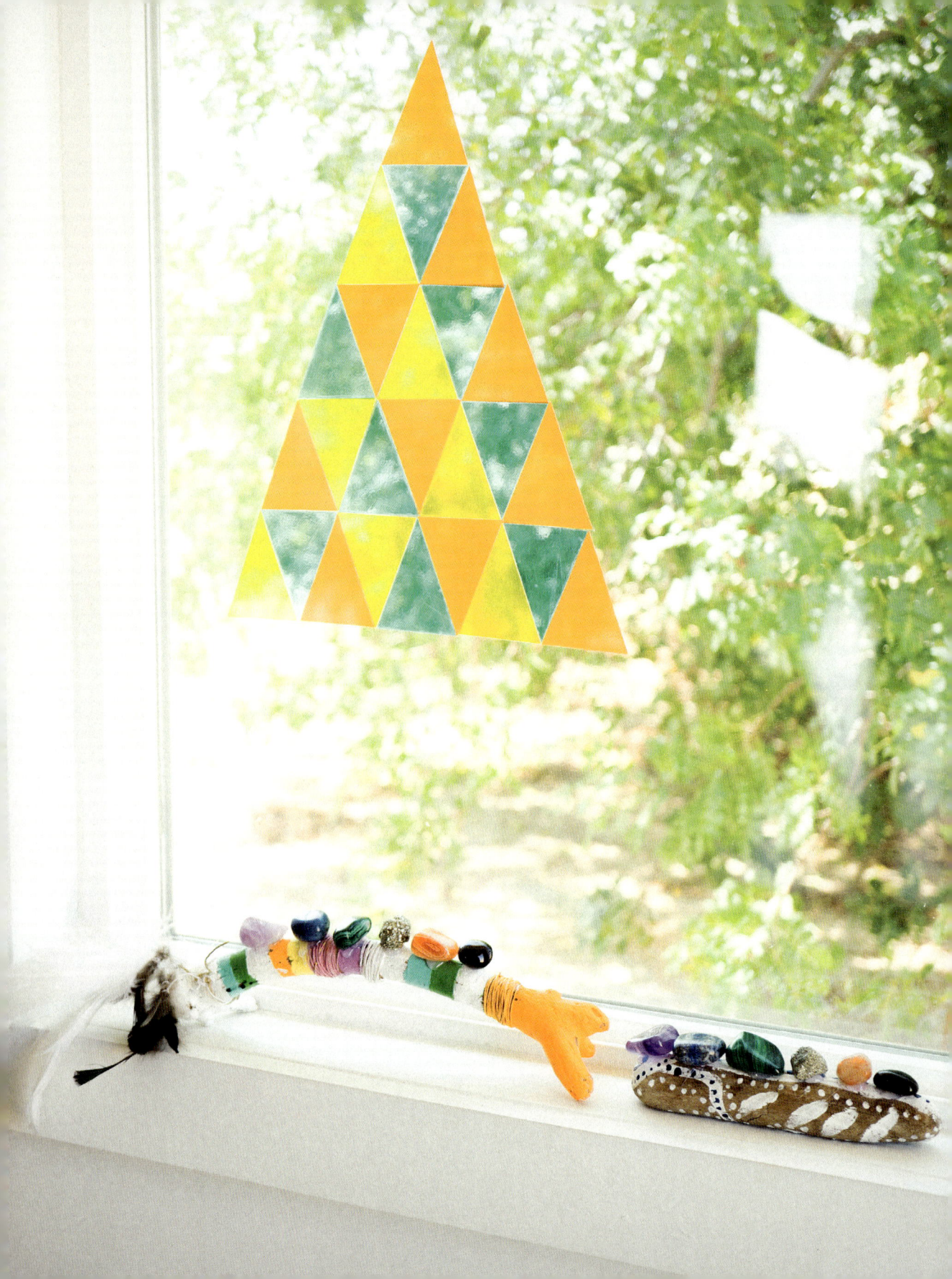

Sonnenstein

WEISHEITSHÜTER:
VERFÜHRERIN

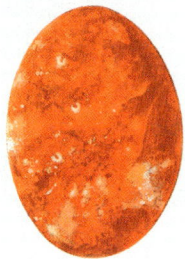

FARBE: Vorwiegend Orange oder Rot mit braunen, grauen und weißen Einschlüssen
VORKOMMEN: Kanada, Indien, Norwegen, Russland und USA

GESCHICHTE UND ÜBERLIEFERUNG: So wie die Sonne alles auf der Erde zum Leben erweckt, so weckt der Sonnenstein deinen Schöpfergeist. Er fördert Energie, Vitalität und Kreativität. Eine indianische Legende besagt, dass das Blut eines großen Kriegers, der von einem Pfeil verwundet wurde, in ihn einfloss. Bei den Wikingern diente der Sonnenstein als Kompass. Er wurde an Schiffsmasten befestigt, um Reisenden und Geistwesen auf See die Richtung zu weisen.

HEILKRÄFTE: Die überschäumende Sonnenstein-Energie wirkt inspirierend. Der Stein nährt das Sakralchakra und verhilft zu Selbstvertrauen, Macht und Führung. Von Selbstzweifeln befreit, wird deine Kreativität aufblühen.

»Aus meiner Sicht ist die Kreativität etwas, das der Natur entspringt.
In jeder Jahreszeit schenkt sie uns andere Zutaten,
die mich, wie einen Maler seine Palette, zu neuen Kreationen anregen.
Mutter Natur ist die Inspirationsquelle meiner Kochkunst.«

Ludo Lefebvre,
Starkoch und TV-Persönlichkeit

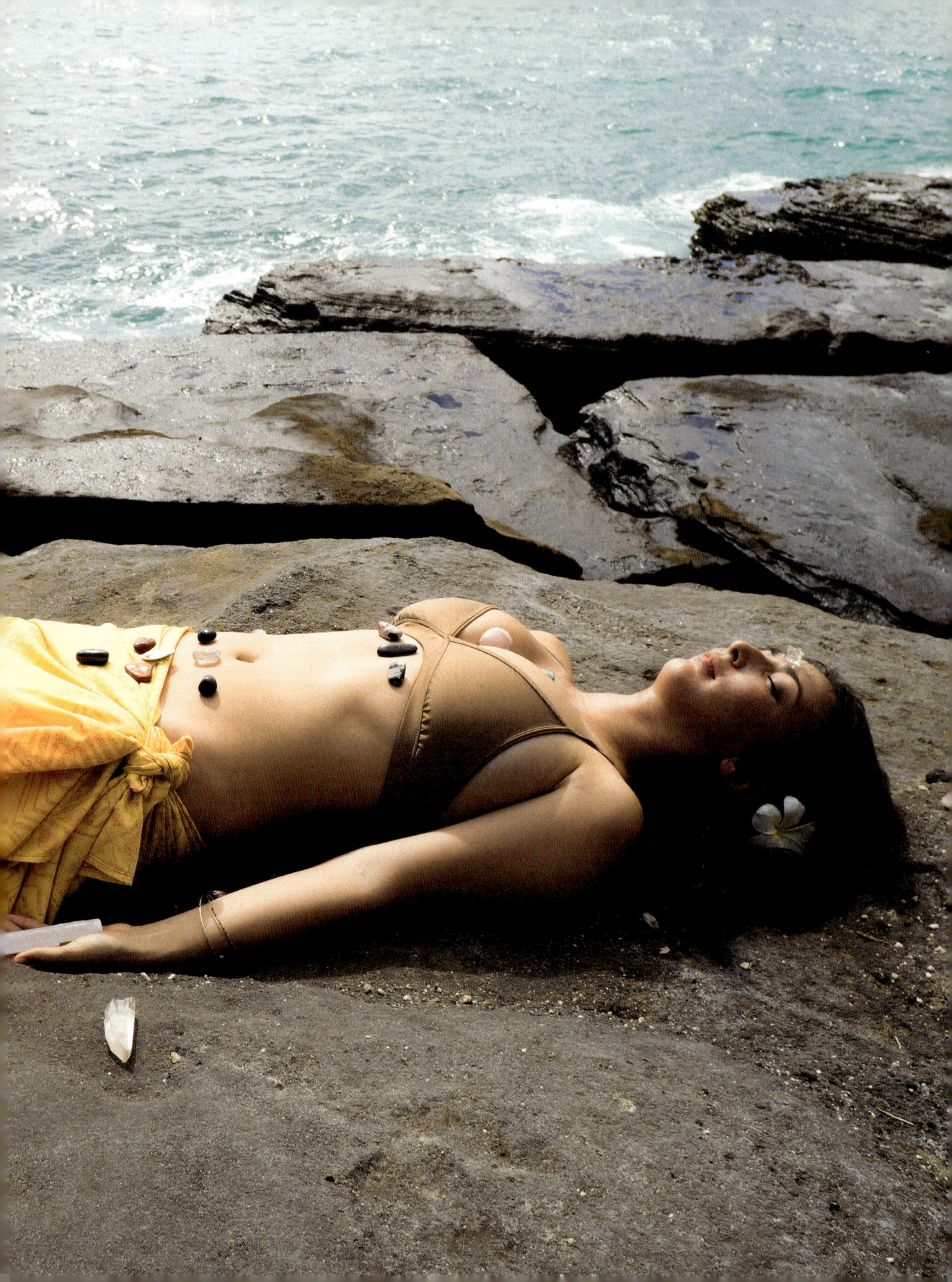

KAPITEL 14

SPIRITUALITÄT IM HIER UND JETZT

LICHT UND SCHATTEN AUF DEINEM SPIRITUELLEN WEG

*»Schicksal bedeutet im Grunde,
dass du diejenige Version von dir selbst verkörperst und zeigst,
die am größten und mitfühlendsten ist.«*

*Guru Jagat,
Kundalini-Lehrerin und Gründerin
von »RA MA Institute, TV and Records«*

Das Leben verläuft immer in Zyklen. Als kleines Mädchen verbrachte ich die Sommer oft auf den Hawaii-Inseln. Es ist also nicht verwunderlich, dass auch meine Reise mit den Kristallen auf Big Island, der Hauptinsel, begann.

Vor über 20 Jahren fiel mir ein Buch über Kristalle und Chakren in die Hände, und ich war so beeindruckt, dass ich die Autorin anrief und fragte, ob sie sich mit mir treffen würde. Zu meiner Überraschung sagte sie Ja, und ich buchte am nächsten Tag ein Ticket nach Hawaii. Das war der offizielle Start meiner Reise mit den Kristallen.

In der Wohnung der Buchautorin duftete es herrlich nach Frangipani. Palmen wiegten sich friedlich im Wind. Meine Gastgeberin führte mich in ihr Behandlungszimmer, wo ich mich auf eine dicke Matte legte. Es sei sehr wichtig, schärfte sie mir gleich als Erstes ein, dass ich Pele, die Vulkangöttin, aufsuchte, die in den Kratern des Kilauea zu Hause war. Da Pele das Wesen von Hawaii verkörperte, sollte ich ihre Energie konkret körperlich erfahren, indem ich den Vulkan bestieg. Je mehr ich über Pele erfuhr, desto neugieriger wurde ich. Manche halten sie für eine mythische Gestalt, für viele ist sie durchaus real. Sie ist die Göttin der Erde, die mit ihrer geschmolzenen Lava Zerstörung bewirkt, um neues Leben zu ermöglichen. Sie ist faszinierend und unberechenbar. An einem Tag ist sie aktiv und sichtbar, am nächsten ruhig und stumm.

Nachdem mir die Autorin von Pele erzählt hatte, sagte sie: »Ich lege jetzt Kristalle auf und um deinen Körper, damit du Peles heilende Wandlungsenergie spürst, die in deinem Leben einen Neuanfang bewirken kann.« Sekunden später fühlte ich, wie mein Körper immer tiefer in den Erdkern sank. Es fühlte sich an, als nähme mich Mutter Erde in ihre Arme.

Nach einer Weile verschwand das Fundament unter meinem Körper, und ein Energiestoß fuhr durch mein Rückgrat. Ich befand mich jetzt energetisch über meinem Körper, nicht mehr in meiner physischen Gestalt. Es war, als schwebte ich im Raum auf einem riesigen Kristall. Ich war in einen fließenden, multidimensionalen Lichtstrahl verwandelt worden, der sich ins Universum ausdehnte.

Als ich nach einer Stunde die Augen aufschlug, wusste ich, dass sich mir eine Tür in eine andere Dimension eröffnet hatte – eine Dimension, die jenseits von Zeit und Raum existierte. Ich würde mein Leben nie mehr so sehen können wie vor dieser Erfahrung. Neben dem, was meine physischen Augen sahen, existierte ein ganzes Universum. Aber es existierte auch in mir, das wusste ich. Ich musste nur den Zugang zu ihm finden.

Anschließend studierte ich jahrelang bei verschiedenen Kahunas von Hawaii die alten Heilkünste.

Als Timmi und ich mit der Arbeit an dem vorliegenden Buch begannen, reisten wir noch einmal nach Hawaii. Vor Jahren hatten wir uns vorgenommen, jedes Jahr etwas Neues über Gesundheit und Spiritualität zu lernen. Wir wollten sicher sein, dass wir wissensmäßig auf dem neuesten Stand waren.

Manche behaupten, dass die sieben Hawaii-Inseln den sieben Chakren entsprechen. Wir wollten drei dieser Inseln besuchen, um dort einen friedvollen Geist, einen entspannten Körper und ein mitfühlendes Herz zu entwickeln und den Geist von Aloha zu finden. Um die Flamme der Leidenschaft in unserem physischen Körper zu entzünden, wollten wir nach Big Island – der Insel des Feuers, der Transformation und des neu erwachenden Lebens. Die Insel ist mit dem Wurzelchakra verbunden, was mit Sicherheit, Überleben und Festigkeit (Heimat, Körper, der Boden unter unseren Füßen) assoziiert wird.

Die zweite Insel sollte Mokolai sein, wo wir den Geist der Liebe zu finden hofften. Diese Insel ist dem Herzchakra zugeordnet. Für den dritten Aufenthalt hatten wir Kauai eingeplant, die älteste Insel, die für Erkenntnis und Intuition steht. Sie ist mit dem Stirnchakra verbunden und der geeignete Ort, um das Bewusstsein zu klären und zu erweitern.

Wir hatten schon oft gehört, dass die Inseln ihre Besucher entweder akzeptieren oder gleich wieder fortschicken. Wer sie respektiert und für ihre Botschaften der Synchronizität offen ist, wird auf eine magische, lebensverändernde Reise geschickt.

ERSTER AUFENTHALT: BIG ISLAND – IM KÖRPER SEIN

Auf Big Island spürten wir vom ersten Moment an die Vitalität, die die Insel durchpulste. Sie war lebendig! Wir vernahmen eine deutliche Botschaft, dass wir durch den Kontakt mit Mutter Natur deren Heilkraft erleben würden.

Wir beschlossen, mit dem Auto über die ganze Insel zu fahren und ihre heiligen Stätten aufzusuchen. Die Insel heißt nicht umsonst »Big«, sie ist tatsächlich groß, und so gab es lange Fahrstrecken, auf denen wir einen klaren Kopf bekommen und unser inneres Gleichgewicht wiederfinden konnten.

Je weiter wir fuhren, desto mehr kamen wir uns vor wie auf einem fremden Planeten. Auf Gegenden mit üppiger Vegetation folgten große, unbewohnte Landstriche, dann wieder durchquerten wir ausgedehnte Lavafelder und von Tropenstürmen verwüstete Wälder. Und immer wieder leuchteten weiße, sonnenhelle Strände auf.

Mir fiel es wie Schuppen von den Augen: Das war eine Metapher für unser Leben. Bei unserer Rundreise durch Big Island wurde mir bewusst, wie leicht es ist, in Gedanken und Gefühlen stecken zu bleiben. Dabei haben wir nichts anderes als die Gegenwart. Ob es uns gefällt oder nicht, wir müssen uns unablässig an die wechselnde Szenerie und das Klima anpassen.

Irgendwann auf der langen Fahrt wurde ich mit dem Teil von mir konfrontiert, der wissen wollte, wer ich wirklich war, aber auch mit dem Teil von mir, der meine Schattenseiten nicht wahrhaben wollte.

Die Stunden vergingen, die Landschaft veränderte sich, und in meinem Kopf tauchten Fragen auf: *Warum halte ich mich an einengenden Konzepten wie Scham, Schuld und Besorgnis fest? Warum hätschele ich meine Verletzungen und grolle immer noch bestimmten Menschen aus meiner Vergangenheit, die ich einmal als Freunde, Kollegen oder Partner betrachtet hatte? Wozu sollte das gut sein?*

Sicher, jede einzelne kränkende Situation und meine Reaktion darauf ließ sich rational analysieren, aber die andere Person hatte sich weiterentwickelt. Warum ich nicht? Durch meinen Groll war ich die Einzige, die an ihrer Verletzung festhielt. Und was noch schlimmer war, die dunklen Emotionen waren in meinem physischen Körper gespeichert.

Als wir ausstiegen und zu Fuß durch die wunderbare Landschaft liefen, wurde mir bewusst, wie unbedeutend solche Verstimmungen sind. *Jetzt* war der Zeitpunkt, sie loszulassen, und Hawaii bot uns das perfekte Werkzeug dazu – Ho'oponopono, was »es gut machen« bedeutet.

Ich hatte das alte Versöhnungsritual schon Jahre zuvor beim Besuch einer Medizinfrau namens Nahi Guzman kennengelernt. Ho'oponopono ist eine Übung, mit der man Probleme, die das eigene Leben belasten, aus der Welt schaffen kann. Wenn wir anderen vergeben, vergeben wir damit auch uns selbst.

Nahi praktizierte Ho'oponopono für mich, wann immer ich die Insel besuchte. Wenn Timmi und ich dann wieder in Kalifornien waren, arbeitete sie mit uns via Telefon. Oft reinigte das die Atmosphäre zwischen uns beiden oder in unserem Unternehmen.

Als sie starb, hatte ich das Gefühl, ein Stück von Hawaii zu verlieren. Ich hörte auf, Ho'oponopono zu praktizieren, und vergaß, wie wichtig es ist, durch Vergebung die physische Energie des Körpers zu heilen.

An jenem Tag auf Big Island, als ich mit Timmi über die Insel fuhr, kam es mir wieder in den Sinn. Wir holten unsere Kristalle, erdeten uns und praktizierten Ho'oponopono. Danach war uns leichter ums Herz, und wir fühlten uns unbeschwert und grenzenlos frei.

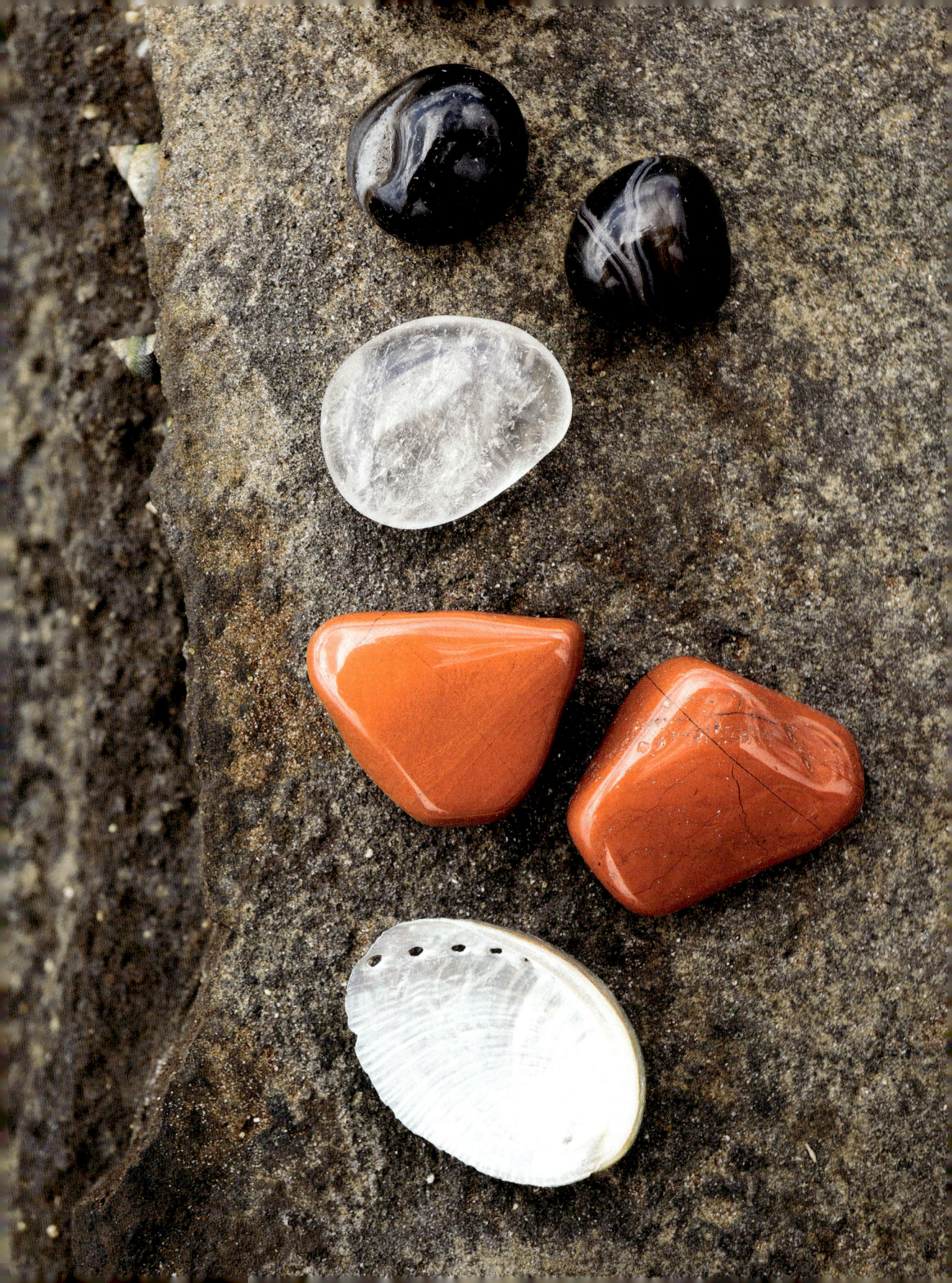

RITUAL: ALLES WIRD GUT – HO'OPONOPONO

DAUER: *11 Minuten täglich an 7 aufeinanderfolgenden Tagen*

In unserer schnelllebigen Gesellschaft werden wir ständig mit Informationen bombardiert. Deshalb ist es heute wichtiger denn je, geerdet zu bleiben.

Wenn wir mit der Erdenergie verbunden und zentriert sind, ist es leichter, gelassen zu bleiben, was immer auch passiert. Ein starkes inneres Fundament ist kennzeichnend für ein ausgeglichenes Wurzelchakra, die Basis aller anderen Chakren.

Um von dem Ho'oponopono-Ritual zu profitieren, solltest du in der Erdenergie verwurzelt sein, damit du dich getragen fühlst. In seiner einfachsten Form ist Ho'oponopono eine Selbstheilungsübung, bei der du für alles in deinem Leben, das Gute wie das Schlechte, volle Verantwortung übernimmst und darauf hinarbeitest, es nötigenfalls zu bereinigen. Im Zentrum steht deine persönliche Entwicklung, vor allem die Aspekte Bedauern, Vergebung, Dankbarkeit und Liebe.

Wenn du dir Zeit und Raum nimmst, dir und anderen zu vergeben, gewinnst du deine Stärke zurück und öffnest die Tür für Neuanfänge.

WAS DU BRAUCHST:

- 2 schwarze Onyxe zum Freisetzen unerwünschter Energien
- 2 rote Jaspisse für Stabilität und Kräftigung
- 1 Rauchquarz für Erdung und Loslassen
- 1 Schungit zur Neutralisierung der freigesetzten Energien
- 1 kleine Abalone-Schale für Beruhigung und Heilenergie
- 1 Bund Weißer Salbei
- 1 Feder
- 1 Abalone-Schale oder feuerfestes Gefäß für die Asche

ABLAUF DES RITUALS:

1. Räuchere deine Umgebung mit Salbei und reinige deine Kristalle.
2. Halte die Kristalle in den Händen, schließe die Augen und nimm drei tiefe Atemzüge. Sprich laut oder in Gedanken: »*Ich bitte darum, dass sich die höchsten Schwingungen von Liebe und Licht mit meinem höchsten Selbst verbinden, damit alle unerwünschten Energien und bisherigen Programmierungen beseitigt werden. Mögen diese Kristalle folgende Intentionen speichern: Vergebung, Dankbarkeit und Liebe. Danke, danke, danke.*«
3. Lege dich in bequemer Position flach auf den Rücken. Platziere (evtl. mithilfe einer zweiten Person) die Kristalle in Dreiecksform auf deinem Körper. Die Spitze zeigt nach unten zum Schambein, wo sich dein Wurzelchakra befindet. Das Dreieck symbolisiert die Verbindung von Geist, Körper und Seele, das Dreieck mit der Spitze nach unten die Macht des göttlich Weiblichen.
4. Lege die zwei schwarzen Onyxe als obere Ecken des Dreiecks innen neben die Hüftknochen.
5. Lege den Rauchquarz in die Mitte zwischen die Onyxe.
6. Lege den Schungit auf das Schambein als untere Spitze des Dreiecks.
7. Lege die zwei roten Jaspisse zwischen den Schungit und die schwarzen Onyxe.
8. Lege die kleine Abalone-Schale in die Mitte des Dreiecks.
9. Lass die Kristalle mindestens elf Minuten liegen, während du darüber nachdenkst, was du loslassen und in deinem Leben »in Ordnung bringen« willst.
10. Verwende die Worte der traditionellen Ho'oponopono-Praxis. Wenn du sagst:
    a) »*Es tut mir leid*«, anerkennst du, was du in dein Leben gezogen hast, und übernimmst volle Verantwortung dafür.
    b) »*Bitte verzeih mir*«, bittest du um Vergebung für alles, was du wissentlich oder unwissentlich dir oder anderen angetan hast.
    c) »*Danke*«, drückst du Dank für die Erfahrungen aus, die es dir ermöglicht haben, zu lernen und zu wachsen.
    d) »*Ich liebe dich*«, gibst du dir und allem, was existiert, deine Liebe. Liebe ist die höchste Schwingung.
11. Du kannst diese vier Formeln in beliebiger Reihenfolge und Häufigkeit aussprechen.
12. Wiederhole die Schritte 3 bis 11 an sieben aufeinanderfolgenden Tagen.

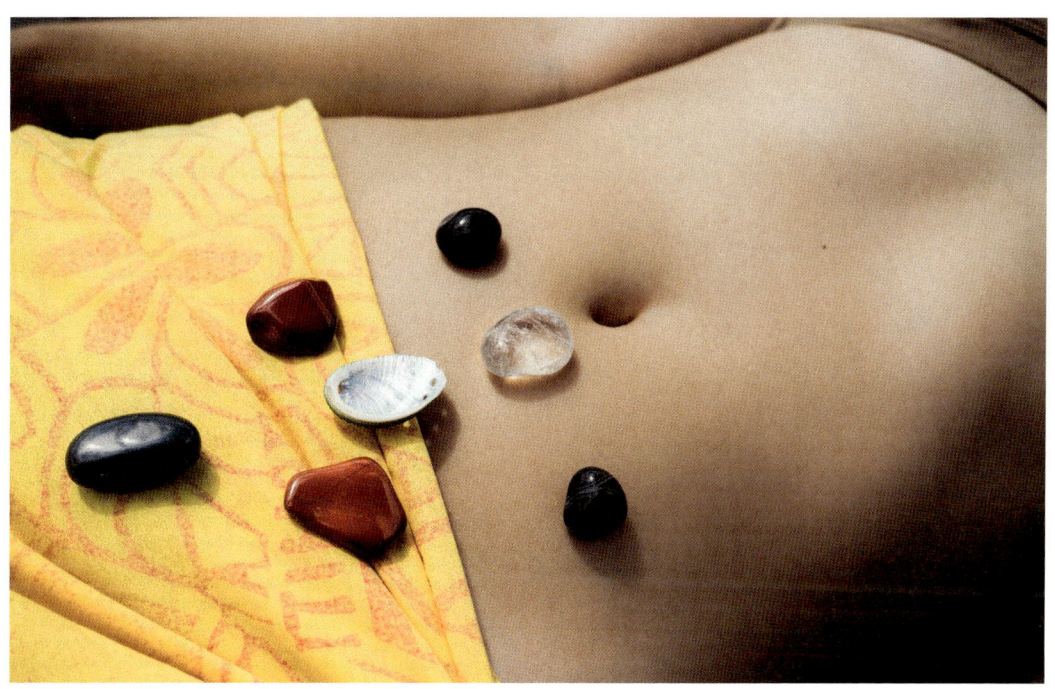

Roter Jaspis

WEISHEITSHÜTER:
DER STABILISIERER

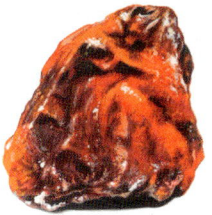

FARBE: Rot
VORKOMMEN: U. a. Brasilien, Indien, Madagaskar, Venezuela, USA

GESCHICHTE UND ÜBERLIEFERUNG: Roter Jaspis ist ein Stimmungsstabilisierer. Die blutrote Farbe, die durch Anteile von Eisen entsteht, führte bei den Niederländern zu der Annahme, dass der rote Jaspis auf den Blutfluss einwirke. Seit dem 16. Jahrhundert wird das Mineral zur Stärkung von Fruchtbarkeit und Kreativität eingesetzt.

HEILKRÄFTE: Roter Jaspis kann das Wurzelchakra aktivieren und soll das sexuelle Begehren steigern. Bei emotionalen Turbulenzen wirkt der Heilstein ausgleichend. Wenn du dir häufig Sorgen machst, ist es sinnvoll, einen roten Jaspis in dein Energiefeld zu holen. Er dämmt negative Gedanken ein.

Die 7 Chakren

NAME	LAGE	ENERGETISCHE VERBINDUNG	FARBE	KRISTALLE
1. Wurzelchakra	Unteres Ende des Rückgrats	Sicherheit Überleben Solidität im Leben (Heimat, Körper, Boden unter unseren Füßen)	Rot	Schungit Rauchquarz Hämatit Roter Jaspis Schwarzer Onyx
2. Sakralchakra	Unterbauch	Sexualität Leidenschaft Schöpferkraft Verletzlichkeit Beziehungen	Orange	Karneol Vanadinit Mandarinenkristall Orangencalcit Sonnenstein
3. Solarplexus-Chakra	Oberbauch	Persönliche Kraft Selbstvertrauen Verantwortung Willenskraft	Gelb	Citrin Gelber Jaspis Pyrit Tigerauge
4. Herzchakra	Herz	Liebe Vergebung Verbindung zwischen Geist, Körper und Seele	Grün und Rosa	Rubin-Zoisit Unakit Rosenquarz Rhodonit Chrysopras Fuchsit Malachit
5. Halschakra	Kehlkopf	Selbsterkenntnis Kommunikation Deine Wahrheit äußern	Blau	Türkis Sodalith Blauer Apatit
6. Stirnchakra	Stirn, zwischen den Augen	Intuition Persönliche Weisheit Emotionale Intelligenz	Violett	Amethyst Fluorit Lapislazuli Indigo Gabbro
7. Scheitelchakra	Scheitelpunkt des Kopfes	Kontakt zu unserer spirituellen Natur Höheres Bewusstsein	Flieder und Weiß	Lepidolith Amethyst Rauchquarz Lemurischer Saatkristall

ZWEITER AUFENTHALT: MOLOKAI – AUF DAS HERZ HÖREN

Der Flug nach Molokai, Insel Nummer zwei, erwies sich als der frustrierendste und zeitraubendste Teil unseres Unternehmens. Der Flugplan änderte sich kurzfristig, und wir mussten unser Treffen mit einer Heilerin namens Zelie verschieben.

Als wir auf Molokai landeten, war uns, als hätten wir einen unsichtbaren energetischen Schutzschild durchbrochen. Bei der Begrüßung lächelte Zelie vielsagend: »Ihr habt es tatsächlich geschafft! Viele Leute kündigen an, dass sie kommen wollen, aber dann klappt es doch nicht.« Kein Wunder!

Wir redeten stundenlang mit dieser weisen, warmherzigen Frau. »Molokai ist die Insel kraftvoller Gebete. Hier wurden die Kahunas, die hawaiianischen Schamanen, ausgebildet«, erzählte sie. »Hier lernten sie, dass das Leben aus Dunkelheit und Licht besteht.«

Wenn wir unsere Schattenseiten nicht akzeptieren, sagte Zelie, können wir uns selbst nicht erkennen. Ich verstand sehr gut, was sie meinte, auch wenn das in meiner Familie – wie in vielen anderen – so nicht praktiziert worden war. Wer redet schon am Esstisch darüber, dass er Angst vor Zurückweisung und Verlassenwerden hat?

Es erfordert spirituelle Reife, sagte Zelie, sich dem Schatten zu stellen. Die meisten Menschen wollen zu Beginn ihrer spirituellen Reise nur das Licht sehen. Der Blick ins Dunkel kann schwierig sein, besonders wenn wir nicht wirklich im Körper und mit unserem Herzzentrum verbunden sind.

Molokai lehrte Timmi und mich, dass wir mit beiden Seiten arbeiten müssen, mit Licht und Schatten, wenn wir uns als Ganzheit begreifen wollen. Licht und Schatten sind nie voneinander getrennt.

Die meisten von uns begeben sich in einem enthusiastischen, beseligten Zustand auf den spirituellen Weg und baden geradezu in Licht und Glückseligkeit. Wenn wir aber weiterkommen wollen, müssen wir einen entscheidenden Schritt tun, nämlich diejenigen Aspekte unseres Charakters akzeptieren, die wir nicht wahrhaben wollen. Wir müssen uns eingestehen, dass auch sie ein Teil von uns sind.

Timmi und ich hatten uns aus rein rationalen Gründen entschlossen, auf Molokai Station zu machen, und reisten mit der Erkenntnis ab, dass wir uns mehr als bisher unserem Herzzentrum zuwenden mussten. Das Herz ist der Sitz unserer Gefühle, unserer Wahrheit und der Verwirklichung unserer Träume. Wenn wir in unserem Herzen dem Schatten einen Platz einräumen, können wir uns so kennenlernen, wie wir wirklich sind. Akzeptieren wir den Schatten, werden wir für uns selbst transparent, und nur dann können wir unser höchstes Potenzial verwirklichen und wahrhaft im Jetzt leben.

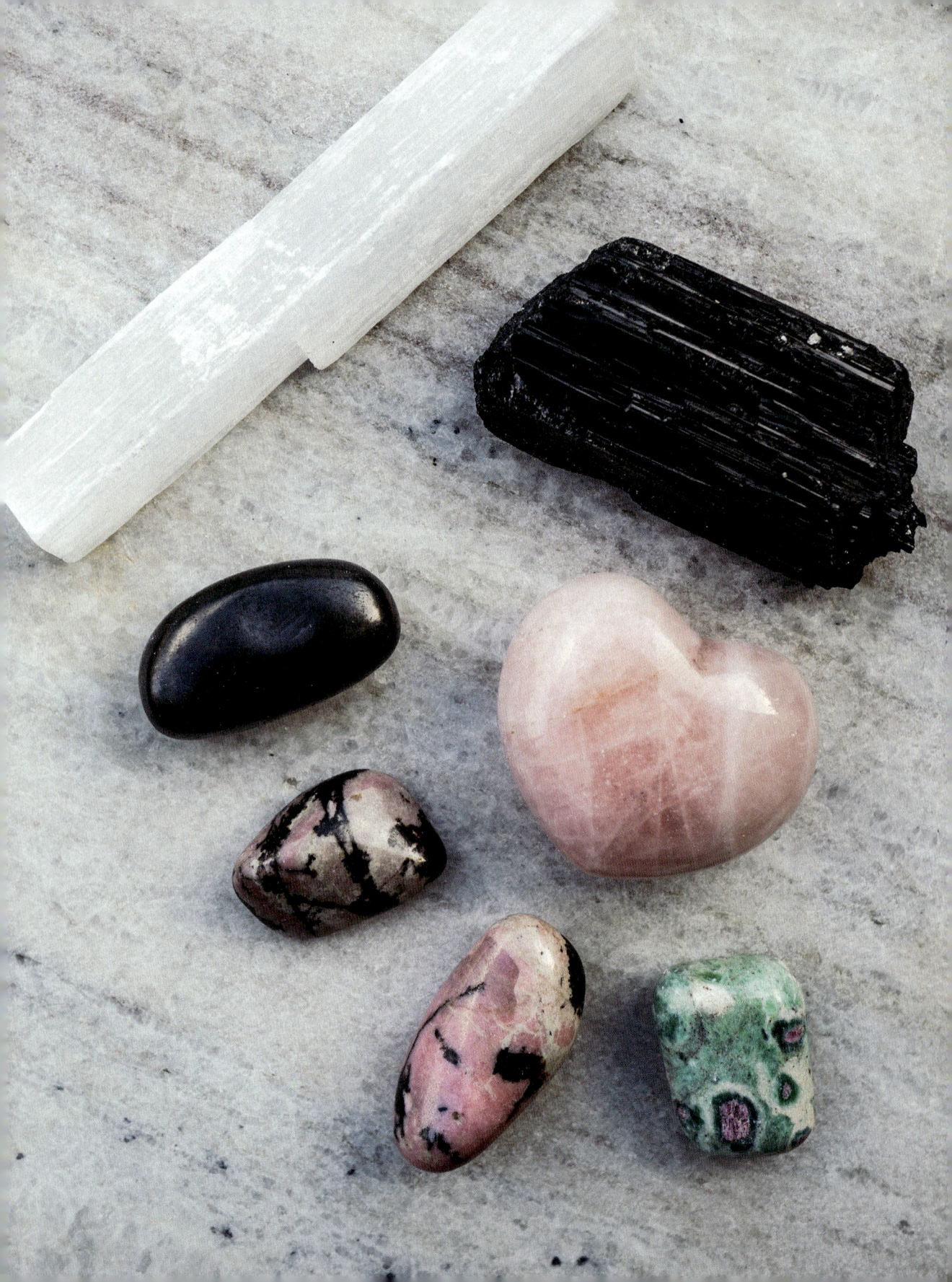

RITUAL: DAS HERZ DEM SCHATTEN ÖFFNEN

DAUER: *11 Minuten täglich an 7 aufeinanderfolgenden Tagen*

Ob wir es uns nun eingestehen oder nicht, wir haben alle eine Schattenseite. Sie besteht aus Aspekten, die wir unterdrückt und tief ins Unbewusste verbannt haben. Das tun wir, weil wir sie für inakzeptabel halten. Unsere Lebenserfahrungen prägen unser Gefühlsleben und haben uns dazu programmiert, »negative Gefühle« wie Scham, Trauer, Angst, Schuld und Zorn zu verdrängen. Aber um wirklich zu wissen, wer wir sind, müssen wir im Herzen für diese Schattenaspekte Platz schaffen, damit sie ans Licht kommen und freigesetzt werden können.

Du kannst dieses Ritual mit dem Ho'oponopono-Ritual (S. 255) kombinieren. Du wirst dich erden und zentrieren und dein Herz den dunkleren Seiten deiner Persönlichkeit öffnen. Wenn du feststellst, dass das Dunkel auch Licht birgt, bist du weniger in Versuchung, deine dunklen Seiten zu negieren.

WAS DU BRAUCHST:

- 2 Rhodonite für Vergebung, Mitgefühl und Befreiung von Angst
- 1 kleiner Schungit zur Neutralisierung der freigesetzten Energien
- 1 Rubin-Zoisit für die Umwandlung negativer Energie in positive
- 1 Rosenquarzherz, um das Herz für bedingungslose Liebe zu öffnen
- 1 kleiner Selenitstab für Lichtenergie
- 1 schwarzer Turmalin, um Energieblockaden aufzulösen
- 1 Bund Weißer Salbei
- 1 Feder
- 1 Abalone-Schale oder feuerfestes Gefäß für die Asche

ABLAUF DES RITUALS:

1. Räuchere deine Umgebung mit Salbei und reinige deine Kristalle.
2. Halte die Kristalle in den Händen, schließe die Augen und nimm drei tiefe Atemzüge. Sprich laut oder in Gedanken: »*Ich bitte darum, dass sich die höchsten Schwingungen von Liebe und Licht mit meinem höchsten Selbst verbinden, damit alle unerwünschten Energien und bisherigen Programmierungen beseitigt werden. Mögen diese Kristalle folgende Intentionen speichern: Loslassen, Zulassen und Heilung. Danke, danke, danke.*«
3. Lege dich in bequemer Position flach auf den Rücken.
4. Lege die Steine (evtl. mithilfe einer zweiten Person) in einem Dreieck mit der Spitze nach oben über dein Herzchakra. Das Dreieck symbolisiert die Verbindung von Körper, Geist und Seele.
5. Lege die zwei Rhodonite unter deine Brüste oder Brustmuskeln.
6. Lege den Schungit zwischen die Rhodonite.
7. Lege das Rosenquarzherz auf dein Herz.
8. Lege den Zoisit über das Rosenquarzherz als obere Spitze des Dreiecks.
9. Nimm den Selenitstab in deine linke, empfangende Hand, um Lichtenergie herbeizurufen.
10. Nimm den schwarzen Turmalin in deine rechte Hand, um die dunklen Schattenenergien freizusetzen, die dir nicht länger dienen.
11. Behalte die Kristalle mindestens elf Minuten auf deinem Körper, während du die Licht- und Schattenaspekte visualisierst, die in dir koexistieren. Erlaube deinem Herz, sich zu öffnen und deine Schattenseite zu akzeptieren.
12. Visualisiere, wie der Selenit deine Schattenaspekte mit Licht umhüllt, und entlasse alle Negativität aus dem Schatten in den schwarzen Turmalin.
13. Wiederhole die Schritte 3 bis 12 an sieben aufeinanderfolgenden Tagen. Du bist auf dem Weg zu deinem wahren Selbst!

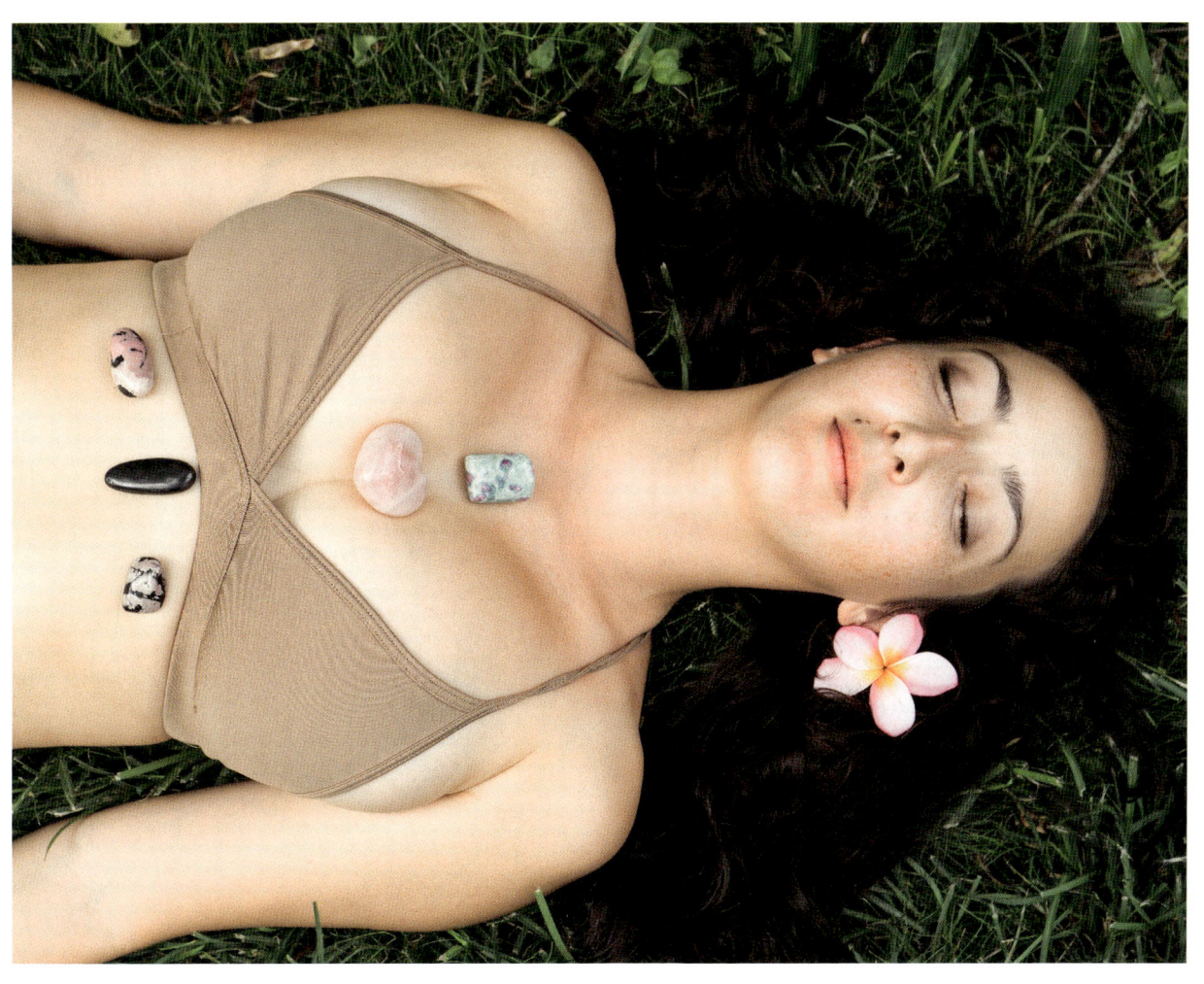

Rhodonit

WEISHEITSHÜTER:
RETTE MICH

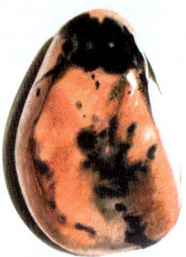

FARBE: Rosa mit schwarzen Adern

VORKOMMEN: U. a. Australien, Brasilien, Indien, Madagaskar, Mexiko, Russland, Schweden und USA

GESCHICHTE UND ÜBERLIEFERUNG: Der von schwarzen Manganoxid-Adern durchzogene Rhodonit erhielt seinen Namen vom griechischen Wort für »Rose«. Betrachte ihn als deinen Verbündeten! Das lebenssprühende rote Mineral wird mit Liebe assoziiert, weil es Vergebung erleichtern soll. Russische Zaren schenkten Rhodonite zur Hochzeit.

HEILKRÄFTE: Verzeihen ist nicht leicht. Der Rhodonit kann helfen, Bedauern, Trauer und Selbstzweifel zu überwinden. Er stärkt dein Selbstwertgefühl und die emotionale Balance. Durch die Verbindung mit dem Herzchakra versorgt uns der Rhodonit mit innerer Liebe. Denn nur wenn wir uns selbst vergeben, können wir die Leidenschaft neu entdecken.

DRITTER AUFENTHALT: KAUAI – DIE KRAFT DER GEDANKEN

Auf Kauai trafen wir unsere gute Freundin Shirin Hunt, eine Theta-Heilerin. »Kauai ist ein kraftvoller Ort«, sagte sie. »Wenn ihr euch der Energie der Insel öffnet, wird sie euch durcheinanderwirbeln. Alles, was in euch rumort, kommt an die Oberfläche und wird euch gespiegelt.« Sie sollte recht behalten.

Auf Kauai erlebten wir die Synchronizität in Reinkultur. Unsere Gedanken und Worte manifestierten sich viel schneller, als wir es gewohnt waren. Die Insel war eine gebieterische Lehrmeisterin, die uns zeigte, wie sehr das, was wir für Realität halten, von der Richtung unserer Gedanken beeinflusst wird. Die Stirnchakra-Energie war genau das, was wir brauchten, um unser Bewusstsein zu erweitern!

Wir beschlossen, entlang der Na-Pali-Küste zum Hanakapiai-Wasserfall zu wandern. Es ist ein Zwölf-Kilometer-Rundweg durch üppigen Dschungel, der in einem fast 300 Meter steilen Anstieg hoch zum Wasserfall gipfelt.

Vor der Wanderung erkundigten wir uns nach dem Wetter, denn wir mussten drei oder vier Flüsse durchqueren, und es bestand die Gefahr plötzlicher Sturzfluten. Zum Glück war kein Regen vorhergesagt.

Der erste Teil des Weges bestand aus einem sehr steilen Anstieg, aber die majestätische Küstenlandschaft entschädigte uns für die Mühe. Es duftete nach Guaven, wir liefen durch Bambushaine und spürten die überwältigende Nähe von Mutter Natur.

Auf dem nächsten Teil des Trails begegneten wir ehrfürchtigem Staunen, Selbstzweifeln und unserer eigenen Willenskraft. Wolken von Moskitos, schlammige Wege und steinige Wegstrecken setzten uns unbarmherzig zu. Unsere Gedanken legten uns zusätzlich Steine in den Weg. Während das Herz für Weitergehen plädierte, sagte die Vernunft, wir seien zu erschöpft und der Weg zu weit. Angstvolle Gedanken gingen uns durch den Kopf: *Haben wir genug Wasser? Wie bewältigen wir diese riesigen, rutschigen Felsblöcke? Vielleicht sollten wir besser umkehren?*

Wir wollten gerade aufgeben, als uns ein Wanderer entgegenkam. »Der Wasserfall ist gleich da vorne, ihr seid fast da!«, versicherte er uns. Ein Wink des Universums!

Drei weitere Stunden vergingen. Wir hatten den Wasserfall immer noch nicht erreicht. Der Kampf zwischen Gedanken und Herz tobte weiter. Immer wenn wir umkehren wollten, tauchte ein Wanderer auf und sagte: »Der Wasserfall ist gleich da vorne, ihr seid fast da!«

Wir waren entmutigt und erschöpft. War es wirklich sinnvoll, den Weg weiterzugehen? Es gab nur eine Lösung: Wir mussten unsere Gedanken außer Gefecht setzen. Wir mussten unsere Ängste bezwingen und uns auf Liebe konzentrieren. Schließlich setzte sich das Herz durch, und wir erreichten unser Ziel. Wir sprangen in das frische, klare Wasser und schwammen zu dem natürlichen Becken am Fuß des Wasserfalls. Nicht nur Schlamm und Schweiß wusch das Wasser ab, sondern auch Selbstzweifel, mentale Blockierungen und einengende Gedanken.

Nach einer Weile setzten wir uns in eine kleine Höhle hinter dem Wasserschleier. Dort drängte sich uns die Erkenntnis auf, dass der menschliche Geist nach mehr verlangt, als ihm das endlose Geplapper im Kopf bieten kann. Es mag unmöglich sein, unseren Geist von allen Gedanken zu befreien, aber wir können ihn zumindest zum größten Teil mit dem füllen, was wir erschaffen wollen – Freude und Glück zum Beispiel.

Kauai forderte uns auf, in den Spiegel zu blicken, und was wir dort sahen, waren zwei Menschen, die ihre Gedankenmuster bezwungen und ihre selbst auferlegten Grenzen durchbrochen hatten. Wir hatten uns selbst bewiesen, dass alles möglich ist. Dieses Ritual wird dasselbe auch dir beweisen.

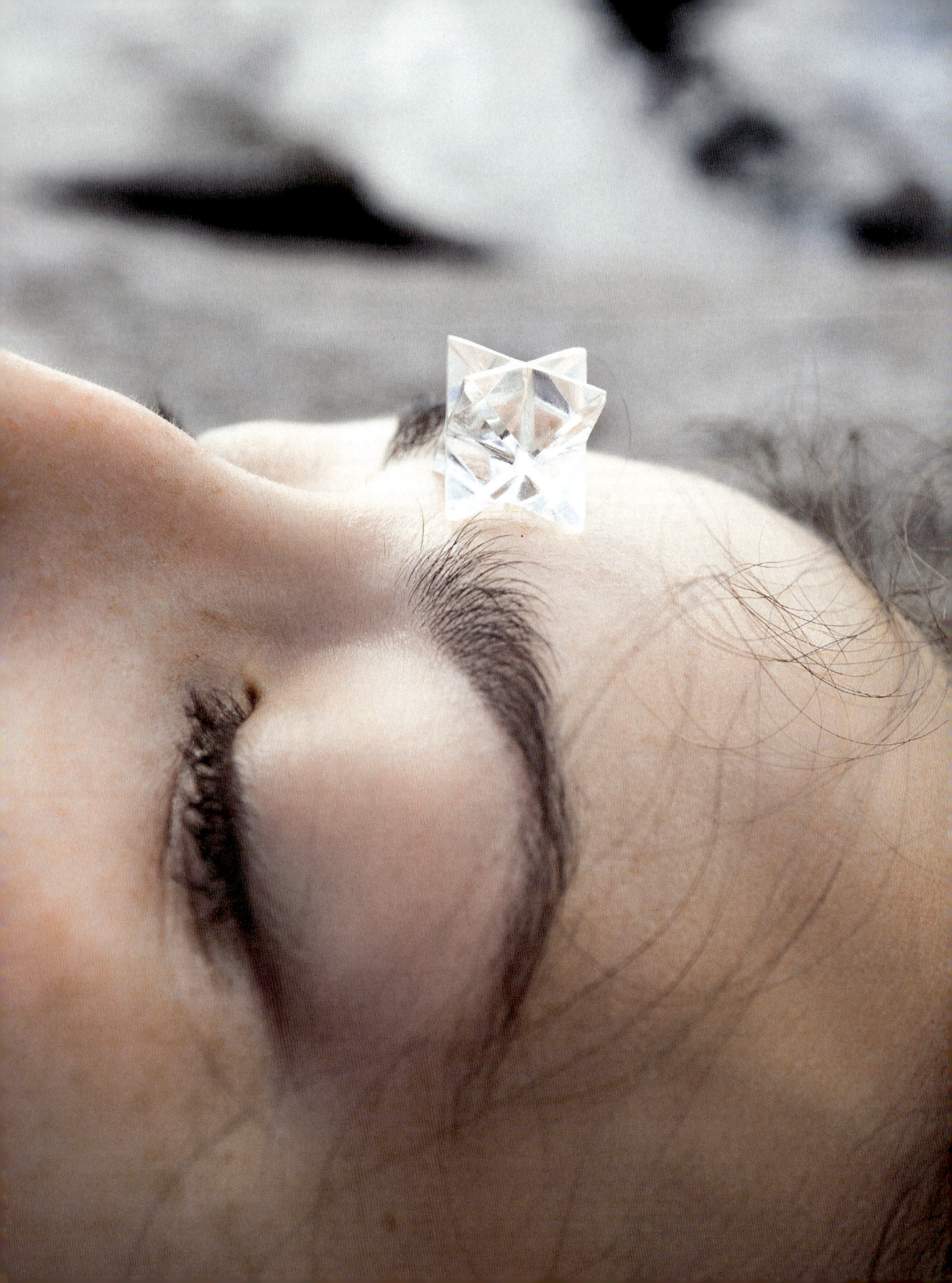

RITUAL:
DAS BEWUSSTSEIN WEITEN

DAUER: *11 Minuten täglich an 7 aufeinanderfolgenden Tagen*

Nachdem du den Körper mit dem Herz verbunden hast, solltest du jetzt das Bewusstsein weiten und damit alle drei Ebenen zusammenführen. Wenn du ein nach oben weisendes Dreieck mit einem Dreieck kombinierst, dessen Spitze nach unten zeigt, erschaffst du ein Symbol, das einem Stern mit sechs Spitzen ähnelt oder einer eindimensionalen Merkaba.

Das ursprünglich altägyptische Wort Merkaba besteht aus den Teilen *mer*, Licht – ein gegenläufig rotierendes Lichtfeld, *ka*, der menschliche Geist, und *ba*, der menschliche Körper. Die Merkaba ist ein dreidimensionaler, heiliger geometrischer Körper, der als nützliches Werkzeug gilt, wenn es darum geht, die Möglichkeiten von Geist, Körper und Seele unter der Führung des Herzens zu erweitern. Die Kraft der Merkaba ist besonders groß, wenn sie in Form eines Bergkristalls auftritt.

Lemurische Kristalle sind »Meistersteine«, das heißt Archivare der alten Zivilisation von Lemuria. Nach der Legende wurden lemurische Saatkristalle an verschiedenen Orten der Welt platziert, als Hinterlassenschaft für all jene, die offen und bereit sind, mit den in ihnen gespeicherten Informationen zu arbeiten. Viele betrachten Hawaii als das ehemalige Lemuria. Diese Kristalle tragen eine hohe Schwingungsenergie in sich, verbreiten Licht und Hoffnung und helfen, deine Chakren zu aktivieren und auszurichten.

Durch die Arbeit mit Bergkristallen und lemurischen Kristallen kannst du bei diesem Ritual neue Ideen aussäen und zur Blüte bringen. Es stärkt deinen Glauben, dass du imstande bist, deine gegenwärtigen Überzeugungen und Fähigkeiten zu erweitern. Alles, was du dir wünschst, ist erreichbar!

WAS DU BRAUCHST:

1 kleine Bergkristall-Merkaba für Ausdehnung und grenzenlose Möglichkeiten

4 lemurische Saatkristalle für neue Entwicklungen und Ideen

1 Bund Weißer Salbei

1 Feder

1 Abalone-Schale oder feuerfestes Gefäß für die Asche

ABLAUF DES RITUALS:

Wenn du möchtest, kannst du das Ho'oponopono-Ritual (S.255) und das Ritual »Das Herz dem Schatten öffnen« (S. 261) mit dem hier beschriebenen Ritual kombinieren und deinen ganzen Körper in die Kristallarbeit einbeziehen.

1. Räuchere deine Umgebung mit Salbei und reinige deine Kristalle.
2. Halte die Kristalle in den Händen, schließe die Augen und nimm drei tiefe Atemzüge. Sprich laut oder in Gedanken: »*Ich bitte darum, dass sich die höchsten Schwingungen von Liebe und Licht mit meinem höchsten Selbst verbinden, damit alle unerwünschten Energien und bisherigen Programmierungen beseitigt werden. Mögen diese Kristalle folgende Intentionen speichern: Intuition, Ausdehnung und Entschlossenheit. Danke, danke, danke.*«
3. Lege dich in bequemer Position flach auf den Rücken.
4. Lege einen lemurischen Kristall mit der Spitze zum Körper über deinen Kopf.
5. Nimm in jede Hand einen lemurischen Kristall, dessen Spitze zum Körper zeigt. Lege den letzten lemurischen Kristall zwischen deine Knöchel, mit der Spitze zum Rumpf.
6. Stell dir vor, dass in deinen Geist, deinen Körper und das Herzzentrum neue Ideen, Segnungen und positive Energien gepflanzt werden.
7. Lege den Merkaba-Bergkristall über dein Drittes Auge (in der Stirnmitte, leicht oberhalb der Augenbrauen).
8. Lass alle Kristalle mindestens elf Minuten lang auf und um den Körper liegen und ihre liebevollen, expansiven Energien durch Körper, Herz und Geist fließen. Denke daran: Dein Leben besteht aus endlosen Möglichkeiten.
9. Wiederhole die Schritte 3 bis 8 täglich an sieben aufeinanderfolgenden Tagen.

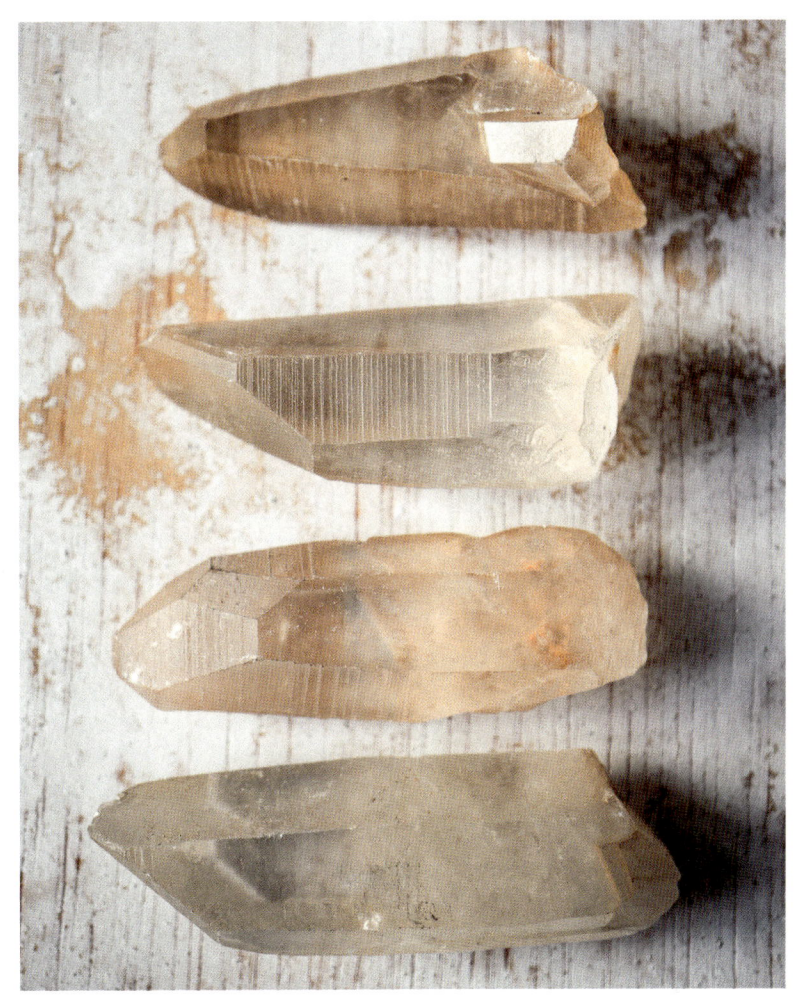

»Spiritualität lädt uns ein, in den erleuchteten Raum unmittelbar hinter den Augen einzutreten und auf menschliche Deutungen und unser vermeintliches Wissen zu verzichten, damit wir die göttliche Wahrnehmung erfassen können, die unendlich und grenzenlos ist. Sie fordert uns auf, dem zu vertrauen, was wir nicht sehen, aber im tiefsten Inneren ›wissen‹, dass die Liebe in unserem Inneren die Quelle ist, die uns nach Hause ruft und zu dem Gott, der in ALLEM ist.«

Seane Corn,
Yoga-Lehrerin, Mitbegründerin von »Off the Mat into the World«

Lemurischer Saatkristall

WEISHEITSHÜTER:
ZEITREISENDER

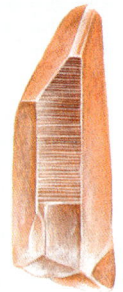

FARBE: Klar bis Hellrosa
VORKOMMEN: Brasilien
GESCHICHTE UND ÜBERLIEFERUNG: Die leiterähnlichen Streifen auf den lemurischen Kristallen sind für Quarzminerale sehr ungewöhnlich. Die Steine sollen Überreste einer verlorenen lemurischen Zivilisation sein. Ihre Rillen gelten auf diesem Hintergrund als Codes, die uns, wenn sie entziffert werden, in eine neue Realität versetzen.
HEILKRÄFTE: Lemurische Kristalle sind Meister der Liebe. Sie wirken wohltuend auf alle Chakren ein, deren Energie sie harmonisieren und klären. Ihre hohe Schwingungsenergie beseitigt sämtliche Energieblockaden. Während der Meditation ist es förderlich, mit dem Daumen sanft über ihre Rillen zu streichen. Das hilft dir, dich selbst und deine Spiritualität besser zu erkennen.

DAS ENDE DER STRASSE

Auf unserer Reise durch die Inselwelt von Hawaii, auf der wir neue Methoden kennenlernen wollten, wie man Erdung, Bewusstseinserweiterung und Heilung von Herz und Geist an andere weitergibt, heilten wir am Ende uns selbst.

Während des gesamten Aufenthalts auf Hawaii hatten Timmi und ich das Gefühl, dass wir auf das Ende der Straße zufuhren. Immer wieder sahen wir Straßenschilder »End of the Road«. Zuerst fragten wir uns, ob das ein Zeichen sein sollte, dass etwas zu Ende ging. Aber dann begriffen wir, dass eine ganz andere Botschaft dahintersteckte: Wir waren bereit, bis zum Ende des Weges zu gehen, um die Informationen zu finden, die andere Menschen inspirieren können.

Wir werden immer weitergehen, bis zum Ende der Straße, und möchten auch *dir* dabei helfen. Der spirituelle Pfad mag lang und steinig sein, aber du bist nie allein unterwegs. Mutter Erde hat dir viele Werkzeuge an die Hand gegeben, die dich leiten können. Wir hoffen, dass wir dein Wissen über eines ihrer machtvollsten Werkzeuge erweitern und dich mit ihren Weisheitshütern vertraut machen konnten – den Kristallen und ihren magischen, uralten Energien.

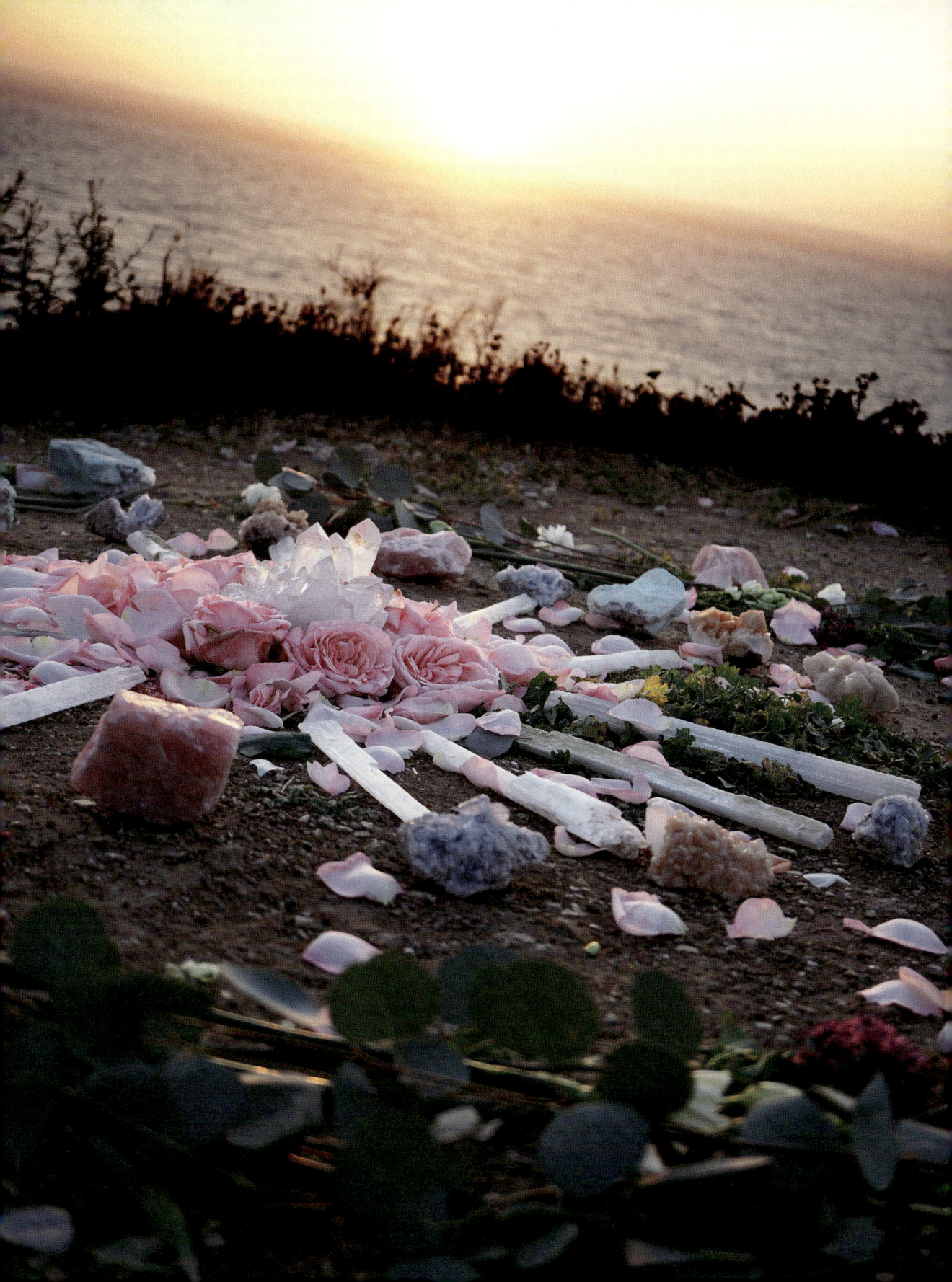

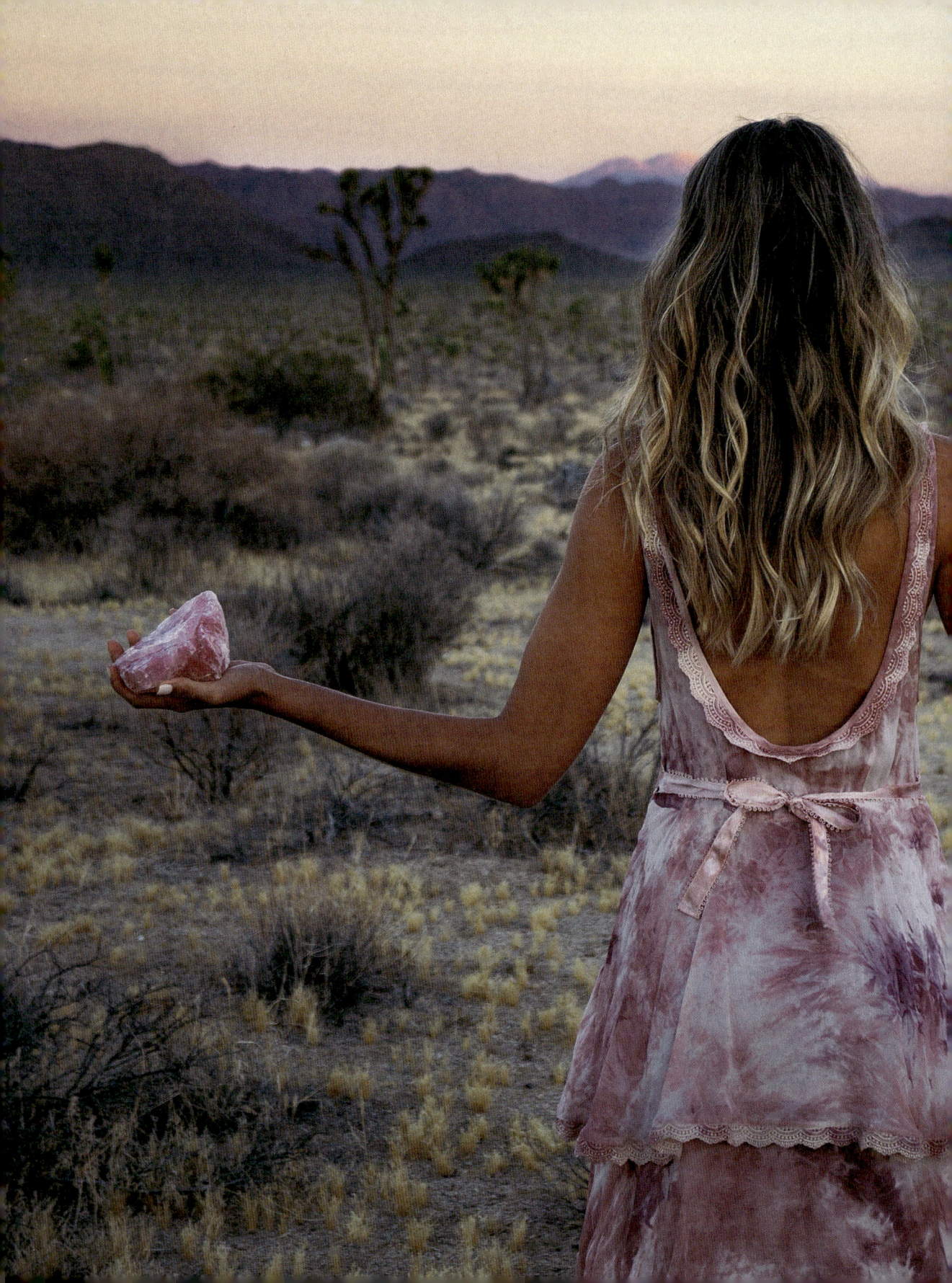

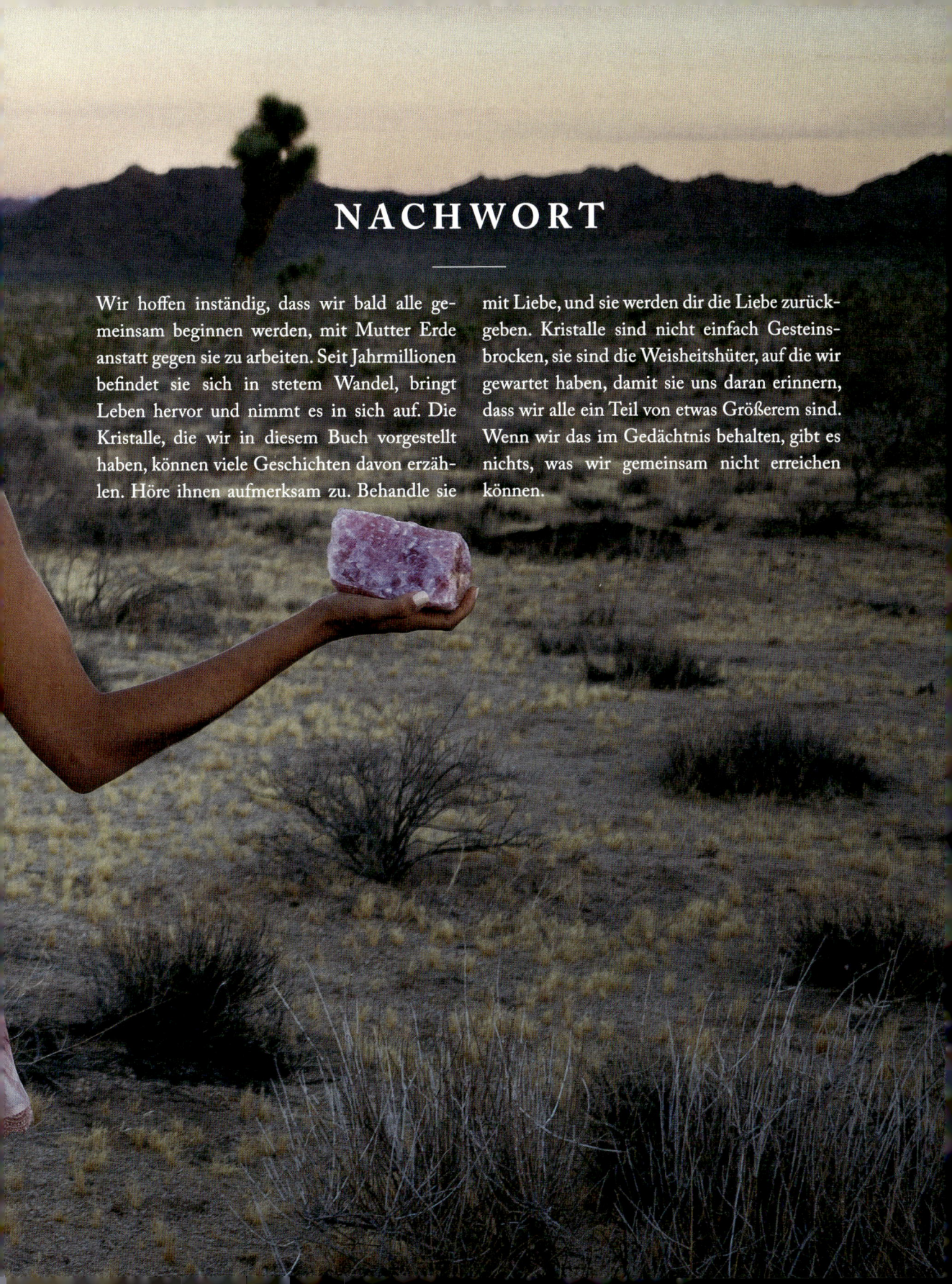

NACHWORT

Wir hoffen inständig, dass wir bald alle gemeinsam beginnen werden, mit Mutter Erde anstatt gegen sie zu arbeiten. Seit Jahrmillionen befindet sie sich in stetem Wandel, bringt Leben hervor und nimmt es in sich auf. Die Kristalle, die wir in diesem Buch vorgestellt haben, können viele Geschichten davon erzählen. Höre ihnen aufmerksam zu. Behandle sie mit Liebe, und sie werden dir die Liebe zurückgeben. Kristalle sind nicht einfach Gesteinsbrocken, sie sind die Weisheitshüter, auf die wir gewartet haben, damit sie uns daran erinnern, dass wir alle ein Teil von etwas Größerem sind. Wenn wir das im Gedächtnis behalten, gibt es nichts, was wir gemeinsam nicht erreichen können.

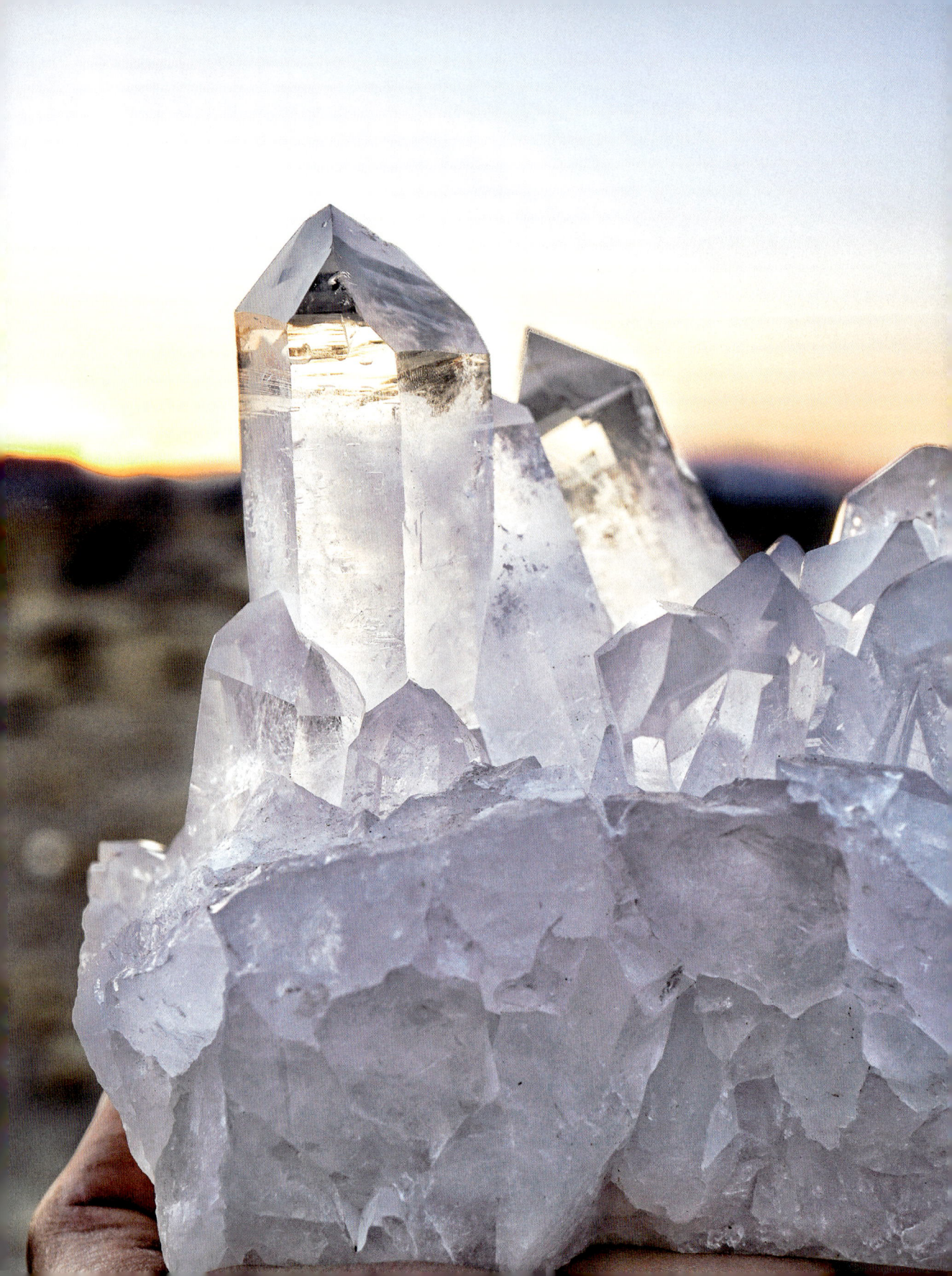

GLOSSAR

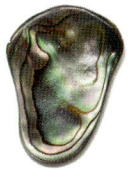

ABALONEN – werden wegen ihrer sehr engen Beziehung zum Meer auch »Seeohren« genannt. Mit ihrer Schale wird oft beim Räuchern der brennende Salbei gelöscht.
22, 35, 43 f., 54, 59, 67, 74, 77, 82, 93, 101, 117, 121, 132, 133, 138, 143, 145, 150, 158, 163, 181, 186, 189, 197, 201, 204, 207, 216, 221, 229, 237, 241, 245, 255 f., 261, 268

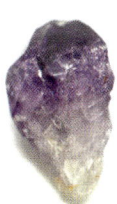

AMETHYST – natürliches Hilfsmittel gegen Stress, fördert innere Stärke und Ruhe, spirituelles Wachstum und Intuition. Zieht positive Energien an und befreit von negativen.
14, 22, 90, 93, 111 f., 115, 123, 169, 178, 185, 186, 187, 195, 245, 258

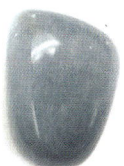

ANGELIT – verbindet dich mit deinen Engeln und bietet Schutz für den ganzen Körper. Hilft gegen Anspannung, Stress und Zorn, erleichtert Vergebung und begünstigt Heilungsprozesse.

APOPHYLLIT – Kristall mit hoher Schwingungsfrequenz, der energetisierendes Licht ausstrahlt. Seine Nähe hilft umgehend gegen Stress, Angst, Nervosität und Sorgen.
185, 186

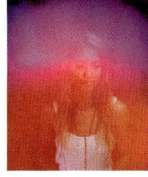

AURA – ein unsichtbares elektromagnetisches Energiefeld (Lichtkörper), das unseren Körper bis zu 1 m Umfang umgibt.
41, 44, 164, 194 f., 200, 206, 209

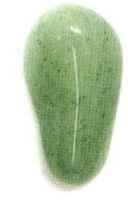

AVENTURIN – einer der wirksamsten Kristalle, besonders im Hinblick auf Wohlstand und Erfolg. Er vergrößert deine Chancen in jeder Situation.
22, 90, 93, 99, 101, 103 f., 108, 123, 135, 245

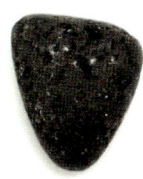

BASALT – dunkles Vulkangestein, das zu innerer Stabilität und Mut verhilft und dein Energieniveau erhöht.
82, 85, 216

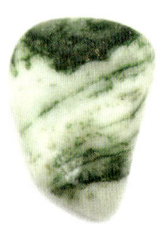

BAUMACHAT – verbindet dich auf einer tieferen Ebene mit der Erde und der Natur. Er beseitigt Blockaden im Energiefeld des Körpers und ermöglicht den ungehinderten Fluss von inneren und äußeren Gütern.
22, 123 f.

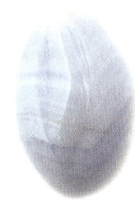

BLAU-WEISSER CHALCEDON – einer der besten Helfersteine bei Nervosität und Stress. Seine zartblaue Färbung wirkt sich beruhigend auf die Gedanken aus, verhilft zu innerer Ruhe und unterstützt die Entspannung.
22, 123, 125, 173 f., 178, 189 f.

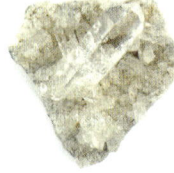

BERGKRISTALL – ein Kristall der Klarheit und Neutralität, der deine programmierte Intention aktiviert und verstärkt. Er erhöht zudem das Energieniveau jedes anderen Heilsteins, mit dem er in Kontakt kommt.
22, 59 f., 63, 90, 93, 97 f., 101, 103 f., 108, 121, 123 f., 143, 145, 147, 149, 181, 189 f., 197, 199, 204, 216 f., 221 f., 241 f., 267, 268

BUNTKUPFER – erinnert mit seinen metallisch schillernden Farben an Pfauenfedern. Er unterstützt Kreativität, Lebensfreude und innovatives Denken und hilft, das Leben gut gelaunt zu meistern.

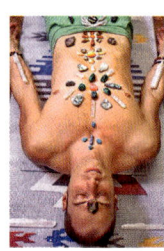

CHAKRA – Sanskrit-Begriff, der wörtlich »Rad« bedeutet. Es wird angenommen, dass es sieben Hauptchakren oder Energiezentren in der Körpermitte entlang der Wirbelsäule gibt, angefangen vom ersten am Beckenboden bis zum höchsten am Scheitelpunkt des Kopfes. (Mehr Informationen über die Chakren und die dazugehörigen Kristalle auf S. 258.)
29, 73, 81, 90, 91, 99, 107, 111, 116, 118, 120, 125, 129, 150, 185, 187, 191, 198, 237, 239, 249, 252, 255, 256, 257, 258, 262, 264

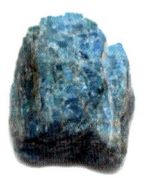

BLAUER APATIT – fördert Zielstrebigkeit und wirkt inspirierend, klärt die Gedanken, stärkt die persönliche Macht und begünstigt die Kreativität. Oft wird er als Unterstützung bei der Gewichtsabnahme eingesetzt.
22, 123, 145, 147, 258

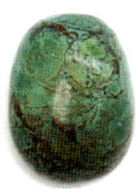

CHRYSOKOLL – ein friedvoller, ausgleichender Kristall, der in schwierigen Krisen- und Übergangszeiten Trost spendet. Er fördert eine klare Kommunikation und Selbstentfaltung und steigert die Liebesfähigkeit.
22, 120, 123

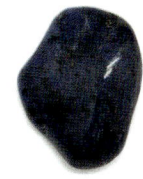

DUMORTIERIT – auch »Stein der Geduld« genannt, öffnet die Pforten der Erkenntnis und aktiviert das Stirnchakra. Er stärkt deine Willenskraft in Bezug auf Lernprozesse.
22, 123

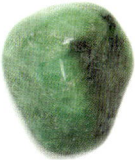

CHRYSOPRAS – verstärkt Freude, Optimismus und Glücksgefühle, aktiviert und öffnet dein Herzchakra. Er erinnert dich daran, dass du ein offenes Herz haben und empfänglich sein darfst.
22, 156, 161, 258

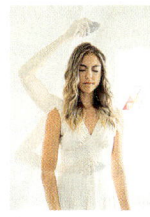

ENERGETISCHE BÄNDER – die Verbindungen, über die der Austausch von (Lebens-)Energien zwischen zwei Menschen stattfindet. Dies kann negativ oder positiv sein und absichtlich oder unbewusst geschehen.
164, 194, 198, 207 f.

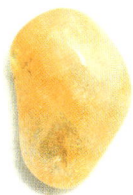

CITRIN – bringt Glück, Lebensfreude und Helligkeit und hilft, diese Qualitäten in deinem Leben zu manifestieren.
22, 90, 93, 101, 103 f., 107, 123, 161, 168, 258

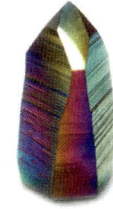

FEUER-AURA-QUARZ – auch Regenbogenquarz genannt, beseitigt Energieblockaden, Ängste und Zweifel, insbesondere solche, die Kreativität verhindern. Er soll dabei helfen, Licht auf deine spirituellen Lebensaufgaben zu werfen.
64

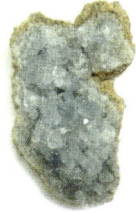

COELESTIN – geschätzt als Himmelsstein, der in Kontakt zu den höheren Sphären steht und Engelbesuche begünstigt. Seine sanfte, freundliche Energie wirkt gegen Schwermut, Trauer und Beklemmungen.
22, 173 f., 189 f., 191

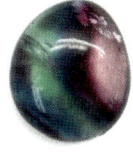

FLUORIT – der »Regenbogenstein« verhilft dir zu mehr Ausgeglichenheit und bringt Ordnung ins Chaos. Fluorit fördert die Konzentration und die geistige Klarheit.
22, 123, 161, 183, 185, 186, 245, 258

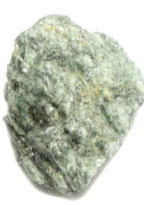
FUCHSIT – ein schillernder grüner Glimmer, ergibt ein goldgrünes Pulver, das aussieht wie Feenstaub. Er unterstützt gute Laune, Entspannung und Wunder und verbindet dich auf einer tieferen Ebene mit deinem Herzen.
258

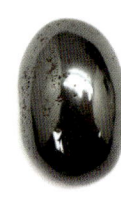
HÄMATIT – der ultimative Erdungsstein, der dir ein Gefühl von größerer Ruhe, Harmonie und Zentrierung vermittelt. Er löst jede Negativität aus deinem Körper und zieht sie aus dir heraus in sich hinein.
22, 81, 82, 90, 117, 123, 169 f., 179, 258

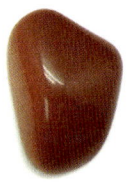
GOLDFLUSS – eine Energiequelle, die dir hilft, deine Ziele zu erreichen. Seine eingelagerten Kupferkristalle wehren alle unerwünschten äußeren Einflüsse ab.
101, 104

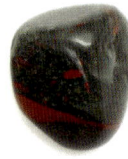
HELIOTROP – beseitigt Energieblockaden und negative Energien in deinem Körper und deiner Aura. Er fördert Ausdauer und Durchhaltevermögen und stärkt die Vitalkräfte.
22, 123, 145, 147

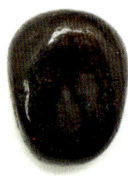
GRANAT – ein Mineral, das für Leidenschaft und Vitalität steht und den ungehinderten Energiefluss durch deinen Körper sicherstellt. Es ist mit dem Wurzelchakra verbunden und hilft dir, dich im gegenwärtigen Moment zu verankern.
22, 123, 156, 161, 245

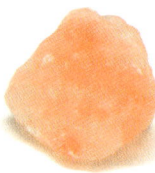
HIMALAJASALZ – ein wirkungsvolles Mittel, mit dem du deine Wohnräume reinigen, aufhellen und entgiften kannst. Es soll sämtliche negativen Energien, Toxine und Allergene beseitigen und einen gereinigten Raum voller Licht und Positivität hinterlassen.
43, 46

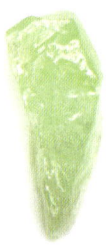
GRÜNER CALCIT – strahlt eine angenehm beruhigende Energie aus, die die Harmonie zwischen Körper, Geist und Seele wiederherstellen kann. Er hilft, alte Energie- und Glaubensmuster aufzulösen und Geld und Wohlstand anzulocken.
22, 101

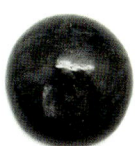 **INDIGO GABBRO** – ein magischer, intuitiver, spiritueller Kristall, der sich wunderbar zum Meditieren und Einschwingen auf höhere Welten eignet. Seine Energie packt dich und zieht dich energetisch zum Erdkern, sie hilft dir, dich zu fokussieren und Ablenkungen fernzuhalten.
123, 258

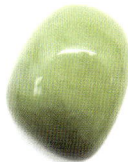 **JADE** – ein Schmuckstein, der für materiellen Reichtum, Gedeihen und Fülle sorgt und dir hilft, deine Ziele zu verwirklichen, selbst auferlegte Grenzen zu überwinden und deine Träume in die Wirklichkeit zu holen.
22, 88, 90, 93, 95, 101, 103, 123, 135

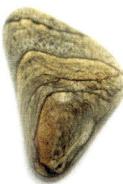 **JASPIS** – soll das Blut der Erde symbolisieren. Er verbindet dich effektiv mit den Erdschwingungen, schenkt dir Erdung und ein tieferes Verständnis für die Kräfte der Natur. (Siehe auch Kambaba-Jaspis, Ozeanjaspis, Roter Jaspis, Zebrajaspis)
22, 77f., 101, 103, 123, 145, 147, 150, 152, 173f., 245, 255f., 257, 258

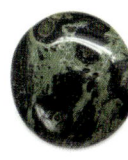 **KAMBABA-JASPIS (ELDARIT)** – liefert dir Inspiration und den Mut, deine Ängste zu konfrontieren. Außerdem lindert er Stress und bringt Geist, Körper und Seele wieder in ein harmonisches Gleichgewicht.
22, 101, 103

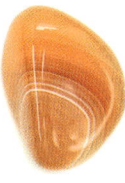 **KARNEOL** – ein Kristall für Mut, Lebendigkeit, Sexualität, Selbstvertrauen und Tatkraft. Er aktiviert die ersten drei Chakren und kann zu einem spürbaren Anstieg deiner Lebenskraft und Kreativität führen.
22, 90, 101, 103f., 123, 145, 147, 156, 158, 161f., 163f., 168, 234, 237f., 239, 245, 258

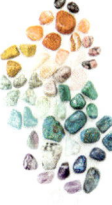 **KRISTALLMUSTER** – ein starkes Hilfsmittel zur Manifestierung von Zielen, Wünschen und Intentionen, das die Energien der Kristalle, heilige geometrische Muster und deine Intention zusammenbringt. Durch diese Kombination lassen sich deine Ziele viel schneller manifestieren.
97f., 121, 127, 181, 189, 204, 211

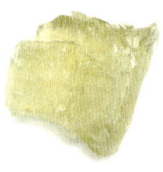 **KUNZIT** – ein dem Herzen zugeordneter Kristall, der dein Leben mit Liebesenergie anreichert. Nutzbringend bei Unsicherheit, Stress und Unruhe, sogar bei nächtlichen Problemen mit Schlafstörungen.

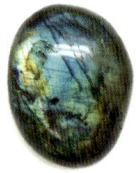 **LABRADORIT** – ein Kristall, der mit deinem Schicksal, deinem Bewusstsein und der Lichtenergie in Verbindung steht. Er erzeugt ein energetisches Schutzschild um deine Aura und ist ein ausgezeichneter Energielieferant.
22, 67, 93, 123, 189 f., 204, 216 f., 219, 229 f., 234

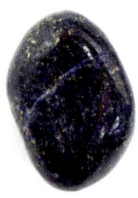 **LAPISLAZULI** – schärft die Wahrnehmung, verhilft zu Erkenntnis und Aufrichtigkeit. Er ist einer der ältesten Edelsteine und war schon im alten Ägypten bekannt, z. B. als Schmuckstein auf dem Sarkophag des Pharao Tutanchamun.
22, 23, 245, 258

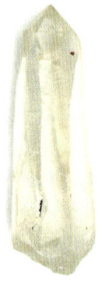 **LEMURISCHER SAAT-KRISTALL** – gilt als einer der »Meister-Kristalle«, die Einheit vermitteln und dich lehren, deine Individualität anzunehmen. Seine Rillen, auch »Himmelstreppe« genannt, sollen verborgene Botschaften und Informationen enthalten.
181 f., 221 f., 258, 267, 268, 270

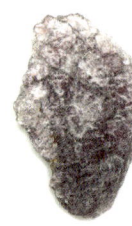 **LEPIDOLITH** – spendet eine ausgleichende, friedliche und beruhigende Energie. Durch seinen natürlichen Lithiumgehalt ist er einer der besten Heilsteine gegen Angstzustände. In Zeiten von Stress und Chaos ist er der optimale Helfer.
289 f., 258

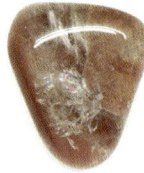 **LITHIUMQUARZ** – wirkt gegen Stimmungsschwankungen, Stress und Anspannung. Er ist ein kraftvoller, aber auch sanfter Kristall, der Körper, Geist und Seele stärkt. Seine rosarote Farbe entsteht durch das Lithium, das in der Medizin bei Depressionen und Affektstörungen zum Einsatz kommt.
189 f.

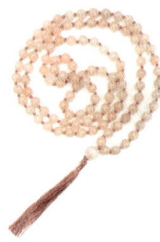 **MALA** – eine aus 108 Perlen bestehende Gebetskette aus Holz oder Edelsteinen, die traditionell zur Japa-Meditation verwendet wird, wo man sie beim Rezitieren der Mantras durch die Finger gleiten lässt.
101, 104, 135, 137 f.

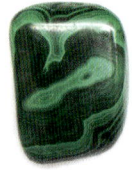 **MALACHIT** – ein Transformationskristall, der auf das Herzchakra einwirkt. Er hilft dir, mehr Ausgeglichenheit zu erleben und abschweifende, unfokussierte Gedanken zu ordnen und zu bündeln.
22, 23, 101, 103, 123, 135, 141, 245, 258

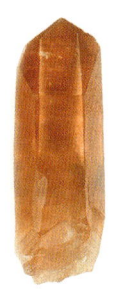

MANDARINEN-KRISTALL – durch seine Verbindung mit dem Sakralchakra stärkt dieser Kristall Kreativität, emotionale Balance und Sinnlichkeit. Er erinnert dich daran, dass du in deiner Beziehung zu Freunden, Angehörigen und Partnern ein gesundes Gleichgewicht zwischen Geben und Nehmen halten solltest.
234, 258

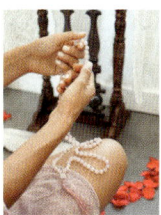

MANTRAS – ein geistiges Instrument für die Meditation oder Manifestation. Mantras sind mächtige Klänge oder Schwingungen, die du nutzen kannst, um die Gedanken auszurichten und in einen Zustand tiefer Versenkung zu gelangen.
40, 43, 104, 137, 156, 168, 226

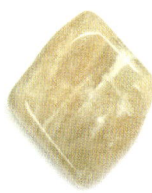

MONDSTEIN – ist ein wichtiger Lebensbegleiter; eng verbunden mit der Mondenergie, wirkt er ausgleichend auf die weiblichen Yin-Energien im Körper. Er ist einer der hilfreichsten Kristalle zur Unterstützung der Fruchtbarkeit.
22, 123, 145, 147, 155f., 158, 161, 216f., 229f.

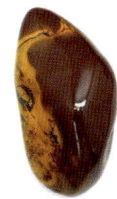

MOOKAIT – schenkt starke Heilungs-, Erdungs- und Schutzenergien. Er existiert in vielen leuchtend erdigen Farben, unterstützt die Abenteuerlust und befördert dich aus deiner Komfortzone.
22, 123

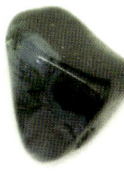

MOOSACHAT – steht in Verbindung mit der Natur und dem Geist der Erde. Er hilft bei Neuanfängen und dem Bemühen, alte Gewohnheiten aufzugeben, und er zieht materiellen Wohlstand und Aufschwung an.
123

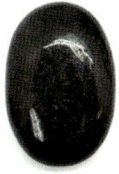

NUUMMIT – ist eines der ältesten Mineralien der Erde und vor über drei Milliarden Jahren entstanden. Es zieht negative oder fremde Energien aus deinem Energiefeld und gibt dir Stabilität und Erdung, die den Schlaf begünstigen.
179, 181f.

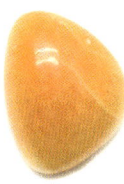

ORANGENCALCIT – hilft dir, positive Energie durch den Körper fließen zu lassen, besonders in den Bereichen Kreativität und Sexualität. Er ist ein wunderbarer Begleiter, wenn du zu einer Reise aufbrichst oder eine neue Aufgabe anpackst.
258

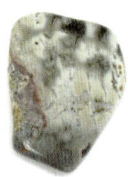
OZEANJASPIS – der ideale Kristall für mehr Lebensfreude. Er lässt dich Glück im gegenwärtigen Moment finden, beruhigt Geist, Körper und Seele und kann einen Zustand beständiger Glückseligkeit erzeugen.
22, 123

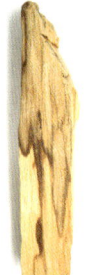
PALO SANTO – das heilige Holz der Palo-Santo-Pflanze aus Südamerika. Bei rituellen Räucherungen soll der Rauch eine segensreiche medizinische und therapeutische Wirkung entfalten.
34, 37, 43 ff., 59 f., 132

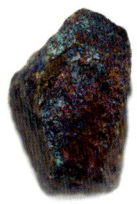
PHANTOMQUARZ – entsteht, wenn das Kristallwachstum unterbrochen und nach einer Weile fortgesetzt wurde. Du erkennst mehrere »geisterhafte« Bergkristalle in einem Kristall, wodurch dessen Entwicklung sichtbar wird.
221 f., 225

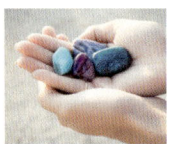
PROGRAMMIERUNG – bedeutet, durch zielgerichtete Aufmerksamkeit den Kristall mit deiner Intention aufzuladen.
26, 63, 242

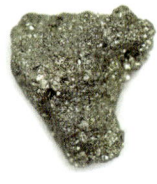
PYRIT – ruft Erfolg und materiellen Wohlstand herbei. Seine reflektierende Oberfläche wirkt wie ein Schutzschild und weist negative Energien ab.
22, 90, 93, 101, 103 f., 108, 123, 204, 207 f., 209, 245, 258

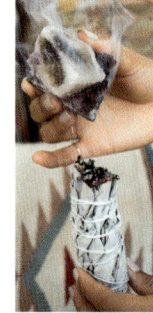
RÄUCHERN – die schnellste und effektivste Art, deine Umgebung und deine Kristalle zu reinigen. Räuchern mit Salbei beseitigt negative Energien, neutralisiert und fördert deine Intuition. Der Vorgang hilft, Sorgen zu lindern, sich mental zu öffnen und durch einen ruhigeren Gedankenfluss auch den Körper zu harmonisieren.
34–38, 195, 200

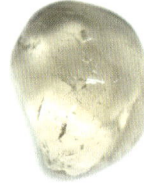
RAUCHQUARZ – ist ein Kristall, der verstreute Energie sammelt, erdet und Stabilität verleiht. Er hilft, negative Emotionen wie Stress, Angst, Neid und Zorn zu überwinden.
22, 116, 117, 163 f., 179, 225 f., 258

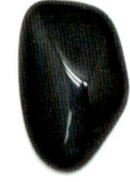
REGENBOGEN-OBSIDIAN – heilt und verjüngt das Herz nach einem emotionalen Trauma, wie beispielsweise einer schmerzlichen Trennung, dem Verlust eines geliebten Menschen und einer längeren Trauerphase.
153, 163 f., 178 f.

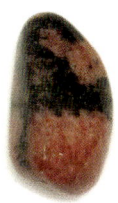
RHODONIT – ermöglicht Vergebung und Mitgefühl. Er gilt als »Rescue-Stein« und kann intensive Heilschwingungen übertragen, die Ängste auflösen, und bei Beziehungsproblemen helfen.
22, 135, 150, 152, 161, 258, 261 f., 264

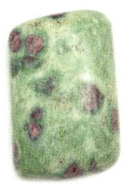
RUBIN-ZOISIT – eine Kombination aus feurigem Rubin und erdverbundenem Zoisit. Mit seiner Mischung aus Leidenschaft und Geduld ist er der Herzstein, der die männlichen und weiblichen Energien im Körper ins Gleichgewicht bringt.
258, 261

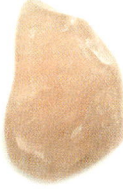
ROSENQUARZ – öffnet das Herz für alle möglichen Arten von Liebe: Selbstliebe, Liebe zur Familie, romantische Liebe, umfassende kosmische Liebe. Er fördert die Selbstachtung, bringt Selbstvertrauen zurück und wirkt ausgleichend auf die Gefühlsebene.
22, 90, 123, 128, 135, 140, 145, 147, 149, 161, 167, 168, 178, 196 f., 225, 237 f., 258, 261 f.

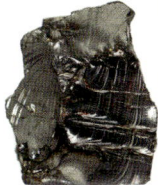
SCHUNGIT – der »Wunderstein« des 21. Jahrhunderts. Angeblich über zwei Milliarden Jahre alt, entgiftet er den Körper, indem er schädigende Energien absorbiert und eliminiert. Er wirkt außergewöhnlich heilkräftig, schützend und ausgleichend auf dein Energiefeld.
22, 51, 54, 56, 123, 169, 179, 181, 186, 255 f., 258, 261 f.

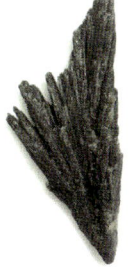
SCHWARZER CYANIT – ist ein ausgleichender Kristall, der sich gut für Raumklärung, energetischen Schutz und Loslassen von unnötigem Ballast eignet. Er hilft bei der Ausrichtung deiner Chakren, beseitigt deren Unausgewogenheiten und Blockierungen.
197 ff., 200

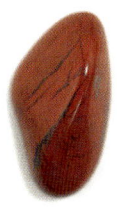
ROTER JASPIS – ein starker Schutzstein, der Halt und Stütze gibt. Er unterstützt eine positive Lebenseinstellung und stärkt deine Willenskraft, sodass du dein Leben selbst wieder in die Hand nehmen kannst.
22, 145, 147, 245, 225 f., 257, 258

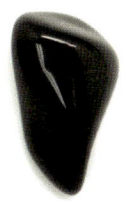
SCHWARZER OBSIDIAN – hat eine spirituell erdende Schwingung, die dich mit der Erdenergie verbindet. Er gibt seelischen Schutz und reinigt deine Aura von negativen Energien.
73, 74, 75, 82, 123

GLOSSAR

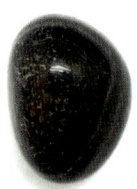
SCHWARZER ONYX – ein starker Schutzstein, der Geist, Körper und Seele vor negativen Energien abschirmt. Er bewahrt dein Energiefeld vor äußeren Einflüssen und hilft gegen Ängste, sodass du dich sicherer fühlst.
22, 163 f., 173 f., 179, 207, 255 f., 258

SCHWARZER TURMALIN – einer der stärksten Schutzsteine gegen negative Energien. Er hilft, elektromagnetische Energien zu absorbieren, und löst energetische Blockaden in deinem Körper oder Umfeld auf.
22, 43 ff., 90, 123, 169 f., 179, 204, 206, 216, 261 f.

SELENIT – der ideale Heilstein für die energetische Reinigung. Er ist einer der wenigen Kristalle, die sehr rasch stagnierende Energie auflösen und entfernen können. Er wirkt aber auch beruhigend und bringt tiefen Frieden und geistige Klarheit.
22, 41, 43 ff., 54, 56, 123, 169 f., 178, 189 f., 229 f., 261 f.

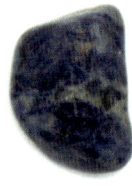
SODALITH – aufgrund seines hohen Salzgehalts und seiner Einschlüsse (Kalzium und Mangan) hat er eine harmonisierende und beruhigende Wirkung auf den Körper. Er stärkt Selbstvertrauen, Fantasie und Intuition.
22, 123, 245, 258

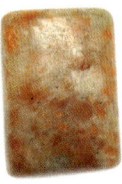
SONNENSTEIN – trägt das Licht und die heiteren Energien der Sonne in sich. Er bietet Schutz und fördert persönliche Macht, Kreativität, Stärke und Führungsqualitäten.
123, 245, 249, 258

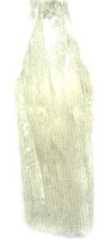
TEKTONISCHES SAATKRISTALL – klare Quarzkristalle, die Millionen Jahre alt sind. Ihre Rillen und Furchen entstanden durch die Bewegung der tektonischen Platten im Inneren der Erde.
97

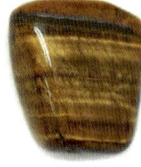
TIGERAUGE – ein Sonnenstein, der Mut, Stärke, Willenskraft und persönliche Macht ausdrückt. Er hilft dir, in jeder Situation das Positive zu erkennen, und macht optimistisch. Ein wunderbarer Kristall, wenn es um neue Chancen und materiellen Reichtum geht.
22, 90, 91, 93, 101, 104, 123, 258

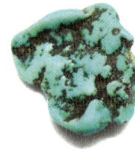
TÜRKIS – bekannt als »Meisterheiler«, soll eine Brücke zwischen den oberen himmlischen Sphären und der Erde bilden. Als Halschakra-Kristall begünstigt er eine ehrliche und offene Kommunikation.
90, 156, 258

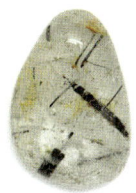
TURMALINQUARZ – Bergkristall mit Einschlüssen von schwarzem Turmalin. Er weist negative Energien ab und hilft, Energieblockaden im Körper aufzulösen.
22, 101, 103

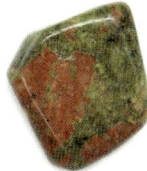
UNAKIT – wirkt ausgleichend auf das Herzchakra und auf die männlichen und weiblichen Energien, die jeder Mensch in sich trägt. Er ist ein Heilstein für die Gefühlsebene, der uns hilft, negative Emotionen loszulassen und uns aus Liebe heraus zu verändern.
229 f., 231, 258

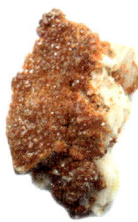
VANADINIT – eng verbunden mit dem Element Feuer und dem Sakralchakra, gibt dieser Kristall deiner Kreativität und Energie enormen Auftrieb. Er hilft dir, dich besser auf deine Aufgaben zu konzentrieren und Blockaden zu lösen.
258

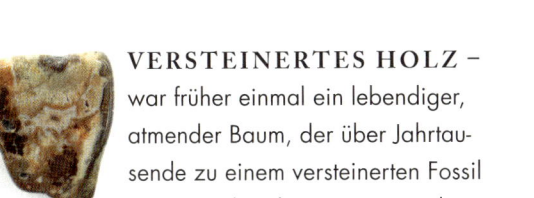
VERSTEINERTES HOLZ – war früher einmal ein lebendiger, atmender Baum, der über Jahrtausende zu einem versteinerten Fossil wurde. Er beruhigt Nerven und aufgewühlte Emotionen und gibt dir das Gefühl von Sicherheit und Wohlbehagen.

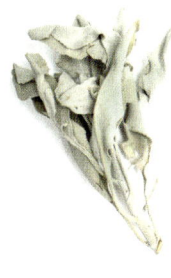
WEIHRAUCH – ein heiliges Harz mit einer hohen Schwingungsfrequenz, das an der Küste von Somalia und auf der Arabischen Halbinsel geerntet wird. Sein Rauch »desinfiziert« Räume mit negativer Energie, schützt und erhöht dein spirituelles Bewusstsein.
34, 37 f., 135, 137, 200

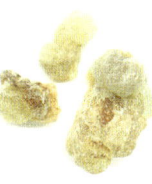
WEISSER SALBEI – ein unverzichtbares Heilkraut für die energetische Reinigung von Personen, Räumen oder Heilsteinen. Räuchern mit Salbei ist der schnellste Weg, negative Energien zu entfernen.
34, 35 f., 38, 41, 43 f., 54, 56, 59 f., 67, 74, 77 f., 82 f., 93 f., 97, 101, 103, 117, 121, 124, 132, 133, 138, 143, 145, 147, 150 f., 158, 163, 178, 181, 186, 189 f., 195, 197, 200, 201, 203, 204, 207, 211, 216, 218, 221 f., 229 f., 237, 241, 245, 247, 255 f., 261 f., 268

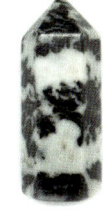
ZEBRAJASPIS – vereint die Energien von Yin und Yang. Die schwarz-weiße Färbung repräsentiert Ausgewogenheit. Er erlaubt uns, das Gute in einer »schlechten« Situation zu sehen und das »Schlechte« in einer guten und so die wahre Lehre jeder Situation zu erkennen.
77 f.

DANK

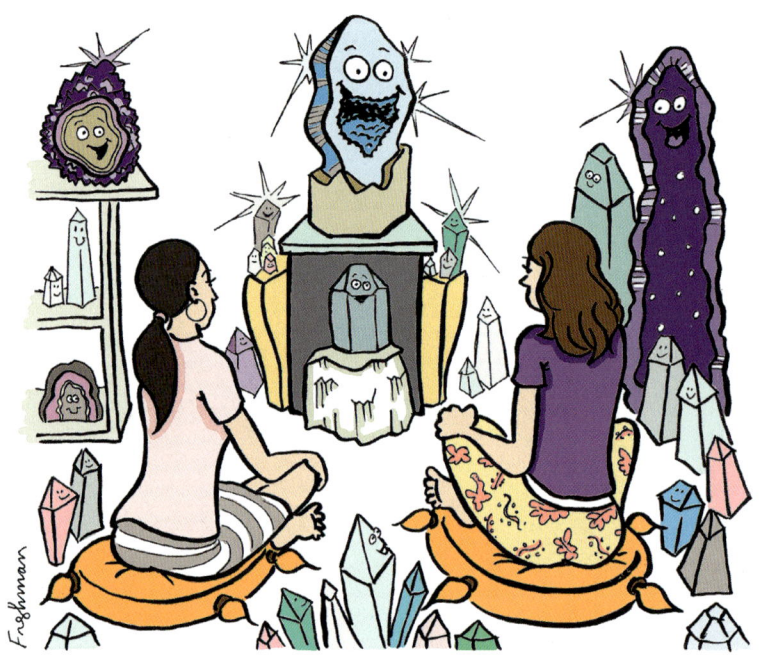

*Ihr schreibt ein Buch über uns?
Das muss an unserer magnetischen Persönlichkeit liegen!*

MUSE/ *Substantiv*/*feminin*: Göttin der Künste oder Inspirationsquelle

Die ultimativen Musen:
Mutter Erde und ihre Kristalle

Die visionäre Muse: Patty Gift

Die lenkende Muse: Wendy Sherman

Die Muse der Weisheit und der Worte: Jennifer Gooch Hummer

Die Muse, die die Musen toleriert: Sara Carter

Die Musen hinter den Kulissen: Das Team von *Energy Muse*

Die Musen der bedingungslosen Liebe und Geduld: Jason, Orion, Sofia Rose, Jim, JB, Will und unsere geliebten Vierbeiner

Die hilfreichen Musen: Dee und Dan, Danny, Tim und Terry, Nana und alle unsere Angehörigen und Freunde

Die Musen auf der anderen Seite: Grandma Meyer, Grandma Natalia, Nanu, Grandma Jo, Gustav Schindler, Michael Crisp, Nahi Guzman, Kalua Kaiahua, Cecilia Garcia und Marlana Moench

Die wissenden Musen: Bobby Lake-Thom, Grand-Master Yap, Master Sang, Melody und all unsere Lehrerinnen, Mentorinnen und Meister auf dem Weg der Heilsteine

Der Stamm der Musen: Sally Lyndley, Jessica Carreiro, Lori Bregman, Betsy McLaughlin, Michelle Craig, Erica Kmiec, Ligia Allaire, Jocelyn Delaney, Melanie Votaw, Lena Dunham, Kartar Diamond, Shirin Hunt, Zelie Duvauchelle, Kahuna Ed, Dayle Breault, Light Watkins, Shaman Durek, Sophie Jaffe, Kelly LeVeque, Ashley Neese, Ruby Warrington, Ludo Lefebvre, Guru Jagat, Seane Corn, Ian Freshman, Kathy Lombard, Tatyana Tokina, David Cho, Elise Asch, Alberto Amuro, Lynn Creighton, Rena Joy, Christiane Northrup, Jason Wachob, Ruby Warrington, Jordan Younger, Jason Mraz, Jill Willard, Jody Gerson, Emma Mildon, Alexa Gray, Michael Gray, Claire Block, Sarah Hammond, Robert Goodman, John Grispon, Kevin McKinney, Gabrielle Bernstein, Molly Sims, Mary Alice Haney, Lisa Cheng und alle, die *Energy Muse* nahestehen

---

Unser Dank gilt allen Musen, die ehrlich zu uns waren, die uns beraten und inspiriert und an uns geglaubt haben, als noch kaum jemand an uns glaubte. Ohne euch hätten wir diese Reise nie zu Ende bringen können. Eure Liebe und eure Unterstützung werden wir nie vergessen.

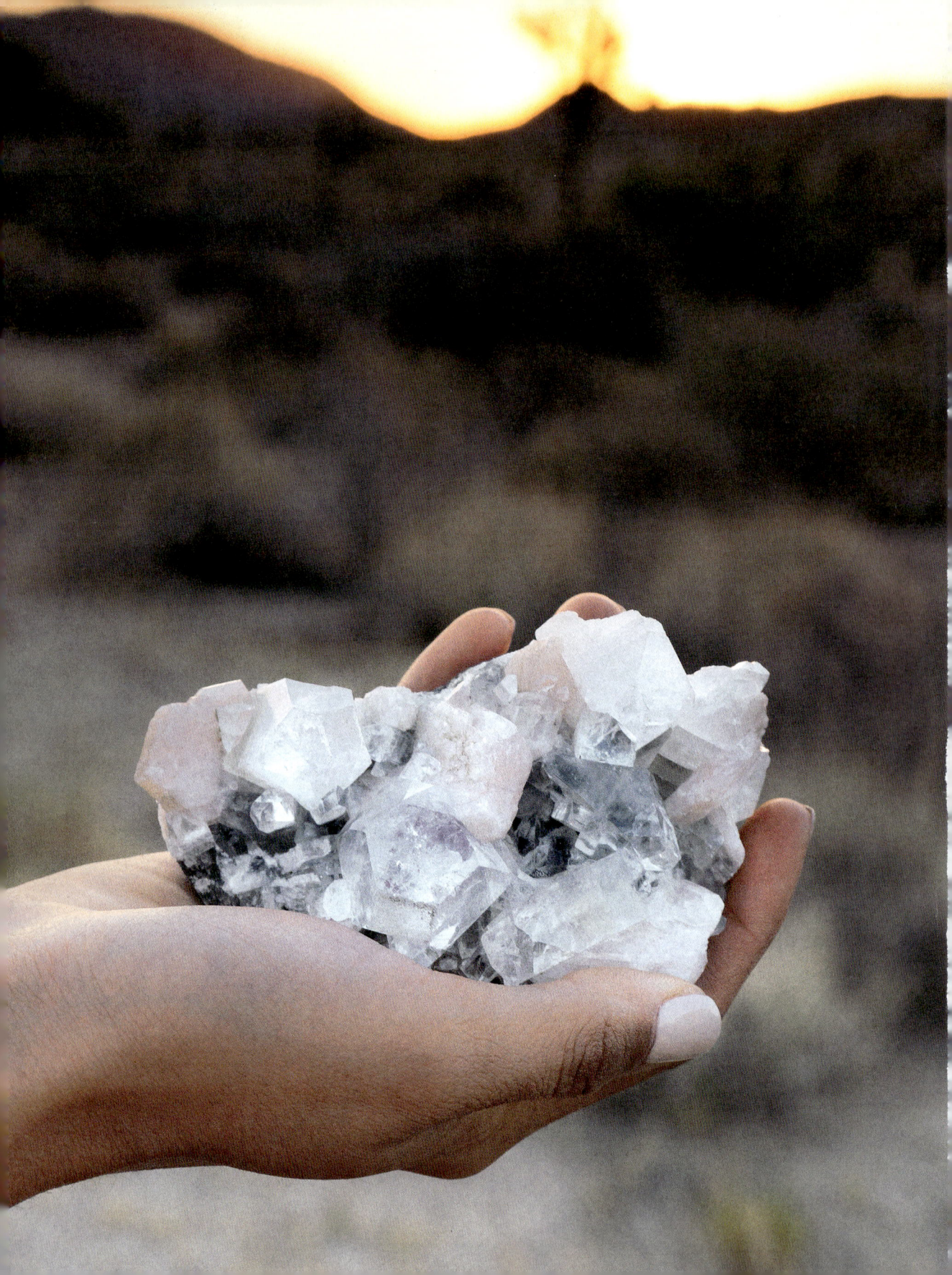